主编

李灿东

通俗中医诊断

六十四讲

第2版

U0201355

全国百佳图书出版单位

中国中医药出版社

·北 京·

图书在版编目（CIP）数据

通俗中医诊断六十四讲 / 李灿东主编 . —— 2 版 . —— 北京：
中国中医药出版社，2024.6
ISBN 978-7-5132-8691-6

Ⅰ . ①通… Ⅱ . ①李… Ⅲ . ①中医诊断学—基本知识
Ⅳ . ① R241

中国国家版本馆 CIP 数据核字 (2024) 第 058908 号

中国中医药出版社出版

北京经济技术开发区科创十三街 31 号院二区 8 号楼
邮政编码　100176
传真　010-64405721
河北联合印务有限公司印刷
各地新华书店经销

开本 710 × 1000　1/16　印张 20　插页 0.5　字数 375 千字
2024 年 6 月第 2 版　2024 年 6 月第 1 次印刷
书号　ISBN 978 - 7 - 5132 - 8691 - 6

定价　89.00 元
网址　www.cptcm.com

服 务 热 线　010-64405510
购 书 热 线　010-89535836
维 权 打 假　010-64405753

微信服务号　zgzyycbs
微商城网址　https://kdt.im/LIdUGr
官 方 微 博　http://e.weibo.com/cptcm
天猫旗舰店网址　https://zgzyycbs.tmall.com

编者简介

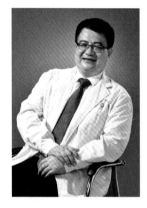

李灿东，男，1964年6月出生。教授，医学博士，博士研究生导师。全国名中医，岐黄学者。被授予"国家有突出贡献中青年专家"荣誉称号，享受国务院政府特殊津贴，全国黄大年式教师团队负责人，获首届"全国教材建设先进个人""全国优秀教材"二等奖，全国课程思政教学名师。现任福建中医药大学校长；兼任中华中医药学会副会长、中医诊断分会主任委员，教育部高等学校中医学类专业教学指导委员会副主任委员、高等学校中医学类专业核心课程"中医诊断学"课程联盟理事长，世界中医药学会联合会教育指导委员会副会长、中医健康管理专业委员会会长等职。

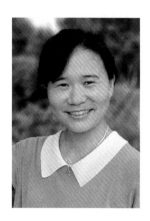

林雪娟，女，1978年7月出生。医学博士，教授，博士研究生导师，青年岐黄学者。师从福建中医药大学李灿东教授和广州中医药大学陈群教授，从事中医诊断学教学、科研和中医临床近20年。参编全国中医药行业高等教育"十三五""十四五"规划教材《中医诊断学》和新世纪全国高等中医药院校创新教材《中医诊断临床模拟训练》。怀着一份对中医的热爱和执着，在中医学习与教育的道路上不断探索与进取。

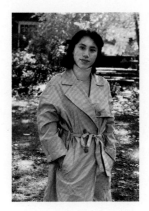

俞洁，女，1978 年 3 月出生。医学博士，教授，硕士研究生导师。中华中医药学会中医诊断分会青年委员会副主任委员，中华中医药学会团体标准观察员，福建省中医药学会中医诊断学分会副主任委员。从事中医诊断学教学、科研、临床 20 余年。主持国家自然科学基金青年基金等课题 4 项，参编各类教材 5 部，发表论文 30 余篇。获行业及省部级科技进步奖一、二等奖 4 项。

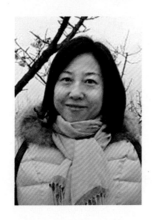

闵莉，女，1978 年 5 月出生。医学博士，副教授。师从福建中医药大学李灿东教授，从事中医诊断学教学、科研和临床工作。获得第六届全国高等中医药院校青年教师教学竞赛三等奖等教学奖励，参编新世纪全国高等中医药院校创新教材《中医诊断临床模拟训练》等教材 3 部。作为一名岐黄学子，有幸站在三尺讲台旁，与同学们分享中医的魅力，也希望通过所有中医人的努力，使中医文化深入寻常百姓家，人人懂中医，人人爱中医，人人用中医。

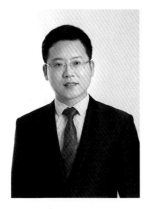

朱龙，男，1981年6月出生。医学博士，副教授，福建省五一劳动奖章获得者。师从福建中医药大学李灿东教授和傅晓晴教授，从事中医诊断学教学、科研和临床工作。获得第二届福建省高校青年教师教学竞赛特等奖，第二届全国高校青年教师教学竞赛三等奖，第三届全国高等中医药院校青年教师教学竞赛二等奖。在学习中医、弘扬中医、发展中医的道路上不忘初心，砥砺前行。

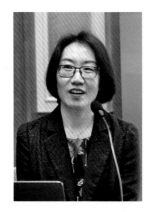

梁文娜，女，1979年7月出生。医学博士，教授，博士研究生导师。师从福建中医药大学李灿东教授，从事中医诊断学教学、科研和临床工作14年。参编《中医状态学》《中医健康管理学》《实用中医诊断学》。为全国中医药创新骨干人才、福建省优秀教师、福建省百千万人才。秉承大医精诚、止于至善的精神，不忘初心，在中医的道路上砥砺前行。

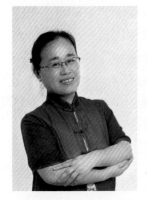

陈淑娇，女，1972年1月出生。医学博士，主任医师，教授，博士研究生导师，福建省卫生健康突出贡献中青年专家，入选第五批全国中医临床优秀人才研修项目，为第六批全国老中医药专家学术经验继承工作继承人、中国-菲律宾中医药中心中医专家，任福建省第三人民医院治未病科（中医健康管理中心）主任，兼任中华中医药学会健康管理委员会副主任委员等职务，长期工作于临床和教学一线。

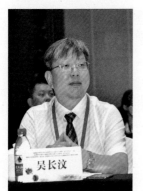

吴长汶，男，1971年8月出生。医学博士，中医世家，福建省第三人民医院治未病科（中医健康管理中心）副主任医师。自幼随父习医，硕、博士师从福建中医药大学李灿东教授，长期从事中医健康管理研究和临床工作。现任中华中医药学会健康管理基地主任，兼任世界中医药学会联合会中医健康管理专业委员会副秘书长、中华中医药学会健康管理分会副秘书长、福建省中医健康管理（治未病）联盟副理事长、福建中医药大学客座教授等。参编专著5部，发表学术论文8篇，以第一作者获得各项专利6个。怀揣"让太医走进寻常百姓家，让每个家庭都有自己的太医院"的理想，潜心研究中医健康管理的新模式——越人模式，努力使中医健康管理的产业和服务惠及千家万户。

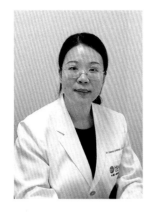

王洋，女，1984年7月出生。医学博士，副教授，硕士研究生导师。从事中医诊断学和中医健康管理临床、教学及科研工作。主持并参与国家级课题7项、省厅级课题5项，参编中医类学术著作10部，发表文章70余篇。心怀济世之情，精诚学习，以中医祖训持身，广播中医文化，在上下求索的中医道路上持之以恒，初心挚承！

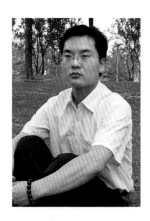

王淼，男，1983年1月出生。博士研究生，主治医师。从事中医药临床工作多年，参与编撰《中华中医名方薪传系列丛书》等书籍。以菲薄之力，以期可于杏林百草之中窥得一叶。

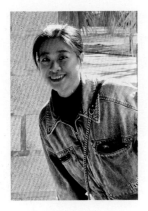

李书楠，女，1993年3月出生。医学博士，讲师，福建省高层次人才。师从福建中医药大学李灿东教授和湖南中医药大学彭清华教授，从事中医诊断学教学、科研和临床工作。参编《实用中医诊断学》《中医健康管理学》《中医诊断现代研究》等书。身为一名年轻教师，不忘初心，在教学中坚持立德树人的目标，在临床中坚守治病救人的使命，传承精华，守正创新！

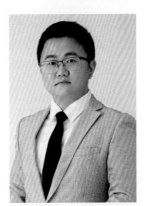

雷黄伟，男，1991年6月出生。医学博士，副教授，中医师，福建省高层次人才。从事中医诊断学教学、科研和临床工作。师古不泥古，高雅不高调，自强不自大。

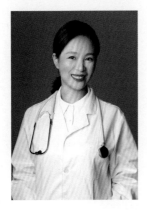

龚琳，女，1989年11月出生。医学博士，讲师。师从福建中医药大学李灿东教授，专注于中医妇科疾病证候实质研究及其健康管理工作5年。参编《二十四节气》一书。荣获2023年福建省高校教师教学创新大赛二等奖。传承不泥古，创新不离宗，愿做中医药事业的传承者、创新者、发扬者。

《通俗中医诊断六十四讲（第2版）》
编委会

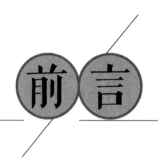

前言

习近平同志指出:"中医药学凝聚着深邃的哲学智慧和中华民族几千年的健康养生理念及其实践经验,是中国古代科学的瑰宝,也是打开中华文明宝库的钥匙。"随着社会经济发展水平的不断提高,民众的健康意识不断增强,具有整体医学特点的中医学越来越为广大民众所青睐和接受。

如何树立正确的健康理念、了解健康状态以及对疾病状态进行判断,是维护健康的核心,也是进行临床干预的前提。因此,很多人希望通过学习中医诊断知识,从中找到答案。然而,众所周知,中医学受到传统文化的影响,有非常鲜明的文化特征和独特的思维方式,因而要自学中医诊断,对大部分人来说是比较困难的。即使是中医院校大学生,由于古今文化的差异以及思维的偏差,往往对中医临床诊断的把握也不够准确。因此,如何教会大家了解中医诊断的基本原理、基本理论和基本方法,是中医诊断学教育者的重要使命之一。正因如此,我们在电台和电视台开展了《中医是如何诊病的》系列讲座,得到了良好的反响,很多听众及观众们来电、来信希望我们能够把此系列讲座整理成稿。为了更好地将讲座整理成大家喜闻乐见的读物,同时又能够体现中医的思维特征,我们决定采取一种讨论的形式进行编写。在充分构思之后,我和几位学生及同事围绕着中医诊断的基本内容进行了讨论,形成了《通俗中医诊断六十四讲》一书。我想对于绝大部分想学习中医的人,包括中医专业的学生来说,这本书都有一定的参考价值。

大道至简,中医的一些内容比较晦涩难懂,所以如何把它变成一种通俗的语言,显得非常重要。举一个简单的例子,中医诊断的基本原理之一"司外揣内""有诸内必形诸外",这对大部分人来说可能比较难以理解,所以我们借助一个挑西瓜的例子来讲解,诸如此类,把中医诊断的理论运用到日常生活和临床实践中去,力求展现给大家的是中医诊断的原理以及中医诊断学大概的全貌。这是一种尝试,可能书中存在很多比喻不够准确的地方,也可能有些内容不够系统和完整，但是，作为一种通俗的读物，我们也希望本书有较强的可读性，广大读者能够从中领悟到中医诊断的智慧，能够为大家在日常生活中把握自身健康状态和学习中医诊断学提供帮助。

福建中医药大学中医诊断学科全体研究生为本书的校对付出了辛勤的劳动，在此表示感谢！由于学识有限，书中不妥之处敬请各位批评指正。

李灿东

2017 年 9 月 28 日

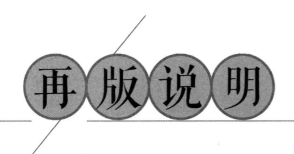

再版说明

　　《通俗中医诊断六十四讲》以主编与弟子们问答的形式，介绍了中医诊断的基本原理、思维方法和基本内容，是中医诊断学的通俗版，自 2018 年出版以来，广受欢迎。应广大读者的要求，出版社建议本书再版重印。中医药学具有悠久的历史，为中华民族繁衍昌盛做出了重要贡献，但是，医学的发展始终是一个与时俱进的过程，为了进一步提高本书的质量，满足人民群众对中医药健康知识日益增长的需求，我们借再版的机会对全书进行了修订。

　　1. 基本保持原书的体系、结构不变。为了增强本书的可读性，我们将部分专业性较强的名词改为更通俗易懂的解释性词句，将部分过于机械的内容进行删减，使之读起来更加流畅，更加符合"通俗"的书名。

　　2. 为了更好地体现问答形式的特点，避免问答衔接过于生硬，新版本将所提问题的表述通俗化，使之更加贴近日常生活，更具有现场感。

　　3. 本书参考全国中医药行业高等教育"十四五"规划教材《中医诊断学》对内容进行了修订，同时对本书小部分陈旧的表述进行了适当的修改与完善。

　　本书修订由李灿东负责，林雪娟、俞洁、闵莉、朱龙、梁文娜、王洋、陈淑娇、吴长汶、龚琳、雷黄伟、李书楠等共同参与完成。本着对内容负责和精益求精的精神，我们对原书通篇进行字斟句酌的推敲，力求把正确的、有用的中医诊断学知识展现给读者。然而，处理好中医学的系统性和普及性之间的关系并不是一件十分容易的事，因此，书中难免还会有些缺点和疏漏，敬请广大读者朋友和各位同道提出宝贵意见，以便修正完善。

《通俗中医诊断六十四讲》编委会

2024 年 1 月

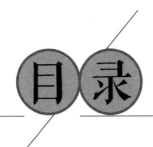

目录

第一讲
中医诊断探秘

　　吴长汶：李老师，目前大多数人对中医的印象还是非常模糊的，提到中医，大家通常认为使用草皮树根给人治病的医生是中医，或是指中国的医术、医学，或是简单地指中国的医生。即使从事中医工作多年，我们有时也很难完整解释中医的含义，可否请您用比较直白的语言让大家明白什么是中医？

　　李灿东：在西医学还没有传入中国时不存在这个问题。中医是相对西医而言的，说中医是中国医学，不是很准确，因为中国医学既包括传统医学，如中医学、蒙医学、藏医学、壮医学、苗医学等，同时也包括现在中国广泛应用的西医学，所以讲到中医的时候，通常会在医学前面加个定语，如"传统医学"或者"祖国医学"，但无论是国内还是国际学术界都认为中国的传统医学是以我国汉族地区为主的中医学为代表，所以我们把中医学作为中华民族传统医学的一个代称。至于说中医是中国的医生并不完全正确，目前我国有两大医学体系，即中医学和西医学。当然也存在两大类医生——中医医生和西医医生，既有中国人从事西医工作的，也有外国人从事中医工作的。实际上，最早的"中"是"中和""中庸"的意思，强调一种中和、中庸的思想，就是把已经偏离正常状态的事物拉回到正常状态中来的意思。所以，中医就是指在中国传统文化指导下，应用各种手段和方法把已经偏离健康的状态拉回健康状态的医术。研究中医并把它系统化、理论化了便是中医学。掌握这门医学，并应用这种医术服务于人民群众的医生就称为"中医医生"，通常也称为"中医"。中医的治病手段很多，如针灸、推拿、拔罐等，但更多的是应用中草药来治病，这有时容易给民众一种不太正确的观感："使用草根树皮给人们治病的医生就是中医；中医就是草根树皮，就是中草药。"这种错误的观念最终就会使民众忽略了中医理论而仅强调了中草药的作用，甚至会认为中医是没有理论的经验医学。

> 朱龙：现在西医的检查、诊断已深入人心，而且西医诊断的器具和手段比较直观，反观中医似乎没有什么先进的诊断工具，有人戏称中医看病是"一个老头凭三个指头加一个枕头"的模式。因而中医诊病被蒙上了一层神秘的面纱，往往被人们所误解，认为中医诊病就只要把脉就知道病情了，或中医诊病就靠经验，没有太多理论，这不利于中医在大众之间传播，请问老师：如何让大众明白中医诊断有什么特点呢？

李灿东：不管是哪一种医学，在防治疾病的时候，首先都要对疾病进行一个判断，也就是我们讲的诊断。我们常说中医诊断和我们现在熟悉的西医诊断不太一样，中医治病看到的不仅是生病的人，还应该看到患者和他们所处的环境和条件，看到的不仅是某一个部位，还要看到整体。因为中医学非常强调人是一个整体，所以中医诊断更偏向于对一个人的整体状态的评价。这个整体包括：第一，人的内部和外部是统一的；第二，人的局部和全身是统一的。比如说眼睛红可能是个外部的、局部的问题，但为什么会红呢？有可能是因为一些内在的功能变化引起的。除此之外，中医还强调人与自然的统一，我们叫"天人合一"或"天人相应"，强调人与自然的和谐。大家可能知道现在世界卫生组织（WHO）提出的健康概念，除了生物体上的健康，还有心理的健康、社会适应能力的健康，还有与环境适应的健康、道德的健康。人不是生活在真空当中，人生活在自然环境之中，就必须适应这个环境。其次，中医讲整体，还有个非常特殊的含义，它不仅是结构或空间的整体，还非常强调时间的连续性，这是一种时间或空间上的整体。而我们通常认为整体好像就是可以分解成几个局部，再组合起来的整体，比如说，一个人分成几个系统，每个系统由几个器官组成，然后把系统、器官组合起来，它就变成一个整体，我们现在讲的整体医学，大概就是这个概念。然而，中医学讲的整体是一个"有机整体"，这个整体是不能分割的，一旦切开，生命就不存在了。这是中医学讲的整体与西医学讲的整体的一个很重要的区别！中医的整体特别强调时间的概念，我们讲生命是什么？生命是一个持续、连续的过程，一个生长、发育、衰老到死亡的时序性过程，这是不以人的意志为转移的。中国人很注重时间，我们一般问人家"贵庚""芳龄几何""几岁"这都是对时间的关注。我们很少去问人家"你有多重呀""你有多高呀"。因为身高、体重是对空间结构的把握。因此中医诊病很注重时间的连续过程，这个问题在临床诊病中是很有意义的。比如说，各种体检化验单都有一栏叫"参考值"或"参考范围"，就是说在这个范围里面大多是正常的，我们很多人把它理解成一种固定的正常值、一个标准，这种理解是错误的。因为年轻人检测出的数值和老年人应该是有区别的。因此，我们很注意时间上的整体，你不能把它切开，若切开，中医的整体性就被破坏了，可见中医的整体观念，就是从整体上、宏观上去把握生命。再举一个例子，我们认人，最简单可靠的方法，就是采集指纹，指纹有特异性，录入一个指纹记录，无论你走到哪里，都可以被发现。但是中医认人，不是认指纹，而是首先去看一个人整体的外在特征。我们说这个人我昨天见过，其实根本说不出来她到底鼻子多长，嘴巴多宽，眼睛多大，具体的数值你说不出来，但是能很准确说出他就是昨天那个人。反之，我给你一堆参数，如眼睛是3.5cm，鼻子是4.0cm，嘴巴是7cm，你肯定不知道这个人是谁，所以中医很注重整体。第二是注重它们之间的关系，不仅是注重具体的各个局部，这就是中医诊断的一个基本的思路。怎么判断健康和疾病呢？我们也要学会从整体上、宏观上去把握。遗憾的是，在临床实践中我们看到许多中医师恰恰是反其道而行之。当他们抬头仰望着"个体化治疗"的光环的时候，却始终没有意识到自己正"抱着金饭碗要饭"。他们在医疗和科研实践中彻底地把整体观念丢掉了，追求的是针对某一类疾病制订一个统一的方案或协定的中药处方，甚至在不同地区、不同季节推广使用。试想，这样的"中药"还是中药吗？丢弃了整体观念、辨证论治的灵魂而仅存着"中药"外壳的防治中，中医还是中医吗？显然，因偏离了中医的基本思维，中医特色和优势已不复存在。刚才讲的内容归纳一下就是：什么叫整体？第一，人是一个有机整体，它是不可分割的；第二，人和自然相互联系，天人合一，天人相应；第三，整体，不仅是空间、结构上的整体，还强调时间的整体，是生命的一个持续和连续的过程。中医诊断就是要用整体观念去指导临床实践。

> 林雪娟：中医诊断的特色就是时刻强调整体观念，中医诊病的方法可以概括为四诊，就是说医生通过望、闻、问、切去收集疾病发生和发展的相关信息，所以说望、闻、问、切是收集疾病信息的手段和方法。"望"是通过眼睛对患者的神情、面色、形体、姿态等整体表现进行细致的观察，并做出准确的判断，得出患者当时的健康状态和预后结果的方法；"闻"是医生通过听声音和嗅气味来获取疾病信息的方法；"问"是通过询问患者及其陪同者，以获得与患者病情相关的信息资料的方法；"切"是医生用手去触摸按

压患者的某些局部，以了解病情，诊断疾病的一种诊断方法，其中最常见的就是切脉，也称为把脉。随着中医知识越来越普及，越来越多的中医爱好者迫切地想知道望、闻、问、切四诊各有什么作用，以及应用四诊时应注意的问题，老师能否给大家简要介绍一下？

李灿东：古人说"望而知之谓之神，闻而知之谓之圣，问而知之谓之工，切而知之谓之巧"。望、闻、问、切分别代表了神、圣、工、巧4个境界，也是中医看病的4种基本诊断方法。这4种诊断方法，各有侧重，它们不能相互取代。望诊是用眼睛看，通过非常短暂的接触，就要对患者的整体的健康状态做出一个判断，这在临床上是非常重要的。闻诊包括听和嗅，听和嗅在临床上也是非常重要的，听声音的强弱高低可以大致判断病证的寒热虚实；听特殊声音如叹息、咳嗽、喘息，能大概判断病位和病性。问诊比较直接、直观，疾病整个发生发展的经过，相关的自然地理条件，气候条件等相关信息都要问，这样才能全面获得疾病的信息，所以问诊也很重要。切诊是医生用手去接触患者的某一个部位，去触摸按压，其中非常重要的就是对脉象的探查，我们称之为脉诊。脉诊是切诊的一个重要的组成部分，是中医诊断的一大特色。在诊断过程中，在很多东西辨别不清楚的时候，对脉诊的体察往往能够为我们的诊断提供依据。因此，一定要从实践中去体会中医望、闻、问、切四诊的重要性和整体性。

俞洁：现在经常有人认为西医的各种检查手段非常先进，检查结果可量化，也很直观，而中医的四诊就显得相形见绌，诸如"面色萎黄""喜太息""便溏""脉弦"等检查结果让人觉得模糊不清，晦涩难懂，甚至被认为是落伍的、该淘汰掉的。比起西医检查动辄几万、几十万，甚至上百万、千万的仪器，中医的四诊似乎太过简陋，没有太多的优势和接受度。老师，中医四诊在当下是不是真的落后了呢？

李灿东：前面我们谈中医是如何诊病的，大家可能觉得就是望闻问切而已。那到底中医用这种方法能不能诊病，是不是落后了？它需要与时俱进吗？

我经常和大家打这么一个比方，中医诊病就像买西瓜，要挑一个西瓜，判断这个西瓜甜不甜。如何判断呢？最客观、最可靠的方法是把它切开，然后尝一下，甜的就是好的，不甜就是不好的。当然还有更科学的方法，就是切一块去化验一下，含糖量是多少，这样就更客观、更可靠，但是每个西瓜我都先挖一口尝一下，甜我才买，不甜我就不买，这样人家肯定不卖。何况这也是一种主观的感觉，你说甜，我说不甜，这也没办法形成共识。在日常生活中我们是怎么挑西瓜的呢？第一，我们经常先问西瓜是哪里产的，因为有些地方土壤、环境条件适合种西瓜，种出来的西瓜特别好吃——这就是问诊；第二，我们要看一下西瓜的样子、颜色、纹理等来判断西瓜品种——这就是望诊；第三，就是把西瓜托起来，敲一敲，拍一拍，听一下，以判断西瓜成熟与否——这就是闻诊和切诊。这些方法可靠不可靠呢？当然很可靠，千百年来都在运用这些方法，而且大部分人通过这种方式买到的西瓜还是可靠的。问题是，这里面有很多经验成分。有时候你学了半天挑西瓜，拿回去一切开是一个"冬瓜"，因为没有经验。中医也是这样，理论学习可能比较容易，但是一定要去练习。所以中医为什么能够诊断疾病，用买西瓜这种原理就可以解释。这种方法在日常生活、社会生产中应用非常广泛。比如气象预报，最准确的方法就是在地球的每个角落都插上测量电极，但我们没这么做，因为我们可以从地球上的几个检测布点获知整体上的气象变化规律。有些预报，包括一些农民，从日常生活生产中总结出很多谚语，也是对自然的一种把握，这种方法是很普遍的，并不是所有的东西都要用实验证明出来，何况对于很多东西，科学认识水平还是有限的。随着科学技术的发展，有很多今天看来是正确的东西，可能未来再看就是错误的。比如说超光速的中微子发现后，有很多物理学上的东西包括牛顿力学、爱因斯坦相对论，可能都要发生相应的变化。我们不能因为有些东西今天看不见，摸不着，就否认它的存在。因此，中医通过四诊的方法把握健康状态，不仅方便实用，而且准确可靠。

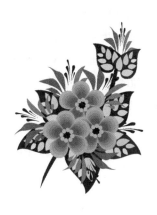

第二讲
中医诊断的基本原理

> 闵莉：中医四诊很有用，为什么有用呢？因为有其内在的基本原理，概括起来有四点：司外揣内、见微知著、以常衡变和因发知受。《素问·阴阳应象大论》概括为"以我知彼，以表知里，以观过与不及之理，见微得过，用之不殆"。但大众对于这些基本原理的理解有难度，请问老师，如何用通俗的语言来描述以使大众明白呢？

李灿东：司外揣内的"司"是掌握的意思；"外"是指因疾病而表现出的症状、体征；"揣"是揣摩、估量的意思；"内"指脏腑等内在的病理本质。就是说通过对外在表现的判断可以测知其内在的变化，这被称作"有诸内者，必形诸外"。古汉语里面，"诸"就是"之于"的意思，在于里的病理变化，大多会通过外在的征象表现出来。中医学强调整体观念，在没有打开的情况下，怎么去判断内在的情况呢？它不可能像现代医学用X线或超声的方法，可以直接看到我们内在的一些病理变化，而是需要通过对外部征象的把握。比如说，我们听到鼓声，知道有人在打鼓，但是我们不一定知道是哪个人在打鼓；我们看一个人，看不见他脏腑的功能，但是他表现出来很疲劳、没有力气、不爱动、发困、疲倦等，那就知道他内在的脏腑功能不足了，所以会没有力气、没有精神；或者说这个患者肚子不舒服，通过询问，知道他胃胀难受，再通过他本人的描述，你可以判断出患者内在的胃肠功能可能有问题。这种方法使我们可以通过患者外在的表现来了解他内在的病理变化，这就是司外揣内的具体应用。因此《灵枢·本脏》说："视其外应，以知其内脏，则知所病矣。"《丹溪心法》总结道："欲知其内者，当以观乎外；诊于外者，斯以知其内。盖有诸内者形诸外。"

陈淑娇：司外揣内说的是脏腑与体表是内外相应的，观察外部的表现，可以测知内脏的变化，从而了解疾病发生的部位、性质，认清内在的病理本质，便可解释显现于外的征候。但外在的表象会因为不同的人，不同的身体状况，而有多种多样的表现，甚至可以说是无穷多的。比如一个人喜欢穿什么颜色的衣服，可能从普通意义上来说跟健康关系不大，查不出什么指标，但是个人对颜色的兴趣爱好与个人的心理是有关系的；有的人坐的时候喜欢靠着椅背，有的人喜欢趴着，这都是内在的一些变化对外在的影响。所以外在的表现其实是无穷多的，那么我们怎么去采集这些表现呢？

李灿东：中医就是用了四种主要的方法，叫作望、闻、问、切。我们反复提到这四个字，通过全面、规范、准确地望、听、嗅、摸脉、询问等手段去获取有关的健康状态表征信息，可以探知人体内在的变化，辨识出部位、性质和程度等状态的基本要素。

然而，不管是中医的诊断或治疗方法，都是要与时俱进的。随着我们的认识水平和科学技术的提高，很多我们曾经看不见的东西，今天借助一些仪器设备也能看见了。《史记·扁鹊仓公列传》记载：扁鹊年轻的时候，当过舍长，这"舍长"相当于现在旅馆的馆长。当时有个叫长桑君的客人进出旅馆暗中考察了扁鹊十来年后，决定把秘方传给他，于是就给了他3包药，让他用无根水，就是还没落地的水煮药喝。喝完之后扁鹊就有了透视的特异功能，他能透过墙看到墙另一边的人，还能"尽见五脏之癥结"。所以当时不管是司马迁也好，劳动人民也好，都很希望能直接用眼睛看到五脏六腑。当然我们也不排除扁鹊真有这种特异功能，但更有可能的是，通过这样一个故事，描述每个医生都有想通过眼睛洞见五脏六腑的愿望。有一些人通过修炼，经过学习，不断实践，通过观察外在的征象就相当于看见五脏六腑的真迹，达到"望而知之"。从另一个角度说，人们也希望借助某些方法来看见五脏六腑的情况，这表达了人类对技术手段的一种向往，或者说是一种想象。现在很简单，用X光机，用CT，就可以把我们眼睛看不到的五脏六腑的状态显现出来。但中医目前为止采集临床信息的手段还是望闻问切，当然，我们也希望中医在发展过程中能够不断吸取现代科学技术手段为我们的诊断服务，前提是它应该在中医理论的指导下，而不应该完全立足于西医解剖，或者其他一些对于人体脏腑的物质的一种认识，而应该从整体观出发，这是诊断的第一个原理，叫作司外揣内。

林雪娟：中医诊断的第二个原理叫作"见微知著"，源自《韩非子·说林上》："圣人见微以知萌，见端以知末，故见象箸而怖，知天下不足也。"见是看见；微是微小，引申为隐约；知是知道；著是显著。意为见到事情的苗头，就能知道它的实质和发展趋势，比如"窥一斑而知全豹"，后来引用至解释中医诊断的原理，意指看到微小或局部的信息，就能知道整体的或可能会发生显著变化的情况。如何让初学者更好地知道其中的含义呢？

李灿东：其实见微知著在中医上应用很多，临床诊病过程中有时候就只是看到一些局部的东西，通过采集局部可以了解全身的情况。前面我曾经说过，中医讲究整体观念，局部和全身是统一的，所以局部的病变可以产生全身性的病理反应，全身的病理变化又可以反映于局部。从现代整体医学的角度来说，人的疾病都是全身功能失调在局部的反应，比如说肝癌，不只是肝脏的问题，而是全身功能失调在肝脏的反应。所以我们会发现，有的人得了肝癌，换了一个好的肝以后，过一段时间它又长出新的癌肿了。如曾经报道过有一位演员，换过两次肝，换完以后还是长出癌来，因为癌肿是整体功能的失调在局部的一个反应，不是单纯局部的问题。又如我们两个眼睛红了，它不只是眼睛的问题，如果只是眼睛的问题，那我们滴点眼药水或者涂眼药膏就可以解决了，但是眼睛红，很多时候是肝火太大或者是肝经风热引起的，这时候通过平息肝火或清泻肝火或疏散肝经风热的方法就可以治疗眼睛红。既然肝火或肝经风热会表现出眼睛红，那么我们在临床上如果看到患者眼睛红，就要想到他是不是肝火比较旺或肝经风热了。再如毒蛇咬伤，它咬到的是一个局部，可能是脚或手，毒蛇的毒会扩散到全身，所以最后会危及生命，因此它就不只是一个局部的问题，毒蛇咬伤不是给个膏药把伤口敷住就好。再比如说，中医有一种特殊的治疗方法，叫作耳穴疗法，用药籽贴到耳朵的穴位上，可以用于调理或治疗一些疾病。为什么呢？因为耳朵是人体的一个缩影，像一个人的缩小的倒影，耳朵上很多的点，分别反映的是不同的脏腑，所以不同脏腑的一些病变，通过贴这个耳朵就能达到治疗的目的，这就是今天的"生物全息法"。中医学还有很多这样的原理，比如说，中医把舌头分为几个不同的部位，每个部位与脏腑都是有联系的：舌尖和心肺有关系，舌两边和肝胆有关系，舌中间和脾胃有关系，舌根和肾有关系，这是一种局部跟整体的联系。再如摸脉，左右手都分为三部，叫作寸、关、尺，每部与脏腑也都是有联系的，如左手的寸部候心，左寸脉有问题反映的就是心的问题；左手的关部候肝，反映肝的问题。所以，应用这些方法见微就可以知著了。

梁文娜：中医诊断的第三个原理叫作"以常衡变"，也叫作"知常达变"。"常"指的是健康的、生理的状态；"变"指异常的、病理的状态。就是我们通过把握"正常"并将它作为标准或参照物，就可以判断出哪些是太过或不及等"不正常"的变化。老师能否举些实例让大家更好地理解呢？

李灿东：中医讲"胖人多痰，瘦人多火"，如何判断一个人是胖还是瘦？那就要找一个参照物，就是正常人。假设身高160cm的女同志正常都是45～55千克，如果她比这个多了可能就是胖，比这个少了可能就是瘦，这就是通过比较的方法来判断。又如脉搏，正常人是一息（一呼一吸）四至，也就是呼吸一个周期脉搏跳4次。那么超过4次就是快了，少于4次就是慢了，就是通过这样的比较来判断正常与否。平时说的面色白、面色红，怎么比较？也是和正常人比较，这种方法是非常实用的。我再举个例子，一个老人考虑孩子可能发热了，他会用手去摸一下孩子的额头，然后再摸一下自己的额头，比较自己的温度和孩子的温度，有的时候更直接的方法就是用自己的额头去碰孩子的额头，就知道孩子到底有没有发热，这就是以常衡变。现在我们训练学生望诊的时候，我经常跟大家讲不需要做得非常复杂，很多东西可以在生活中训练。比如说10个人排成一排，可以比较出这10个人当中，哪个人最白，哪个人最黑，按顺序多排几次，这种面色的概念就建立起来了。以常衡变的原理被普遍应用在中医诊断方面，中医的望色、闻声、切脉等诊断方法均含有以常衡变的原理，这种原理主要是要求大家经常去观察、去体会，就容易有一种直观印象从"常"中去把握"变"。

王洋：中医诊断还有一个原理叫作"因发知受"。《伤寒溯源集》说："受本难知，发则可辨，因发知受。"这里的"发"就是患者在疾病过程中所反映的证候表现。中医就是根据患者自身出现的不同的反应进行辨证论治的，所以中医临床是不能按照西医疾病进行分型辨治的，也不是西医诊断什么病就用什么对应的中药治疗的，而是要辨证论治，"因发知受"也即"审症求因"。因此中医的病因理论不同于西医的病原学，它们之间有什么区别呢？其原理是什么呢？

李灿东："因发知受"，就是感受了邪气（或说被邪气所侵袭），那怎么知道是什么邪气呢？中医是通过患者表现出来的外在的征象来判断的。比如新冠病毒感染是由病毒引起的。那么西医怎么知道有病毒感染，或者是什么病毒感染的呢？西医必须要分离出病毒或找到病毒的证据，然后才能判断，只要找到某种病毒的证据就可以证明这是某病毒感染，如果没找到就不能说是这种病毒感染。肿瘤的诊断也是这样的，做病理检查，挖一块标本出来，做切片检查，如果看到的是某种肿瘤细胞，那就诊断为某肿瘤，如果没有找到肿瘤细胞，就不能下肿瘤病的结论。但是我们中医，老祖宗没有这些技术手段，那怎么知道他是不是感受了什么邪气呢？比如说是风邪、寒邪，还是暑邪？我们就只能通过它的表现来判断。所以说"受本难知，发则可辨"，受就是感受这个邪气，本来就不容易知道是什么性质的，发出来就可以辨别，这就是"因发"可以"知受"。为什么呢？因为中医学认为，人会生病的决定性因素是身体的正气。正气很重要，邪气侵犯人体的时候，会出现正邪的斗争，当正气赢了，就不会生病，这叫"正气存内，邪不可干"；当邪气赢了，正气不足，这时候就会发生疾病，这时候叫"邪之所凑，其气必虚"。就是说邪气之所以侵犯人体，是因为正气不足，所以，会不会生病取决于正气，不是取决于邪气。当然，正气跟邪气是相对的概念，正气不像轮胎打气，不是打得越多正气就越足，正气不能使劲补，补过头了就出问题了，中医叫作"气有余便是火"。那么有没有感受邪气？是感受什么样的邪气？要根据发出来的情况才知道。举两个例子来说，比如有三个同学一起出去被雨淋了，有一个人感冒了，两个人没感冒。他们都淋雨了，但是只有一个人感冒了，就是只有他感受了邪气，其他两个人没有感受邪气，所以说判断是否感受邪气，不是有没有淋雨，而是淋完雨，有没有发出来、表现出来，这是第一种情况。第二种情况就是，三人淋了雨，都感冒了，但三人的症状不一样：有的人表现的是头痛身痛、怕冷；有的人表现是喉咙痛、有汗、发热；有的人表现出整个人很沉、很重、不爱动。他们三人病症表现有异是因为感受的邪气不同：有的感受的是寒邪；有的可能寒邪已经化热，所以出现发热、喉咙痛；有的可能感受寒湿之邪。同是淋了雨，但三人的表现不一样，由此可以判断出感受的邪气不一样，这就是因发知受。中医最大的特点就在这里，例如生病的时候喝板蓝根，是因为现在研究说板蓝根有抗病毒作用，但这不是中医，中医要因人因地因时制宜。所以既不能开同一个方给三人一起吃，也不能以西医认识的病因、病理和药理来开中药。这三人因为体质不同，整个人的状态不同，所以他们感受的邪气就会从其类而不一样。邪气侵犯人体以后，在身体发生的变化转归也不一样，所以就出现不一样的表现。

我上面讲的"司外揣内""见微知著""以常衡变"和"因发知受"，这四点就是中医诊断的基本原理。大家弄明白之后，就会对中医是怎么诊病的有一个初步的认识。

吴长汶："司外揣内""见微知著""以常衡变""因发知受"的理论基础是中医学理论体系的主要特点之一的"整体观念"，是整体观念从不同角度对中医诊断的原理的具体阐释。这个整体包括人体是一个有机的整体，人与自然的统一性，人与社会环境的统一性。它贯穿于中医关于人体生理、病理、诊治、养生等方方面面的整个思维过程，其"天人一体观"对我们顺应自然的养生保健有着原则性的指导作用。因此，整体观念非常重要。在诊病过程中我们始终要贯彻整体观念，老师，请您谈谈我们该如何贯彻呢？

李灿东：我们人在跟自然和谐相处的过程中，如果掌握一种自然规律或者适应了一个道，那就可以延年益寿或者说生命就可以达到两个甲子那么长寿。按照传统的说法，通常情况下，一个人的寿命大概是两个甲子，就是 120 岁左右。那么怎么才能活到 120 岁呢？就是要知其"道"者。懂得道的人，就能够活 120 岁。这个道在某种意义上我们可以理解为顺应自然的规律，所以《道德经》说"人法地，地法天，天法道，道法自然"，就是说人要顺应自然的规律。这个道在我们中医学中很重要，体现出来的就是"整体观念"。我们特别强调中医在诊病过程中，要自始至终贯彻整体观念这个中医的基本特征，或者说是中医的灵魂。在整体观念的指导下，才有中医诊断疾病的基本原理。我们经常说中医、西医、中西医结合，中医跟西医之间有什么区别呢？中医跟西医的区别不是治疗手段，也不是药物的形式，最重要的区别就在于"道"，在于思维的方法：怎么认识人的健康和疾病？怎么认识人和自然的关系？这就是中西医的区别。有人说西医就是挂瓶、打针或者吃药片，中医就是熬了一碗黑黑的汤药、针灸、刮痧、拔火罐。这只是治疗手段的区别，更关键的是怎么去看待人类的健康与疾病，怎么看待人和自然的关系，说白了就是有没有应用及怎么应用好整体观念，这才是中西医真正的区别。

第三讲
中医诊断之整体审察

俞洁：目前中医科普逐渐深入民心，很多民众通过网络、书籍、报刊等媒介自学中医知识，但大多一知半解，所以临床时经常会遇到患者或其家属说："看中医不是只要把脉就可以了，还要问吗?"或是询问："什么体质?气色怎样? 什么脉?"大多民众不知道疾病的病情错综复杂，要在纷纭复杂、千变万化的状态表征中抓住疾病的本质，准确地把握病、证、体质等状态，除了要熟悉中医诊断的基本方法和基本原理外，还要遵循"整体审察""诊法合参""病证结合""动静结合"等中医诊断的基本原则。老师，请您谈谈临床中如何体现这些原则呢?

李灿东：人既然是一个整体，我们也强调整体观念，所以我们在看病的过程中就要整体审察，这是对一个医生的基本要求。作为普通百姓，虽然没有从事中医或中医药相关工作，但在日常保健中要把握自己的健康状态，也需要整体审察。也就是说在了解自己的时候，既要注意局部的问题，也要注意全身的问题。有些是局部的问题，比如说我们前面谈到眼睛红了的例子，它是局部的问题，我们要从全身的状态去把握；有些是全身的问题，比如患者没力气，除了注意他全身没力气之外还得注意他局部有没有特殊的情况，例如有的人可能身上有一些紫斑，那这两者之间就可能存在联系。这就要求大家既要注意局部，也要注意整体，不能说强调整体就不考虑局部，那是不对的，也不符合中医的辩证法。第二个问题是既注重外在的表现，也要注重内在的一些变化。我举一个例子，我有一个患者，他主要是什么问题呢? 第一是眼睛的问题，自称有飞蚊症，就是看东西时好像有个蚊子在眼前飞来飞去，西医诊断这是玻璃体浑浊；第二是感觉胃不好，经常胀，会打嗝；第三是西医讲的肝区这个地方不舒服。这三个问题中，特别是眼睛的问题和胃的问题，如果按现在的解剖、生理病理讲，它们之间没有太多的内在联系。眼科医生会认为飞蚊症是玻璃体浑浊，是眼睛的问题；内科医生会说胃胀是胃的问题，跟眼睛没关系，所以治疗必然是分开的。但是在中医看来，这些病症之间是有内在联系的。有什么联系？中医认为这些都是肝的问题，因为中医认为肝开窍于目，所以肝的问题就可能出现眼睛的变化；肝气不能疏泄时就会影响到胃，称为肝气犯胃，再加上胁下难受，这是肝气郁结的表现。像这个患者内在的变化是肝的问题，表现出来的表象是胃胀、眼花、右胁部不适。所以既要考虑内在的联系，也要考虑外在的表现，这样的诊断才够可靠。如果治眼睛的治眼睛，治胃的治胃，那两者之间就没有联系，就难以体现中医的特色。再者，我们讲整体还要考虑什么？还要考虑到人和自然的关系。举个例子，如同样是感染新冠病毒，在北京和在福州，症状表现可能是不一样的，因为北方比较冷、比较干燥，福州比较潮湿、比较热；同样是新冠病毒感染，冬季和夏季的表现也不一样。所以采集病史时要注意人和自然的关系，既要考虑到人是一个有机的整体，同时还要考虑人和自然的关系，这就是整体审察。这要求我们通过四诊进行病史采集时，不能只看到局部的病痛，必须从整体上多方面考虑，并要求我们对病情进行全面的分析，综合判断。

> 梁文娜：中医诊断的第二个基本原则叫作"诊法合参"，也就是"四诊合参"。但随着门诊量的增大，临床上医生往往只能在很短的时间诊治患者，因而很多时候没有做到四诊合参。古人称："望而知之谓之神，闻而知之谓之圣，问而知之谓之工，切而知之谓之巧。"如扁鹊望蔡桓公，问虢国太子的情况，仲景望王仲宣就知道病情了，临床是否可以"但见一症便是，不必悉具"，仅凭一诊就可以呢？老师，您是怎样认识这个问题的呢？

李灿东：临床有些资料，医生如果没有询问患者，是无法知道的。比如我现在觉得有一点恶心，当然有些时候严重的恶心、呕吐是可以看得见、听得着的，但是一般的恶心，患者如果没说，我们肯定不知道。再比如，患者告诉你有一点口干，晚上失眠，这些自我感觉的症状，就只有通过问诊才能知道。有的同学说："有些医生很厉害，看病都不用说话，他只要一摸脉就知道是什么病。"有没有这回事呢？有，确实有。不仅有，而且每位同学都必须要学会，这是基本功。但是，单凭脉诊不可能知道所有信息。我们强调全面采集信息，不能用脉诊去替代其他诊法。一个好的中医，必须要做到四诊合参，而不应该用其中的一诊去取代其他的三诊，这是不提倡的。没有望、闻、问，单靠摸脉想要摸出来全部的病证，即使医生水平很高，难度也非常大，误诊率也会很高的。在中医诊疗过程中，我们一定要坚持一个很重要的原则，就是在获取资料的过程中，要尽量做到全面、规范、准确。现在随着技术手段的不断提高，我们过去有很多看不见、摸不着的东西，现在已经逐步看得见、摸得着，我们应该把它们也作为我们诊断的依据之一。不管怎么说，临床资料获取得越全面，诊断就越准确、越可靠，这是一个永远不变的真理。望、闻、问、切4种诊断方法，是从不同角度检查病情和收集临床信息的，有其各自独特的方法和意义，它们各有侧重，不能相互取代。神、圣、工、巧都具备，诊断才能做到全面、规范、准确。当然，也要根据临床的实际情况，不可能每一位患者来看病，你就能把他所有的资料一次性采集完，这时候我们要抓住主要矛盾，根据疾病发生发展的规律做出主要判断。所以，有的医生看病的时候可能很简单地问几句话，就能够把握整个病情，那是需要通过长期训练形成的。我们到临床上见习，跟老师门诊，也是一样的道理。跟诊最主要的目的不是去抄老师开什么方，而是要去观察老师在获取信息、分析信息的时候，他的整个思维是怎样的：是全面采集所有资料，还是抓住主要矛盾采集资料？这样就能够有更好的效果。

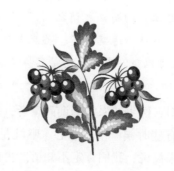

林雪娟：中医诊断的第三个基本原则叫作"病证结合"，具体地说是病、证、症结合。"病"和"证"不同，它们从不同的角度去反映疾病的本质，两者有各自的意义。病是从"纵"的方面去反映疾病的本质，而证是从"横"的方面反映。因此病和证在诊断的过程中两者要互补。证是中医学特有的概念，反映疾病某一阶段的病位、病性和病势等本质；病反映的是疾病的全过程。对于病和证的辨识都是要通过对症的采集分析来实现的。病、证、症的概念很重要，如何使人们清楚地知道病、证、症之间的关系呢？

李灿东：要认识"病""证"，我们就要先从"症状"的"症"开始。"症"其实就是一种表象，就是在疾病的过程中外在的表象。西医学有两个词，一个是症状，另一个是体征。以患者自我感觉为主的这些表象叫作症状，如头痛、肚子痛、口渴、眩晕等。还有一类的表征是医生在诊疗过程中采集到的，叫作体征，如血压高、发热等，这些不是患者告诉医生的，是医生用血压计、温度计采集到的；或者是患者体检时的压痛、反跳痛；或者是中医的舌象、脉象等。传统中医学是将症状和体征合在一起叫作"症"。所以在中医学中，"症"包括西医的症状和体征。当然，西医除了症状与体征之外，还有一个重要的环节，就是借助一些仪器设备采集理化指标，如血脂、血糖、影像、病理切片等，这些指标都是西医诊断时很重要的依据。中医除了症状、体征之外，没有办法过多地借助一些仪器设备，但是中医有整体观念，强调天人合一，所以在疾病采集的过程中还要注重考虑环境因素和社会因素，如地理、气候、季节；另外饮食习惯、人际关系、精神因素等也可能会对健康状态构成影响，这些都是中医诊断疾病的依据。所以，严格来说，"症"包括三大块的内容，第一是症状，第二是通过望闻问切获取的体征，第三是人与自然环境、社会环境的关系。这是第一个字，叫"症"。

第二说一下"证"。证是中医学中特有的名词，是对特定阶段的病理概括和总结。可以说"证"就是病理，我们一般认为正常的是生理，不正常的是病理，是疾病发展变化过程的状态。西医的病理更多的指的是标本切片在显微镜下看到的状态。而我们现在讲的病理是指不正常的状态，证就是对这种不正常状态的概括。前面提到证是"特定阶段的病理状态"，也就是说"证"有非常明显的时间性。同一个患者，他今天是这种病理状态，过了几天后，这个病理状态可能就发生变化了，这个概念和西医是不太一样的，西医的病理基本上是稳定的。例如，西医病理诊断是鳞癌还是腺癌，基本不会变来变去，从开始到结束，基本上都是鳞癌或者是腺癌。然而中医的证是会变化的，如湿热证可能会变成脾虚证；或者感受了寒邪，开始表现出怕冷、喷嚏、头痛、身痛等，或表现出咳嗽、气喘等，这些都是寒邪的表现，即常说的"冷感"，但是经过几天如果没有治疗，可能会出现发热、咳嗽、咳痰色黄黏稠等，这些都是热的表现。刚开始感受寒邪，然后随着疾病的发展变化就变成了热，这个证就发生了变化，前面的叫作寒证，后面的叫作热证。所以，中医的证是指特定阶段的病理概括。

什么是"病"呢？简单来说，"病"是指疾病。现在我们所说的病通常是指病名，即疾病的名称，如西医所说的糖尿病、高血压都是病名，这些不完全是一个完整的病的定义，只是一个名称。中医也有病名，如感冒、中风。当然，中医学中有很多病名是用症状来作为名称的，如头痛、胃脘痛、咳嗽、喘证等。有些人可能觉得这样的叫法很粗糙，通过这样的病名不能很好地了解疾病的本质。例如，西医能很确定地说这个病是肺炎、肺结核或者肺癌，患者一听就明白，如果是肺炎通过输液、吃药，炎症就会消退，肺炎也就好了；如果是肺结核就需要到肺病医院或者传染病医院去做抗结核治疗；如果是肺癌，患者或家属都知道肺癌比较严重，预后不好，当然也有一部分人治疗后会好转，但是身体的总体走向会越来越差，也就是说从病名上就可以知道疾病的本质。我个人理解，中医用很多症状作为病名，虽然看起来好像很粗糙，其实有很多合理性，因为中医的这种命名方式把疾病看成是一个整体。例如，从患者角度出发，我今天咳嗽了，找医生看病，医生看完之后，开出处方，治疗以后咳嗽没了，我就觉得病好了，这是从最简单的角度去理解。但这里存在什么问题呢？咳嗽其实是一个很复杂的过程。中医有一句话说："五脏六腑皆令人咳，非独肺也。"意思是说咳嗽不仅是肺的问题，咳嗽与五脏六腑都有关系。例如，有的人咳嗽，可能是一着急就呛咳，甚至咯血，这个实际上是肝火犯肺；有的咳嗽是慢性病拖了很久，一直痰很多，脾胃功能又不好，肚子胀，大便稀，这种就是脾的问题，多因脾虚生痰湿，痰湿蕴肺，这是脾和肺的关系遭到了破坏，所以要通过化湿健脾以理肺气，即用培土生金的方法来治疗。如果按现代的分类法来说，咳嗽是肺的问题，属于呼吸科，呼吸科的医生可能侧重认为这是肺的问题，主要治疗就集中在肺的上面，如肺部有感染就予以抗感染，这样做有西医的合理性，但是实际上它却有可能忽略了人是一个整体。现代医学也逐步往整体方面发展，如有一种病叫"代谢综合征"，是指患者代谢紊乱，表现为肥胖、高血脂、高血压、高血糖、高血尿酸，甚至是冠心病等，这些疾病曾经在西医来说是一个个单独的疾病，但是现在发现这些病有很重要的内在联系，是什么呢？简单来说就是胰岛素抵抗，胰岛素不能发挥正常的作用，产生了一系列的问题，这些问题之间是相互关联的。一个问题解决了，相关的问题可能都解决了，所以这不是具体的某一个疾病，就叫作"代谢综合征"了。有些重大的疾病，我们可能会看到很多科室的主任来一起会诊，这就说明一种疾病往往不是某一个脏器单独的问题。再比如说，女性到一定年龄之后，容易出现一些神经、心理、免疫或者内分泌失调，常表现为容易着急、生气、阵发烘热、汗出等，那这些症状是什么呢？用一个病都很难概括，所以叫作更年期综合征（围绝经期综合征）。这也很浅显易懂，就是指伴随更年期的一些综合症状。所以这种用症状命名的方法不能简单地理解成"很落后、很粗糙，不能了解疾病的本质"。其实这种命名方式是基于人是一个有机整体，有它的合理性。中医学理论非常强调整体观念，整体观念不仅体现的是整体，也体现了"具体问题具体分析"，以及"因人因时因地制宜"。

　　朱龙：中医学中非常重要的特色之一就是辨证论治，即将望、闻、问、切四诊收集到的资料、症状和体征，通过分析、综合，辨清疾病的原因、性质、部位以及邪正之间的关系，概括、判定为某种性质的"证"，以探求疾病的本质，从而得出结论，并在此基础上确定治疗原则与具体治法。辨证是认证、识证的过程，论治又称施治，是根据辨证的结果，确定相应的治疗方法。辨证和论治是诊治疾病过程中相互联系不可分离的两部分。辨证是决定治疗的前提和依据，论治是治疗的手段和方法。通过论治的效果可以检验辨证的正确与否。虽然很多人对这些术语耳熟能详，但生病了大多不知道怎么办，只能"头痛医头，脚痛医脚"，如何从日常生活中体现辨证论治呢？

　　李灿东：中医最有特色的就是辨证论治。如果我感冒了，然后我去买一盒感冒灵，这不是辨证论治。辨证论治怎么辨呢？中医认为感冒了可以是风热感冒，或者风寒感冒，这个风热是一个证，风寒也是一个证。那中医如何治疗感冒呢？中医针对风热，治疗原则就是疏风散热；针对风寒，就是疏风散寒。这是中医很重要的一个方法，叫作辨证论治。所以在日常生活中，我们买的一些中药，有泻火的、补气的、补肾的，等等。泻火的针对的是机体的热证；补气的是针对气虚证；补肾的适合肾虚证。中医治病最主要的用药原则是什么呢？是"寒者热之，热者寒之，虚者补之，实者泻之"。也就是说，有寒证的话，用温热的药物去散寒，虚证就用补的方法，实证用泻的方法。如何用寒，用热，用补，用泻，就需要中医的辨证论治。

王森：目前中医临床或教学存在一种现象，太过强调辨证论治，而忽略了辨病论治和对症治疗，甚至有些医生自命是"铁杆中医"，误认为辨病论治和对症治疗是西医的方法而不屑于此。然而，很多名医大家告诫后学：在掌握辨证论治的同时，我们也要辨病论治、对症治疗。老师能否谈谈您对这个问题的心得呢？

李灿东：确实中医学不仅重视辨证论治，也强调辨病论治和对症治疗。中医在治疗时也要考虑到患者是什么病，因为疾病的发生、发展是有特异性的。比如我们前面讲的咳嗽，如果是感冒引起的咳嗽，通常情况下这种咳嗽经过治疗就很容易好，哪怕是没有治疗，也有很多人可能没过几天自己慢慢就好了。如果是肺癌引起的咳嗽，可能现在看起来暂时不是很严重，症状不是很明显，咳嗽不是很厉害，但是随着时间的推移，病情会逐步加重。由此可见，同样是咳嗽，除了我们辨证论治之外，还要考虑到是什么病。如果是感冒病，问题就不大；如果是肺癌病，那我们就知道情况不太好。现在老百姓也知道，一听说是肺癌，即使咳嗽不是很厉害，也是很紧张，立刻去医院看病，道理也是一样的。除此之外，有时候我们还要对症处理，比如有的时候说"头痛医头，脚痛医脚"是不全面的，但这也是很重要的。中医有一句非常重要的话，叫作"急则治标，缓则治本"。急的时候不仅要治标，还要标本同治，比如大出血的患者，就先不管患者是什么问题，首先要做的是止血。否则，等你辨证辨清楚了，药煮好了，却已经来不及了，所以首先应该止血。如果遇到一个昏迷的患者，首先想到的是让患者苏醒过来。再比如说，如果一个人掉到水里，首先想到的是赶紧拉他上来，挪到安全的地方，再进行进一步的诊断治疗。治标治本，是辨证统一的，不能简单说中医只治本不治标，否则很多机会就没有了。另外，有的时候是不需要辨证的，就拿我来举例，有一次我发现自己的耳朵有问题，就是耳朵会响。如果我不详细地描述，就直接说耳朵会响，就是耳鸣，那看病的医生可能就先按耳鸣来辨证治疗。但是我这个耳朵响，有一个很奇怪的现象，就是这种响不是嗡嗡叫，而是"咕喽咕喽"的响声。我一说话，一吃饭，耳朵就会响，如果不动，就不响。我让别人看一下是什么东西在耳朵里面，后来发现有一根头发在里面，所以动一下，耳朵就会有那种响声了。用棉签把头发掏出来，耳朵就不响了。像这样的情况，完全采用对症处理就好了，也不需要辨病或辨证，所以中医的诊疗体系除了包括辨证论治之外，还有辨病治疗和对症处理。

> 王洋：大家明白"病""症""证"的关系之后，就知道辨病论治、辨证施治、对症治疗都很重要，三者肯定不是孤立的，应该怎么结合应用于临床呢？

李灿东：不管是医生给老百姓看病，还是老百姓在日常生活中调理身体，都要注意病证结合，既要知道他的病，也要知道他的证。比如说，现在肿瘤患者很多，肿瘤发展有一个特定的过程，病情在逐步地加重。在治疗的整个过程中不能简单地用同一个方法治疗这个病。现代研究发现白花蛇舌草、半边莲、半枝莲能抗癌，然后就每天煮一大锅让患癌患者喝，认为这可以抗癌，但是很多人发现这样治疗没有什么效果，反而有时病情变得更坏，因为药性太凉了，天天喝凉茶，胃都受不了，然后非但癌没有治好，胃也被治坏掉了，身体整个也垮掉了。那我们该怎么办？就要根据癌病的每个阶段所表现出的不同的"症"，通过症状分析，得出当前阶段的"证"，然后再去治疗。比如肺癌一开始的时候，表现出咳嗽痰多、胸闷，这时可能是痰湿阻肺，气机不畅，所以我们要化痰理气。到了后期，可能表现为身体很虚弱，喘得很厉害，或者手脚冷冰冰的，这多被认为是肾阳虚，肾不纳气，所以我们要温阳补肾。也有可能在某一时期，表现出痰很黏稠，面红，发热，这是热的表现，我们就需要用清热的药来治疗。不同的阶段证是不一样的，虽然都是肺癌，但是我们应该根据不同阶段证的不同，采取不同的方法来治疗。所以在治疗的过程中，既要知道它的病，又要知道它的证，通过对症的分析，把这病和证合起来研究就叫作病证结合，这在中医诊断学中非常重要。

如果换一个角度来说，所有的病发生发展的全过程都是纵向的，是有规律的。证是横向的，那病和证一个是纵向的，一个是横向的，这样相结合就可以达到一个很好的效果。病证结合是中医诊断学的非常重要的一个原则，讲到这个原则，要提醒大家，中医讲病，西医也讲病，中医讲的肺痨、中风、感冒都是病，西医更注重病，指的是肝炎、肺炎、肝癌、肺癌等诸如此类。但是中医的病和西医的病是有区别的，有一些东西哪怕有很多相似的地方，也不能简单地去套，例如"西医说这是什么病，中医讲这个对应中医的什么病"，这种说法是不对的。比如说，西医有种病叫糖尿病，中医有种病叫消渴，现在好多老人家以为消渴就是糖尿病。消渴确实跟糖尿病有一些相似，但不完全等同。那消渴是什么呢？消渴就是"三多一少"，患者表现出多饮、多食、多尿以及体重减轻。早期有可能以实证为主，后期可出现虚证。消渴有三消：上消是肺火，中消是胃火，下消是肾火。有些很典型的糖尿病也有这些症状，所以在这种意义上讲，这两者是一样的。但是现在在很多糖尿病是2型糖尿病，没有"三多一少"，还有可能很胖，没有消瘦，也没有多饮、多食和多尿，所以这时这两者就不一样了，不能简单地去对应，否则搞错了就会影响治疗。这是第一个问题，就是不要把中医的病和西医的病简单机械地对等起来。因为中医和西医的原理和方法不同，整个观念也不同，所以不能简单地等而同之。现在有很多人，西医给他做了诊断之后，他就按照西医的诊断去买中成药吃，有的时候是会出问题的。比如感冒，至少可以分成"冷感""热感"，就是风寒感冒和风热感冒。而西医就认为感冒大多是由病毒引起的，然后就抗病毒，不管是什么感冒，都去买"板蓝根""清开灵"或者"三九感冒灵"，这就可能出问题，因为这些药多是清热解毒的。如果像热毒所致的感冒，比如表现为喉咙肿痛这种就对证。但是如果是感受寒邪，表现为怕冷、全身酸痛等，这种情况吃清热药就不适合了，所以不能用西医的诊断来套中医的治疗。

第二个问题，虽然我们强调病证结合，但是证有阶段性、时间性，在整个疾病发生发展的不同阶段，证是不一样的，治疗是有区别的。所以不能像西医一样，一种药就一直用下去，如果从头到尾一直用同一方治疗，那是错误的。现在有一些中成药滥用的现象，比如说，有些患者用丹参片，从10年前开始吃，一直吃到现在，这期间他的病证可能已经发生变化了，所以不能一直用同一方法治疗。当然，反过来说，证完全一样，不去考虑病，也会出问题，所以最好的方法就是把两者有机地结合在一起。比如刚刚提到的，像白花蛇舌草、半边莲、半枝莲、山慈菇都能清热解毒，研究发现都对癌症有效果。因此当碰到一些患者的癌症是由热毒引起的时候，我们就可以选择一些既清热解毒又可以治疗癌症的药，就可以把病和证这两者结合起来。讲这个问题还有一个非常重要的意义，就是我们在日常的养生过程中，要注意不要因为某一种病持续吃某一样东西。比如绿豆，吃绿豆好不好呢？其实绿豆对很多人来说是挺好的，没有什么不好。比如说，夏天口很渴，到家里喝一碗绿豆汤，这样没什么不好。但是如果连冬天也喝，天气很冷，回家喝一碗绿豆汤，胃就可能很难受。所以不要认为一种通用的方法或一张固定的处方能够治疗某种疾病，要根据不同的情况去调整。因为疾病都是在发展和变化当中的，我们都要顺应这个变化来制订治疗方案。何况中医整个诊断阶段还强调要因人、因时、因地制宜。不同的个体，不同的地理条件，不同的气候环境，不同的季节，这都是有区别的，这实际上就体现了中医的整体观念。整体观念所强调的不仅是一个整体，同时很重要的是体现在具体问题具体分析，或叫作"因人、因时、因地制宜"或"三因制宜"。

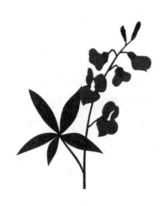

第五讲
中医诊断之动静统一

> 陈淑娇：前面我们比较系统地谈了中医诊断的基本原则，包括整体审查、四诊合参、病证结合，那么还有一个原则就是动静结合或动静统一，这在较早版本的《中医诊断学》教材中是没有提到的，作为中医诊断的基本原则之一，说明动静结合很重要，但多数人并不知道它的内涵，还请老师给予答疑解惑。

李灿东：动静结合或动静统一，"动"就是变化的，"静"是相对稳定的。这个动静统一的观点在中医学中的体现非常明显，因为中医是立足于整体，把人看成是一个整体，是一个活着的人，不是一具尸体。所以，我们研究生命的现象是以活体，活着的人作为基础的。只要是活人，就会有变化，变化是永恒的，稳定是相对的。如果没有一个相对的稳定性，我们就无法去把握它的规律，无法去认识它，但是它一定也是动态的。所以我们说"医者，易也"，意思是中医跟传统文化之间的关系非常密切，比如说《易经》，它对中医的影响就非常深刻。《易经》的"易"有三种意思：一个是简易；一个是不易；还有一个是变易，是变化的。那么，人的健康状态也是不断变化的，健康和疾病是相对的，它是一个动态的过程。从某种意义上来说，绝对健康的人是不存在的，没有一个人是百分百的健康，哪怕现在健康，可能过一段时间也会发生变化。身体某一部位的问题可能随着时间的推移也会发生变化，这是中医的一种动态的观点。正因为如此，就要求我们在日常生活或者在诊疗疾病的过程中从动态的过程去把握整个生命。一个人的生命从一开始的受精卵、胚胎，到出生以后的生长、发育、衰老，或者疾病、痊愈到死亡，是一个时序的连续过程。这个过程不以人的意志为转移，但是在这个过程中每时每刻它都是在变化的。我们现在的思维特点是习惯于用固定的思维去把握一个事物，比如说，一个患者有胃病，我们就会让他做胃镜，做胃镜时就会做一个病理检查，并进行分型，是浅表性胃炎、萎缩性胃炎或者是其他一些问题。病理容易分型，西医在临床上就是这样的，一个疾病可以分成几个不同的亚型，然后按照不同的亚型进行治疗。现在的问题在哪里呢？问题就在于现在很多人把这种思维模式用到中医来，所以现在中医从教学、科研到临床，都出现过类似的问题。例如，《中医内科学》等教科书里面讲的每个病，都将它辨证分成几个类型；临床上在做科研的时候，大家都对此有兴趣，把患者分成两组，一组是什么型，另一组是什么型，分别用什么药，对照观察。这样就把原来中医的圆机活法变成一个机械的东西，中医本来是一个活的灵魂，把它变成固定模式之后中医就陷入一种机械唯物主义的泥潭里面。我们在中学的时候经常讲唯物辩证法，反对形而上学，因为形而上学就是需要把事物看成是固定的、静止的、孤立的，然后才能进行分析，这种方法对现代科学技术的产生有很重要的影响。研究一个人的生命现象，有一种方法就是要把它相对孤立地、静止地打开，即把这个人的身体打开，对他的器官进行观察，但是中医强调的是一种动态的个性化的东西，这种研究方法不适合中医。所以有时候，我们经常会简单地认为中医跟西医都是看病，研究对象都是一样的，都是研究生命，研究人。从某种意义上讲，可能是对的，但是从更深层次，从哲学的角度来讲，中医看到的人和西医看到的人不完全是一样的。

> 闵莉：人是客观存在的，但有时一些人会认为他长得很好看，而另一些人却认为他长得很一般。这就是观察的角度和审美的观点不同，同一个人会给不同人留下不同的印象。同理，从哲学的角度讲中医和西医看到的人也会不一样。在临床上如何应用这种不一样呢？

李灿东：从中医来讲，中医看到的人更注重他是一个整体的人，是一个有社会属性的人；西医看到的可能更多的是一个生物体，从某种意义上讲，他可能是相对可以被分解的，是一个静止的生物体，所以中西医看人的角度不一样。因此从治病的角度来说，西医可能更注重的是人的病，得什么病；中医治病更注重的是生病的人。一个是"人的病"，一个是"病的人"，它们两者之间是有区别的。因此，我们在整个诊断和治疗过程中就要注意动态地去把握，这是很重要的。

比如说，现在癌症患者接受手术治疗或者放射治疗、化学治疗以后，越来越多地来寻求中医的帮助，想吃中药。很多患者就问我："李医生，中医到底可不可以治癌症？"我一下子也回答不出来。有的患者更直接地问我："中药会不会抗癌?"我就给大家讲,中医能够治疗癌症或者说恶性肿瘤,这是肯定的。但是中医治癌症不是杀灭癌细胞,如果要杀灭癌细胞,任何一种抗癌西药都比中药强,包括抗病毒也是这样的,西药的一些抗病毒的药,做药理实验时,它肯定比中药效果好。但是中医不是从抗病毒或者杀灭癌细胞的角度去治疗的。中医治疗癌症主要有三个目的:第一是改变肿瘤生长的环境。我们假设肿瘤就好比蘑菇,癌细胞就像蘑菇的菌,种在土壤中就长出蘑菇,那么中药就是改变了它生长的环境和土壤,让其不能生长。当肿瘤细胞非常多的时候,就会发生转移,当另一个地方条件适宜时,就会再长出来。现在肝癌可以做肝移植手术,但事实上,很多患者换上新的肝,肿瘤还会再长出来,这就是整个环境没有改变,所以中医就是可以改善这个环境的。第二是减轻西医治疗过程中的毒副作用,如恶心、呕吐、白细胞降低等,中医都有很好的疗效。第三是可以提高患者的生存质量,比如有的肿瘤患者会睡不好觉、吃不好饭,便秘,中医对这些症状的治疗效果就很好。所以我个人理解,中医治疗癌症就是从这三方面来起到作用的。治疗癌症,也是个动态的过程,就像蘑菇的生长,根据环境不同,生长情况也会不同,所以在治疗肿瘤的过程中,要动态地去把握。

人们常说,中医治疗肿瘤就是"扶正固本""扶正祛邪",其实这个理解是片面的。因为"扶正祛邪"是中医治疗疾病的基本方法之一,所有疾病都可采用这种方法。所以你要明白,疾病在不同的阶段,它是以"邪"为主,还是以"正气不足"为主。"邪"在不同阶段是什么邪?是热邪?寒邪?瘀邪?还是痰邪?不同病程是不一样的。用山慈菇、白花蛇舌草等药物就可以抗癌,就能杀灭癌细胞吗?这样的理解就太过片面。同样的,"虚"要知道在什么阶段是什么虚?是哪里虚?是心的虚?肝的虚?还是肾的虚?是气虚?血虚?阴虚?还是阳虚?等等,需要动态地去把握。动态,第一,从大的方面来讲,它体现的是时间的变化,那我们就要因时制宜,就是说,不同的季节,不同的节气,它是不一样的。比如说流感,同样是由于病毒引起的,流感发生在不同的节气,它是有区别的,冬天的流感和夏天的流感就不一样。所以要把握大的动态和节律。第二,我们要把它放在一个大的周期上看,生命是相对有限的。我们做不到把它放在几千年的周期来看,但我们可以把它放在一年四季的周期来看。第三,生命本身的周期就是不同的年龄、不同阶段,它的特点是不一样的。比如说,《黄帝内经》里女性用"七"作为一个基本计数;男性用"八"作为基本计数。生命在不同的年龄段的生理病理特点是不一样的,疾病发生发展的规律是不一样的。有的病多见于小孩子,有的病多见于老人。第四,一种疾病,在特定的个体中间,它的变化也是有规律的。比如中医认为"见肝之病,知肝传脾,当先实脾",意思就是说，见到肝的病，就应当知道肝的病会影响到脾，就应当先实脾，这就是《黄帝内经》讲的治未病，治未病就是防患于未然。这些问题，在我们治疗的过程中都体现出一种动态的观点。

吴长汶：临床上我们经常会碰到一个问题：患者会问，医生，药吃完了还要不要再来？或者患者会说 3 天或者一个星期之后要不要来呢？这是关于疗效评价的问题，也是对治疗前后疾病变化的预测，大多数做不到，也很难回答，有没有规则可言呢？

李灿东：这里存在不同的情况，可能 3 天之后，患者喝了药有效果，我们可能继续用原来的方，就是乘胜追击；也可能是有效果，但我们要改变原方，因为证已经发生变化了，证变了，所以需要进行相应的调整；也有的时候，患者药吃了以后没有效果，可能是我们辨证不准确，要进行调整；还有一种情况是辨证对了，药也对了，但是药效还没积累到一定程度，它有一个从量变到质变的过程，这时候我们还得坚持不懈。总结起来就是"效不更方""效亦更方""不效更方""不效亦不更方"，这些都要根据情况。这里的依据是什么呢？这里的依据：第一个肯定是要根据疾病发生发展的规律；第二个是在治疗过程中干预措施对疾病的影响。这些变化都体现了一个动态的过程，当然，我们在强调动态发展变化的过程中，也要考虑到疾病的一种普遍的规律。

梁文娜："动"体现了变化的、动态的、全程的事物，临床、科研、教学都必须掌握和利用"动"的规律，但"静"要如何体现？以及如何动静结合呢？

李灿东：静是一种相对的稳定状态。相对的稳定状态不是说它没有变，而是静中有动，但是它相对稳定。如果我们没有考虑到疾病的相对稳定状态，就没办法去把握它的规律，那治疗可能就很盲目，就感觉像是走到哪里算哪里。通过静，我们才能知道动。静，能帮助我们把握整个状态，在把握状态的过程中，我们还要考虑到它变化的规律。中医的辨证思维就充分体现了对健康状态的动态把握。动静统一在诊断过程中很重要，因为病证既有一定阶段相对稳定的一面，又有不断发展变化的另一面，这就要求我们在相对稳定的状态中去观察证候的变化，把握疾病的发展趋势，及时调整治疗方案。因此无论在临床工作，还是在科学研究和教学过程中，引导这种动静结合的思想是很重要的。

林雪娟：老师前面讲的中医诊断的基本原理和基本原则是《中医诊断学》绪论部分的内容。中医学是劳动人民长期同疾病做斗争的经验总结，这个过程经历了很漫长的时期，这是一个不断完善、与时俱进的过程，无数先辈医家为中医诊断理论体系及方法的形成付出了巨大努力，甚至付出了生命的代价，这是集体智慧的结晶，是非常宝贵的经验。我们讨论的目的也是希望读者能够更多地从先辈宝贵的经验中寻找养生保健的智慧，在这样的前提下，我们才能真正理解中医是如何诊病的。这样对于我们促进并维护健康有重要的意义。

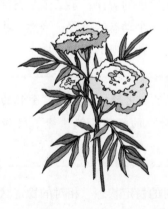

第六讲
望 神 释 义

闵莉：老师，前面您跟大家介绍了什么是中医，也谈到了中医诊病的基本原理和基本原则。从今天开始，就请老师跟大家介绍一下中医是怎么看病的。中医诊病的方法包括望、闻、问、切四诊。望、闻、问、切实际上是中医4种不同的诊断方法，这4种不同的诊断方法的对象都是一样的，就是被观察者或者叫作患者、病人，主体也是一样的，都是医生。但是四诊采用的手段是不一样的：望诊，是用眼睛去观察；闻诊，就是用耳朵去听，或者用鼻子去嗅；问诊就是询问，用嘴巴去问；切诊就是去触摸按压。这4种诊察方法是按照重要性排序的吗？顺序可以随意调整吗？望诊的"望"和我们生活中的"望"有什么区别呢？

李灿东：这4种诊法的排列是有讲究的，因为望、闻、问、切的顺序是古人长期总结出来的，四诊的含义不一样，所以它们的顺序不要轻易地颠倒。望诊中的望就是看。谁看呢？医生看。用什么看？用眼睛看。看什么？看所有的与健康状态相关的信息，这是和普通的望最根本的区别。望其实就是一种观察，我们常说百闻不如一见，虽然听很重要，但眼见为实，看是最重要的，从某种意义上讲，也是最客观的。比如今天这个人穿了一件红色的衣服，我看是红色的，其他人看也是红色的，这是比较客观的，大家很容易形成共识，当然色盲例外，总体来讲，是可以观察，可以看到的。中医中的望诊内容可以分成两大部分，一部分就是整体望诊，或者称全身望诊，另一部分就是局部望诊。全身望诊可以帮助我们从整体上把握整个人的健康状态；局部望诊可以通过局部了解全身的情况。通常说一叶知秋，看到一片树叶掉下来了，就知道秋天到了，所以从局部也可以了解到全身的情况。我们还是按照这个顺序先来给大家介绍整体望诊或者叫全身望诊。所谓的全身望诊就是通过眼睛去观察对方的全身情况，全身情况包括了四部分：第一个叫神，就是精神的神；第二个叫色，颜色的色；第三个叫形，就是形状的形；第四个叫态，就是形态的态。

> 王淼：神的概念在中医基础理论里学过，有广义的神和狭义的神之分，下面请老师再深入介绍下神的内涵。还有我们说的精、气、神以及形，这几者之间有哪些关系呢？

李灿东：神在中医学有两个基本概念，第一就是指生命。生命是怎么来的？生命是父母给的，是父母的精气结合来的，叫作父精母血，是父母精血的结合就形成了生命。《黄帝内经》中有句话："故生之来谓之精，两精相搏谓之神。"所以精会生神，神是精生的，中国人说精神，精跟神是密切联系在一起的。这个精是父母之精，是生命的原始物质，两个精的结合就形成了神。我们现在知道，是受精卵形成以后在子宫孕育成胎儿，再生出来。但是，以前的认识比较简洁，生命（神）就是父母之精的结合。所以现在讲到的优生优育，从中医来讲是立足于这个精，即肾精。一般来说，肾精比较旺盛者，其孩子身体的先天条件就比较好，比较健康。父母的身体状况会影响到孩子。因此我们说选择一个伴侣要考虑对方的身体状况，或者家族身体的状况，比如是否有遗传病或是其他的问题。在过去，父母的身体状况好不好，整个家族的身体状况好不好，甚至聪明不聪明，对后代都有影响，这都是精的作用。当然反过来说，精会生神，神是生命，因此生命比较旺盛、神比较旺盛的人，他的精也会比较充足。

神的第二个概念是人的精神、意识、思维活动，从现在来说，这可能更多地是指大脑的功能。这个神有时候为了和前一个生命的神区分开来，我们称前者为广义的神，后者为狭义的神。望神的神是广义的神，是对整个生命活动的一种判断。这个人的生命活动好不好，或者说身体好不好，就是望神的主要内容。而狭义的神，现代的知识认为是由大脑来主宰的，但是从中医来说，狭义的神是由心来主宰的，所以认为心藏神。有人就说不对啊，这是大脑的问题。其实，我们可以从中国传统文化的角度来理解这个问题。比如我们常说要小心、要当心、要用心、要专心，这小心、当心、用心、专心讲的是我们的精神意识和思维活动，而不会说你要小脑、你要专脑。这并不是说我们中国人过去不懂解剖知识，这是传统文化产生的影响。不仅仅是中国，在其他一些民族、语言背景下的国家也是如此。比如英语中有句话说"My heart is broken"，我的心碎了，他讲的不是我的心爆炸了，说的是很伤心、很难过，这也是精神、意识、思维活动，这是人类思维发展过程中的一个共性。其实我们祖先也不会说连思维意识和脑的关系都不知道，只是从理论来说他是这么认为的，这是狭义的神。望神，从望的角度，望的是生命活动的外在表现，因为生命活动我们看不到。

我们了解了神以后，接下来就来谈谈这个神是怎么来的，它为什么这么重要，为什么能反映人的生命活动，也就是神的物质基础是什么。我们刚说到的第一个物质基础是什么呢？是精，精是神的物质基础。第二个很重要的就是气。精气神，气是很重要的，气就是生命活动的动力，是推动人体各个脏腑生命活动功能进行的动力，所以，有气才有生命。通常说的"人活一口气"，这个气就是他的动力，所以，中国人把人死了叫作"断气"或者叫"没气了"。在过去没有条件时，我们判断躺在地上的人是否还活着，是用手指去查看他是否还有鼻息，如果有，就说明他还有一口气，就是还活着，当然现在医院可以用一些医疗器械来判断人是否死了，但是一般来说，还是可以这样来检查，所以气在这里就非常重要。如果说得夸张点，人和尸体的区别就在于有没有气，有气的是人，没气的就是肉体，就是尸体了。所以，我们非常注重气。第三个物质基础叫形，形是形体，外在的躯体，有形才能有神。生命得有气、有神，还要有个载体，有肉身，如果没有这个载体，就变成幽灵、鬼魂了；反过来说，如果仅仅有肉体却没有神，它就变成一个躯壳，就是一个尸体。所以，形和神要合一，这对健康非常重要。人不仅仅是一个躯体，他还有生命活动。我们现在很多人看待健康时主要关注的就是他躯体的问题，比如做些检查，发现这里长个东西，那里什么变化，实际上除了身体之外，人的健康还有个很重要的内容就是他的生命活动。

所以，世界卫生组织就提出人的健康不只是生物体的健康，它还应该是生物和心理的健康，是生物-心理模式。后来又发现，单纯的生物、心理还不够，还要和社会的适应能力结合起来，也包括他的道德水准，这个道德可以简单理解为人文道德的概念，它包括对生命、健康的认识水平，后来又发现它和环境之间的关系。所以我现在讲的健康概念，就是生理、心理、社会、环境这四维的模式。我们祖先很早就认识到人的生命健康最主要的就是要"阴阳自和"，就是阴阳有自我维持平衡的能力。阴阳平衡是一种动态的平衡，是一种自我维持平衡的能力，千万不能把它理解成阴阳平等，两个一模一样多。中医画的太极图，都是弯的，而不是切成两半。如果阴阳完全相等，静止不变，这并不是健康，而是意味着生命停止了。第二，在阴阳自和以后，还体现形神合一，形和神要在一起。人和自然要相适应，就叫作天人合一。这些概念其实跟我们今天讲的神是密切相关的。我们简单总结一下，神的基础就是精、气、形，所以当人的精、气都充足，他的形体就健壮，他的生命活动也就旺盛。精充、气足、形健才能神旺。反过来说，如果他精不足了，气不够了，气虚了，形体看上去很疲惫，这样的人我们就说他神也衰了。所以，看神就从这几方面去看。我们形容一个人精气神很好，他是在这几方面都表现出非常旺盛。反过来说这个人精神不足，这个人没有精气神，那就说明生命状态不好。比如我们看到一个人，感觉他的身体很好；有时候看见一个人，感觉他身体不好，甚至觉得他是不是生病了，为什么会有这种感觉呢？因为他表现出来的外在的东西让你感觉到生命活动的状态。

> 俞洁：望神对于判断一个人的健康状态是非常重要的，在望神过程中应当具体观察哪些内容呢？虽然我们在日常生活中经常接触得到，但是对大家来说可能还比较陌生。比如说眼睛，有人眼睛大，有人眼睛小，有的戴眼镜，有的没戴眼镜，重点应该看哪些呢？

李灿东：望神的重点，第一个是眼睛，是目光或者两目，因为眼睛很重要。人们经常说，眼睛是心灵的窗户，眼神非常重要，因为一个人有神无神可以通过眼睛判断出来。中医认为，眼睛是五脏六腑精气所聚集的地方，就是我们人体脏腑的精气聚集在眼睛，通过眼睛反映出来。眼睛因为有血的营养才能看得见，反过来说，血是五脏六腑功能的一个集中的体现。五脏六腑的功能都通过眼睛体现出来，所以从某种意义上来说，看眼睛大致上就可以了解一个人的精神状态。

他的神很好，生命活动就很好，脏腑气血功能都正常，人就健康。眼睛看什么？怎么看呢？我们对眼神的判断也是一个综合的过程，不能说眼睛很大，就一定是有神，有的人眼睛不大，但是给人感觉很有神。眼睛灵活是不是就是有神？当然眼睛灵活是有神的，但是如果眼神飘来飘去，眼神不定也不正常，就不算有神。我们看照片说这个人很有神，尽管照片上的眼睛它没动呀，但可以看出来他有神。所以说，对神的判断实际上是一个综合的结果。可以是一个感觉，而且每一个人的判断还不太一样。当然，好的眼神除了眼睛转动灵活之外，还要求含蓄、明亮。如果眼神外露，这也是不正常的。含蓄是我们人体精气内含的一种表现，如果精气外露，比如人生命垂危的时候，临终前的眼神都是外露的，这是精气外散的一种表现。所以望神，第一个就看眼睛。

望神的第二个重点就是表情，或者叫作神情。因为表情是人内在的心理活动的一种表现，中医认为这是心的一些功能，所以说心其华在面。这种外在的表现经常表现在面部，表情跟人的心理状态有很大的关系。正常人的表情应该是丰富自然的，表情太过丰富，那不对，但是太过呆板，也不对，所以应该是既丰富又自然。这是心的功能正常的一个表现。前面我们谈到神有狭义的神，是心的功能，心的功能好坏也可以根据表情好坏判断出来。中医认为，心是五脏六腑的中心，是最大的，就像皇帝一样。所以心的功能好不好直接影响到其他的脏腑，其他脏腑有问题也可以通过心表现出来。所以我们望神的第二个重点就是望表情，神情自然不自然。

第三个望神的重点是气色。气色也是健康状态的一个很重要的表现。当然现在化妆技术越来越发达，本来很多人脸色不好的，通过化妆也会变好。现在讲的气色是在自然光下、自然状态下的面色。面色也是生命活动过程中外在的一个很重要的表现，中医看面色除了看颜色以外，还特别注重的是光泽，就是光泽亮不亮。这个人面色很明亮，就是一个正常的现象，如果面色不够明亮，很晦暗、暗淡就是不正常的。

第四个是体态。形容一个人身体很好，我们会说身材魁梧，形体矫健。有时我们描述一个人还会说大腹便便，或者瘦骨嶙峋、皮包骨头等。不管说大腹便便还是浑身堆满肥肉，或者说骨瘦如柴，这些肯定不是健康的表现。刚刚我们也讲到了神的一个很重要的物质基础就是形，所以形很重要，形就是从表到里，由皮、肉、筋、骨、脉组成的。在中医来讲，肺主皮毛，脾主肌肉、四肢，肝主筋，肾主骨，心主血脉。人的外形实际上是五脏功能的一种载体，所以通过望形我们可以知道神的状态。除了望形体以外，还要望动态，正常的人应该是身手比较矫健，反应比较灵敏，动作比较协调，这是健康的表现。如果一个人处于被动的体位，比如说人生病的时候躺在床上，翻身都不能自己翻，需要医生或者家人帮助，这就说明他的整个身体状况不好，所以形体也是我们望神的一个重点。

望神的重点包括四方面：一是眼睛，就是两目；二是神情，或者叫表情；三是气色；四是体态。实际上除了这些之外，神还有其他一些表现，比如说呼吸、语言、舌、脉、饮食、睡眠、大小便等等，这些都跟生命活动有很大的关系。比如有些人说话声音非常洪亮、有力，说明他状态不错；有些人讲话声音低微，有气无力，断断续续，说明他身体不好；这个人能吃饭，说明他脾胃功能好，胃气好，生命活动有保障；如果这个人吃不下饭，肯定是有问题。这些内容对生命来讲很重要，为什么我说的望神的四个重点里面没有这些呢？因为我们讲的是望神，是通过观察，通过看来得知神的情况，而气息，我们肯定是通过闻诊才能获得；饮食、睡眠、大小便情况是通过问诊了解。所以我们要理解神的表现很多，不仅仅是这四方面。另外，望神不是一个孤立的内容，它是对整体的一个判断，所以要望很多东西才能对健康状态做出一个比较准确的判断。以上是我跟大家介绍的望神的重点。

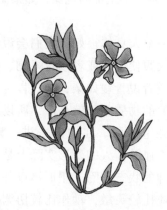

第七讲
神 之 得 失

王洋：根据望神的重点，神的判断大致上可以把它们分成四种情况：第一种叫作得神；第二种叫作少神；第三种叫作失神；第四种叫作假神。得神就是有神，就是指精充气足、形健神旺，精气神形这四方面都好，可以简单概括为一个字——好，或者两个字——很好。刚刚谈到的目光很好，神情很好，气色很好，体态很好，这就叫有神。用老百姓的话来说，是不是可以理解为各个器官都正常运转，人也很精神，保持着一种比较好的状态，就说明很有神？

李灿东：那肯定是这样。目光好就是指目光明亮，炯炯有神，但要含蓄。如果眼睛直勾勾的，或者目露凶光，这就不是一种正常的表现。很多词都可以形容好的目光，目光明亮、聪慧的眼睛等都可以描述。为了便于记忆，我就告诉大家两个字：很好！第二个就是神情很好，表情丰富自然，与周围很和谐，这就很好。例如，和一个人交流时，他的整个反应显得很自然、和谐，他的心态、精神状态等外在表现，反映的是一种良好的状态。气色就是人的面色，应当是荣润有光泽。因为中国人是黄种人，皮肤是黄色的，但是有红从里面透出来，叫作红黄隐隐，明润含蓄。脸色不能像化妆品涂上去一样，应该是从内向外自然透发出来的，这才是一个健康的标志。同样的道理，体态应该是敏捷矫健，反应灵敏，动作也很协调，这些都可以用两个字"很好"来概括，这就是得神的表现。除了这些之外还有一些其他的症状，像食欲正常，胃口好，广告里经常说"胃口好，吃嘛嘛香，身体倍儿棒"。睡眠正常，大小便正常，这些都是得神、有神的基本表现。更重要的是我们了解了什么叫作有神或得神之后，还要知道有神和得神说明什么。首先日常生活中见到的大部分人，包括有些小毛病去医院看病的患者，其实都是得神的。得神的第一个意义就是见于正常人，如果是患者得神，就说明他的病是初期，是轻病，容易治好，所以预后比较好。比如睡觉起来，衣服没穿好不小心感冒了，喷嚏、流鼻涕，虽然感冒了，但还是一个轻病、初病，还是得神的。有时候哪怕症状十分明显，比如有人说，我肚子痛得好厉害，但只要是得神的，一般这个病相对而言还是比较轻的，所以并非患者大喊大叫，病就特别重。我来讲个故事。30 年前，我在泉州实习，泉州那个时候没有多少公交车，都用三轮车。有一天中午已经下班了，我还没离开医院，有个三轮车拖了一个患者来，非常急，那个患者就在车上大喊："医生呐，我快死啦，你快救我。"我过去后，觉得患者很紧张，一直喊，手抓得紧紧的，为了让患者放松点，我跟他开玩笑："如果快死了就不会叫这么大声了。"那个人就笑了起来，马上就放松了很多。这是什么意思呢？就是有些人看上去好像病很急的样子，但是只要是得神，相对来说病还是比较轻的。这在养生康复上有重要的意义，但却是恰恰经常被我们忽略的。为什么呢？因为得神说明人的脏腑功能正常，气血比较旺盛，它没有受到很大的损伤，所以这种情况预后比较好。我们现在有很多人动不动认为自己哪里不舒服，就是肾虚、脾虚等，例如，认为腰酸就是肾虚，其实只要是脏腑功能正常，气血没有大伤，就说明虚得不明显，虚不是主要问题。所以望诊为什么这么重要，一个好的医生，他通过简单地和患者短暂接触之后，就可以对患者的状态做出一个比较客观的判断。我们现在有很多人虽然学了中医，也了解了什么叫作得神，但是在临床没有用上，患者说什么就是什么，医生缺乏应有的思维和判断能力，这是一种遗憾。我也希望大家既然明白了什么是得神，知道自己是一种得神的情况，就不要动不动给自己套上这里虚、那里虚的帽子，更何况中医讲的虚都有个形成过程，比如说长期生病、慢性病、久病、年老、体弱等，那才可能有虚证。小伙子或者三四十岁的青壮年，身体正在生长旺盛的时候，一般都是得神的，没有那么多虚证，我也不主张随便去吃补药，这是一个问题。

中医讲望诊，非常强调以神会神，就是用医生的神去会患者的神。从某个角度来讲就是说通过一个短暂的接触，例如眼睛与目光的接触能够对患者的健康状态做出一个初步的判断。不管是在看病的过程中还是日常生活中，这种短暂的接触、观察其实是最可靠的，所以叫一会即觉。这个人身体不错，就是一种感觉，而不是说这种观察、接触都不要，患者说啥就是啥，那离中医就比较远了。

王洋：老师，您刚才介绍了得神，得神是身体健康或者是病情轻浅的表现，而失神就是无神或者叫没神，跟得神是相反的，临床上应该病情很严重才会见到失神吧？

李灿东：是的，所以失神，用两个字概括就是——不好，用三个字概括就是——很不好。是什么不好呢？是目光不好、神情不好、气色不好、体态不好。目光好，表现在目光明亮、含蓄，反过来说，不好就是目光晦暗或者呆滞，瞳孔呆滞或者暴露。有的人在病危的时候或者在临终前，眼睛是直勾勾的，就是目光呆滞或者目光外露，这都不是正常的表现。有时候形容瞳孔呆滞，西医有一种方法，在电影或者电视中有见到，就是医生在检查一个人生命征象的时候，会拿一个手电筒，照一下眼睛，看瞳孔是不是等大、等圆，即两边是不是一样大，大脑有问题的人瞳孔就不一样大，还有瞳孔是圆的，它不能不规则，所以叫等大、等圆。另外要看对光反射是否存在，就是光线照过去，瞳孔对光线有反应，你照一边的时候，另一边也一起变小，这是正常的。如果对光反射消失了，就说明生命体征出现了问题。中医其实也是一样的道理，瞳孔呆滞，不会动，这是病情比较严重的情况，这是第一方面。第二方面就是表情，病重的人面部没什么表情，有的表情比较呆板，就像戴着面具一样，没有表情。当然，没有表情只是失神的表现之一，还要结合其他情况来判断。患者的病情比较重的时候，他的目光或者神情是比较呆滞的，所以我们在电影里面看到，那些到了生命后期的患者，就是没有什么表情了。第三方面就是气色，失神的面色表现为晦暗枯槁，正常人面色是有光泽的，是明亮的，反过来说，面色晦暗就是失神的表现。第四方面从体态来说，一般处于被动体位，你想象一下，一个人如果疾病到了后期很严重的时候，卧床不起，不能动了，就是一种失神的状态。但是，临床上像强直性脊柱炎或者佝偻病患者不一定都是表现为失神状态，他们只是活动受到限制，肌肉和关节畸形或者疼痛，表现为特殊的一种病理体态，但不一定是失神的表现。这里讲的失神，是卧床不起，不能自主地运动，需要别人搬动，甚至一直都不能动，这种状态才是失神的表现。

在失神的过程中，经常出现两个动作，第一个叫撮空理线，指患者在病情危重时，有时候会不自主地把两个手伸向空中，好像在理线一样，像拉线一样，手会抓空。因为这个时候患者是躺着的，他不能站着或者坐着，就躺着或者靠在那里，好像要抓什么东西，这叫撮空理线，它是一种不自主的动作。出现这种情况，病情比较严重，这是一种失神的表现。第二个叫循衣摸床，循着衣角或床沿抓什么，这种征象也是失神的表现。所以失神一般来说，见于重病、久病、病情比较危重的患者。我们日常生活中一般见到的人都没有失神，不能看到一个人感冒，发高热，就说是失神。一般是久病、重病、病情比较严重的时候，才能叫作失神。有些同学在刚刚学完中诊的时候以为正常人就叫得神，只要是患者就叫失神，这种理解是不对的。失神是因为精亏，是形羸神衰的一种表现，就是精气神都没了，这种情况下一般来说，反映了整个人的预后不好。很多人出现这个情况，身体就是在走下坡路，很快就去世了，这就是没神或者叫失神。为什么会出现这种情况？是因为脏腑功能衰竭，气血严重损伤，这种情况多见于久病、重病患者；也有一些很突然的疾病，比如说突然受到外伤，或急性病，发生得非常迅速，患者可能突然就不行了。虽然说失神多见于慢性病，但不能简单地以时间判断，你说多久才会失神？不是这个意思，这是一种状态，往往发生在慢性病或者久病的人，对一部分人来说，可能在短时间内发展到严重状态。

> 朱龙：老师，刚才您讲了得神和失神，还没有讲到少神，其实少神的这个"少"就是不足，所以也可以叫神气不足，是介于得神和失神之间的一种状态，没有失神那么糟，也没有得神那么好。得神，您用两个字概括，叫很好，失神您概括为很不好。那么少神是不是可以叫作不很好或者不太好？这样大家就可以把它们区分开来。它达不到最好状态，又没有达到很差状态，就是中等状态，这跟老百姓说的亚健康状态是一回事吗？

李灿东：亚健康是一种第三状态，就是介于正常和疾病之间的第三状态，少神是介于得神和失神的第三种状态。这个状态就表现在目光、神情、气色、体态稍微差一些，说明脏腑功能受到影响，气血受到损伤，这种情况一般提示一种疾病的状态。所以我们就知道了，有一些人虽然生病了，但又不是很严重的时候，就叫神气不足或者叫少神。比如一个人发热，满脸通红，很累，不爱动，躺着，或者喘着粗气，这是少神的表现；或咳嗽很厉害，连续两三个晚上都睡不着觉，现在觉得很疲惫，没有什么精神，这也是少神的表现。所以现在临床上看到的很多患者，以及生活中的某些身体不太好的人，就属于少神或者叫神气不足，所以不要轻易给他戴上失神的帽子，他是少神。

前面讲了三种神的表现以后，再来谈谈第四种，叫作假神。什么是假神呢？实际上很容易判断。假神就是在疾病危重的时候，患者会出现一些突然间或者暂时好转的假象，这种就叫假神。换句话说，病情在比较危重的时候往往是一种失神的状态，失神状态突然出现好转，或者"有神"了，这就叫假神，就是大家说的回光返照，或者叫残灯复明。什么叫回光返照？原本是说太阳即将下山的时候，在远处的地平线上，感觉天边突然亮一下，然后很快太阳就下去了，这是云层对太阳余晖的一种折射，叫回光返照。还有一个名词叫残灯复明，什么叫残灯复明？过去我们点灯是用煤油灯，在更早还没有煤油灯的时候，就用灯心草，沾点油，在那里点着，就像我们看的古装电影里用一个浅浅的盘子装一些油，灯心草放边上。油快烧光时，会突然亮一下，"啪"一声，其实就是把灯心草给烧完，那"亮一下"就叫残灯复明。其实现在也有类似现象，就是电灯泡在快灭掉时，突然亮一下。这是在动用最后的物质基础做垂死挣扎，亮一下就没了。生命也是这样，到了动用最后的精力，挣扎一下，这个神就没了，所以它是一个临终前的征兆。基本上出现这种情况，一般提示着要到临终了。当然不是所有的临终前的患者都一定有回光返照，但只要出现回光返照就说明生命已经到了终点。

那怎么知道是假神呢？其实我们可以用刚才的那个说法，本来很不好，突然变好。按理说从"很不好"到"好"是要有一个渐变的过程。但是假神没有这个过程，比如说，本来有的患者目光呆滞，或者闭着眼睛，好几天眼睛都没睁开过，突然睁开眼睛，眼光发亮，这一般是回光返照的表现；有些人整个面色都是晦暗的，没有什么光泽，突然间变得红起来，好像化过妆一样；或者有些人昏迷了好几天，突然醒过来，想见亲人，这个大家在生活中可能也遇到过，有些人在临终前突然想到还有什么事情没交代。过去华侨重病后在海外的家里突然想见很多年没见面的亲人了，这些都是临终前的表现，这就叫假神，是脏腑功能衰竭、阴阳即将离决出现的一种特殊的征象。这种征象在临床上其实是比较常见的。我给大家举两个例子。第一个例子，我一个邻居的弟弟，当年只有 19 岁，发现全身水肿，后来诊断为肾炎，但是治疗不是非常及时，所以很快变成肾功能衰竭、尿毒症，到医院住院。在当时条件下治疗肾功能衰竭、尿毒症是比较困难的，没有什么很好的办法，患者自己也知道。有一天，他姐姐遇到我，对我说她弟弟这两天好了很多，脸色比较好看，食欲比较好，她虽然没用"突然间"这个词，但是我判断是突然转变的，情况不妙。我告诉她这可能会比较麻烦，这是一种回光返照的表现，可能要准备后事了。她听了以后很不高兴，说我乌鸦嘴，她弟弟明明好了很多，却说要准备后事，很不高兴。这种心情我也理解，也没再说什么。第二天，她遇到我，和我说她弟弟今天也很好，我听了就知道不太好，就提醒她真的要小心。她听我这么说更不高兴了，连理都不理我就走了。第三天，她弟弟就去世了，所以虽然我刚刚讲"突然间变好"，这个"突然间"实际也需要一个过程，不要理解为几分钟或几秒钟。过去看电影，如果某人中枪了，摇一摇醒了，还能交代有什么事情没办，那种是很短时间的回光返照；对很多人而言，特别是慢性病患者，回光返照也有一个过程。第二个例子，很多患者在住院的时候，往往疾病到了后期，病情很严重，家人也明白患者很危险，这时候患者出现回光返照的现象，医生如果不懂，还跟患者家属说，今天患者好了很多，比较平稳了，你好几天都没回家，可以回去休息一下。结果家属回家后，没过一会儿，医院就打电话过来说，患者快不行了，家属赶回去，连最后一面都没有见到。这时候患者家属会有意见，因为患者可能活不了多久，医生对病情判断不准确，还让家属先回家，害得家属连患者最后一面都没见到。所以在日常生活中，如果大家碰到这样病情突然间好转的情况，要特别小心。生命本身是一个过程，这个过程是每个人都要面对的，其实正确面对健康和疾病，也是我们文明进步的一个很重要的表现。

> 闵莉：老师前面讲到的几种神的分类，多是从广义的神去理解的。如果从狭义的概念出发，神同样也分为几种情况，我们把这部分内容叫作神志异常。这不是人的生命活动的一种变化，而是人的精神意识思维活动的异常，这些也是我们望神的范围，跟前面的得神、失神、假神是不一样的，临床上常见的精神系统的疾病如抑郁症、老年痴呆等都属于这个范围，您能具体和我们说说吗？

李灿东：我们先来讲一个"癫"病。中医讲的癫和西医的癫病是不一样的。中医讲的"癫"是人的表情比较淡漠，或者没有表情，喜欢独处一室，或者出现痴呆表现，或者喜欢一个人喃喃自语，见人即止，不太愿意跟他人交流。比如一些老人家，老觉得有人在骂他，所以喜欢一个人唠唠叨叨的，见到人又马上停止，类似这样的情况就叫作癫。第二种叫痫，和西医的癫痫差不多，患者会突然昏倒，四肢抽搐，两目上视，翻白眼，口吐白沫，口中会发出猪叫或羊叫的声音，或者像打呼噜的声音，这种情况就叫作痫，也就是老百姓说的羊癫疯。中医认为抽搐或动摇不定的情况是由"风"引起的，这和西医讲的癫痫比较相近，就是大脑皮质异常放电，正常的时候没有表现出来，检查是没有太多异常的，发作的时候脑电图才能捕捉到大脑皮质的异常放电。还有一种是不典型发作，没有明显的突然昏倒、两目上视、叫声等，就是人突然一阵头晕，这种情况容易被忽略。它和中风不一样，中风是突然昏倒，醒来后头是歪的。如果驾驶员开车突然发作，或者煮饭煮了一锅突然发作，很容易烫伤，比较危险；如果在一些危险的地方发作，比如说海边、水边，就可能会有生命危险。因此最好从源头上避免，从健康角度来讲，既然是一种潜在的问题，我们要注意回避风险。第三个叫狂，狂是一种病态，是一种特殊的病，相当于我们现在说的狂躁型精神病、精神分裂症，表现为精神意识错乱，会打人，毁东西，登高而歌，躁动，没办法安静下来。

从中医来说，这三种情况影响的都是狭义的神，人的精神意识思维活动异常。它们的主要问题在心，跟心有比较密切的关系，心藏神；病性一般跟痰有关系。中医的痰比较复杂，包括有形的痰和无形的痰。这里是无形之痰，痰迷心窍，或者痰火扰心，有时候讲鬼迷心窍，就是心的功能受到影响。有形之痰影响的是肺，无形之痰可以影响各个脏腑，看起来比较复杂。如果是痰火，会躁动，火是向上的，会动；如果有痰而没有火，它不会躁动。癫、痫，没有火，不会动；而狂有火，会动，会打人，是不一样的。所以癫和痫，不会打人毁物，叫文痴；狂会打人毁物，叫武痴。中医讲的癫、痫、狂概念不同，不能混在一起。

还有一个经常听到的名词，就是抑郁症，表现为焦虑、抑郁等。抑郁症和精神分裂症不同，一般来说，中药治疗抑郁症，从临床来看，效果还是不错的，而精神分裂可能需要较长的治疗时间。精神压力大这些问题跟五脏有关系，特别跟肝有比较密切的关系。有些人会问，我到底是焦虑呢，还是抑郁？其实很简单，焦虑就是老是想事情，很着急，好像有什么事情放不下。抑郁症一般来说是什么都不想，对生活没兴趣。针对这种焦虑症、抑郁症，我给大家介绍一个最常用的方，就是张仲景的甘麦大枣汤，其实方很简单，只有三味药，甘草 5g 左右，小麦 30g 左右，大枣 6 枚到 10 枚，熬汤喝，没什么不良反应，味道也很甜，每天泡一次，有很好的效果，哪怕就是没有病的人，要是感觉最近精神不好，大家也可以喝一点甘麦大枣汤。精神状态不好的、比较容易发脾气的，快高考的小孩，都可以服用试试看，效果是挺好的。这三味药，其实可以当饭吃。望神是望诊中最重要的，所以说中医是对人体整个健康状态的一种判断。

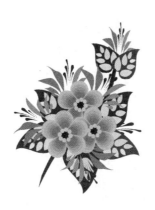

第八讲
正 常 面 色

　　林雪娟：望色就是观察人体皮肤色泽变化以诊察病情的方法。中医讲的望色，其实是望色泽，色是颜色，即色调变化；泽是光泽，即明亮度。颜色固然重要，但更重要的是光泽，因为色是血的反映，而光泽是气的反映，光泽是指明润度的变化。在临床诊疗过程中，望色的重点往往是面部皮肤的色泽，这是为什么呢？

　　李灿东：因为面部血液运行最丰富。心在五脏中是最重要的，心主血脉，其华在面，所以五脏的功能情况可以通过面色反映出来。当然，身上其他部位的颜色，也可以参照望面色内容进行判断。通常情况下，一个人的面部是暴露在外面的，身体的其他部位是遮着的，如果有特殊需要观察的部位，会掀起衣服看一下，但一般来说，看病也没有必要脱光衣服来看，所以望面色比较方便。总之，中医看病非常注重光泽。要有气推动血，才能有光泽。举个简单的例子，在《三国演义》里面，关羽脸是红的，张飞脸是黑的，刘备脸是白的，当然我们也没见过，是书上写的。这三人，脸色是不一样的，但是身体都很好。为什么呢？这三人都是武将出身，在虎牢前，还可以三英战吕布，所以三人身体都不错。再比如说，秦琼是黄脸大汉，但身体也很好。因此我们看面色，不光看颜色，还要看光泽。现在女生化妆，要化得有光泽，这水平才叫高。但是看病的时候，不主张化妆后去看病。

　　中医认为"色为血之华"，"泽为气之华"，气可以从面色表现出来。正常人的面色包括两方面：第一为主色，第二为客色。所谓正常人的面色，由于地区、家庭、个人等多种因素的影响，因此每个人的面色有个体的差异，为主色，终身不变。例如张飞的脸是黑的，关羽的脸是红的，都是天生的，为主色，不管什么时候他们颜色都不会改变，这就叫作主色。比如中国的民族——汉族，大部分人是黄种人，皮肤的颜色是黄的，而黑人大部分肤色是黑的，所以不能说黄的、黑的就是不正常。地区、民族、家庭、遗传等都会导致肤色不一样，这是为主的肤色，是终身不变的。也许会有一些变化，但基本的颜色不会改变。

　　第二个概念就是客色。主色是主人，客色就是临时的。晒太阳变黑就是客色，面色随着环境、季节、饮食习惯、气候等会随之发生相应的变化，这种变化是人对自然环境的一个适应的过程。同样一个人在冬天可能是白一点，夏天可能黑一点，在山区住的时候可能白一点，在海边住的时候可能黑一点，这些都随着环境的变化会有一些相应的变化，这就是客色。所以一个人正常的面色是由这两部分组成的。

> 梁文娜：什么是正常的面色呢？就是在健康状态下的面色。因为有主色，有客色，所以正常面色没有一个统一的标准，但有一个基本的标准，老师刚才一直在反复强调，那就是光泽最重要。

　　李灿东：是的，不管是什么颜色，正常的面色最重要的是光泽。我国汉族人是黄种人，所以正常面色是"红黄隐隐，明润含蓄"，或者叫作"隐约微黄，明润含蓄"。隐约微黄，指的是有一些黄，如果太黄了就是黄疸。那什么是红呢？红是血的颜色，黄是我们的本色，明润就是有光泽，含蓄就是红从里透外的血的颜色，而不是那种胭脂色，这就是一个正常人的面色。老人和小孩的脸不太一样，随着年龄的增长，脸上留下岁月的痕迹，老人的脸比较苍老，颜色较深，而小孩比较嫩，比较细。不同的职业也会有区别，从事户外劳动者和室内劳动者的肤色不一样。不同的情绪下，肤色也会产生相应的变化，生气、激动的时候，脸会红；害怕、被吓到的时候，就会变白或变青；有一些人在饮酒、吃辣椒时脸会变红，这些都是影响因素。只要抓住基本的特征，都属于正常人。看病的时候，我们要把握大的原则。我觉得，作为一个普通的老百姓，学会观察很重要，不要过多依赖于医生，医生也有局限性，并不能真正地完全了解你。有一句话说"最好的医生是自己"，每天早上起来对着镜子，或家里人相互观察一下，挺好的。这些是正常的面色，与其相对的是不正常的面色，就是病色。在理论上说，除了正常的，就是不正常的面色。到底什么是病理的面色呢？只要是晦暗的、暴露的，就是病色，暴露就是指不含蓄的，像涂上去的。

> 王淼：老师刚才好几处都提到含蓄，这个含蓄到底应该怎么理解呢？

　　李灿东：可以从以下几方面理解：第一，中医强调中庸，认为任何事物都是介于两者之间，太过或不及都是不正常的。第二就是内外的统一和谐，外面的现象是里面表达出来的。含蓄是脏腑功能的一个反映，形神不统一就会出问题，我们中医为什么一直强调含蓄、中和，道理就在这里。含蓄的红像白色的丝绸包着红色的朱砂一样，看上去有点像是从里向外透露出来的红。含蓄的黄是如罗裹雄黄，罗是一种薄布，雄黄是金黄色的，大家可能见过，过去民间在端午节的时候，用雄黄涂小孩的鼻子、脸、耳朵等。有光泽的表现，比如白要像鹅羽，要亮，不宜如盐，不能像粗盐，现在的盐较白，过去的粗盐是有些涩涩的、黑黑的，这就是形容颜色有光泽与否的情况。

第九讲
五色诊之青色、赤色、黄色

吴长汶：我们在临床上大致可以把病色归为五类，中医叫"五色诊"。五色诊是什么？人的颜色大致上分为五大类，这五大类在临床上都有实际的意义。除了面色外，身上其他部位的皮肤颜色出现了异常，也可以按照这五种颜色来区分，所以五色诊是望诊的重要内容之一。老师可以详细为大家解说一下吗？

李灿东：首先，我们来介绍青色，它介于蓝色和绿色之间。什么颜色叫青呢？就是我们手上青筋的颜色。大家注意观察，有的人在面部的鼻头、额头有一些青的颜色，有的人比较明显，有的人不明显。青色的临床主病，第一是肝胆病经常见青色。肝胆在五行中属木，木就是地上的草、树木，青色是基本的颜色，与黄疸病的黄有区别。第二是寒证的时候可以见到青色。冬天的时候，有时脸会发青，手有的时候会是紫的、红的，或是青的，为什么呢？因为寒性凝固，寒凝经脉，血管收缩，经过的血变少，从而出现青色。第三就是疼痛的时候可以见到青色。有时候肚子痛得脸都青了；月经来的时候，痛经，脸色也会发青；冬天的时候，手冻僵了会痛，会出现青色。还有一个就是瘀血，血瘀的时候会出现青色，像身体哪里磕了碰了就会发青。解剖的血管图中，红色的是动脉，蓝色的是静脉，静脉血液循环较慢，表现的是青色。除此之外，小孩子受惊了，也会出现青色，与肝风有关系。有时候看到发高热的小孩子，在眉心、鼻子周围、口唇周围出现青色，要考虑小孩子可能会惊风，抽筋。现在很多小孩子出现惊风都会寻求中医的治疗，比如八宝惊风散、保元丹等，治疗小儿惊风都有很好的效果。

接下来，我给大家介绍一下赤色。所谓赤色，就是红色，这个红色不要理解成红漆、红旗、红纸那样的颜色，而是有点类似天气热的时候的满面通红，或者类似于我们用一只手去拍另一只手的手背，然后手背红起来的那个颜色。当然有的程度可能更明显一点，有的可能程度轻一点，淡淡的那种红色。不管什么颜色，都要认真仔细地去观察，有时候不知不觉信息就从我们眼前溜过去了。有时候看到一个人好像很热，满脸通红，或者喝完酒以后的脸红，这就是我们讲的红色。为什么会出现红色？简单地理解就是血多了，因为面部是血管最丰富的地方，心主血脉，其华在面，心对血液的运行、推动作用，很重要的一点就是表现在面部，面就是心的外华。血一多，就表现为红色，但红色不一定就说明我们身体里血液比较多。其实可以理解为单位时间内通过面部的血量多了就表现为红色，也可以认为血的运行速度加快了，就会出现红色，慢了可能就出现青色或者是蓝色，颜色比较暗，比如去泡温泉的时候，经常就是全身都红了。所以红色在临床上经常提示有热证，热会使血液沸腾，就像用锅在烧水，火大了水就会很快地沸腾。血的沸腾就会表现为面部血液充盈而呈现红色，所以中医学中红色是主热证。热证中有一种叫作实热证，就是发高热的人经常出现满面通红，伴有口渴、爱喝冷水，或者舌头比较红，或者便秘、脉搏很快等。这种情况在小孩子更为常见，因为小孩子容易发高热，一下子就满面通红，用手摸一下额头，发现很烫，这就是热证的表现。当然我们结合刚才讲的小孩子如果满面通红，眉毛间或者鼻子两边发青，那就可能是惊风，要注意这个问题。第二种就是虚热，也会出现面红。在中医来讲，为什么会出现虚热，就是阴虚，阴阳是动态平衡的，阴虚就会生虚热。虚热表现为两颧发红，而且是中午过后脸颊红了，同时人会觉得很烦，手心、脚心很烫，加上心口很热，叫五心烦热；有的人会出现盗汗，就是晚上睡着的时候出汗，醒来的时候就没汗了，脉比较细、比较快，这种就是阴虚的表现。中医有一种病叫肺痨病，就是肺结核病，像林黛玉所得的肺痨病就属于肺阴虚，所以她经常在午后两个颧部出现红色，这就是虚热证的一种表现。除了这个以外，还有一些患者的病情发展到疾病后期很严重的时候，突然间会出现两个面颊红红的，像化了妆一样，叫颧红如妆，这是临终前的一个征兆，叫作戴阳证，就是阴盛格阳于外。前面讲到的假神中，本来患者面色苍白，突然间颧部出现两块红红的，像化了妆一样，这就是戴阳证。阴盛格阳于外，说明疾病到了比较危重的阶段，这时候要特别小心，比如说家里有老人生病已经很久了，情况一直不好，突然间出现两个颧部比较红的时候要特别小心。阴盛格阳于外是指本来阴阳是互相平衡，互相紧密结合在一起，两个是互相依托的，没有阴就没有阳，就像没有热就无所谓冷，当阴阳出现不合作、互相排斥的时候就叫阴阳格拒。开玩笑说，夫妻之间男的一般属阳，女的属阴，待在家里的时候，一方如果过于盛，比如说太太比较凶，她的先生就不敢回家，一直在外面转悠，两个就不和谐，这是阴阳互相格拒的一种表现。阳在外面就是脸红红的，像化了妆一样，就是阴盛格阳，这种情况一般是比较严重的。

除此以外，可能我们在日常生活中还会见到几种情况。第一种情况，有时候一些高血压患者会表现为两个面颊红红的，这是因为肝阳上亢。还有一种情况，就是有一些心脏病的患者，两个颧部红红的，这往往出现在二尖瓣狭窄的患者身上，是其特有的一种面容，西医学把这种面色叫作二尖瓣面容。一个人如果经常胸闷气喘，动一下就喘，口唇比较紫，两个面颊红红的，要考虑他有没有可能是二尖瓣狭窄，当然这要借助仪器检查和医生的判断，不能单凭面红诊断。总之，临床上出现面红，不管是阳亢还是虚热证，都是热的表现。

中医学一个很重要的诊断原则就是除了观察一个征象以外还要结合其他的表现，不能仅仅凭一点征象就做出判断，这样往往会造成判断的错误。当然除了这些以外，有一些特殊的生理情况也会出现面红，如人在激动的时候、兴奋的时候、天气热的时候，或者运动、饮酒以后出现的面红，都不属于病态。如果大家认真地去观察一下就会发现，我们在讲到正常面色的时候，也提到正常面色是红黄隐隐，红色是好像从里面透出来一样，那个红和我们讲到的面红可能程度上是有区别的，我想大家认真去观察，可能就会发现其中的一些奥妙。除此以外，还要结合其他的表现去综合分析，如果只抓住一个简单的现象来判断自己的状况，这样就容易产生一些偏差。

王洋：前面讲到我国汉族人正常的面色就是黄色，黄皮肤就是黄色，而现在我们讲的黄色是一种不正常的黄色。那么怎么区分面色发黄到底是生理性的还是病理性的？关键还是要四诊合参吧？

李灿东：是的，四诊合参很重要。病理性的黄色，并不是说黄得像黄纸那么明显，当然也有一些人会比较明显一些，但总体来说比正常人的面色会更深一些、颜色更黄一些。黄色在临床上经常提示两个问题：第一个问题和脾有关，在五行当中，脾属土，黄色是土色，所以面见黄色提示为脾的颜色，脾虚的人一般面色是黄色的；第二个问题是湿，水湿的形成与脾的功能有非常密切的关系，因为中医认为脾主运化，运化水谷精微，营养全身，也包括运化水湿，当水湿不能运化的时候，湿堵在体内，就表现为黄色。所以黄色主要是主脾虚和湿阻。我们讲这个人湿气很重，有时候就表现为面见黄色，脾虚的黄色特点就是表现为萎黄，像枯萎的叶子颜色，树叶本来是绿色的，枯萎了以后就变成黄的了，黄中间有一点暗，这就叫萎黄。这种黄一般来说是脾胃的病变，像我们现在讲的慢性胃炎、胃溃疡、长期的消化功能不正常，它表现出来往往脸色就是黄的。为什么黄？是因为脾不能运化，水谷精微不能化生气血，所以就表现为黄色。就像树叶得不到营养以后就枯萎了，所以就变黄了。还有一种情况，这个人如果气血不足，气血虚了，他就是黄色，这种黄色可能是淡淡的黄色，甚至黄中间带一点青，叫作苍黄，苍就是青的意思。面色苍黄有时候是因为气血不足引起的。气血虚了，本色就会显得比较明显，脸色看过去是黄色的，甚至是蜡黄蜡黄的。怎么判断是气血不足还是脾虚？要根据患者的表现来判断。比如说：如果患者面色是黄的，同时有胃口不好，吃得很少，食欲不振，再加上肚子胀，或者便溏。所谓便溏，就是大便比较稀，不成形。溏本来是鸭子的大便，叫作鸭溏，鸭子的大便是不成形的，所以我们把大便不成形或者糊状便叫作便溏。就是说患者食少、腹胀、便溏，再加上面色黄，这就是脾虚。如果这个患者表现出没有力气，很疲劳，加上颜色很淡，没有什么血色，这可能是气血虚，所以要结合其他表现来判断。脾虚的患者也容易导致气血虚，他们是经常互相影响的。脾胃虚弱，气血不足，往往就是因为脾胃虚弱以后，气血生化无源，所以才出现脾胃虚弱，气血不足。还有一种情况是黄胖，就是人显得比较胖，脸有一点黄。其实就是水肿，如果你注意一下，在他的脚上按一下，就会出现一个坑，往往是因为湿气太重而形成的黄胖，有的人说自己好像比较重，比较肿，早上起来眼睑很厚，睁不开，很困，这是因为有湿，湿阻，所以脾虚湿盛，或脾虚湿阻的人就出现了黄胖。黄胖是有点肿，但还没有达到水肿病那么严重，只是感觉人有一些虚浮，不是很实。有些人虽然看上去很胖，但是整个人不太结实，很虚浮，脸色黄，这是脾虚湿盛的表现。所以有时候减肥，不要简单地说减肥就少吃点，或者吃泻药，这样有时候会更严重。如果用一些健脾化湿的方法，往往可能会起到比较好的效果。

梁文娜：您刚才谈到了黄色，有萎黄、淡黄、苍黄、黄胖，黄色临床上主要和脾、湿有关系。除了以上的这些黄色，大家可能还经常听到黄疸这个词，比如肝炎或者是胆囊炎的时候出现黄疸，还有新生婴儿出生的时候黄疸未脱。西医认为黄疸跟胆色素异常有关，那中医是怎么认识黄疸的呢？

李灿东：什么叫黄疸？如果从传统的意义上来说，黄疸应该就是患者出现面黄、目黄、尿黄为主要表现的一种病症。当然面色比较黄还不一定能做出黄疸的判断，同时白睛是黄色的，比较均匀的黄色，还有小便是黄的，这才叫黄疸。虽然我讲面色黄，但是大家也都知道皮肤的黄也可以一起考虑，所以往往全身都是黄的。黄疸是什么问题呢？中医把黄疸分成两大类：一类就是黄疸黄得比较鲜明，就像橘子皮的颜色，福州的橘子叫福橘，皮比较红，我们讲的黄是比较青黄的，不是那种红的，黄如橘色，比较鲜明，比较透亮，这种颜色叫阳黄；还有一种黄色，黄得比较暗，像被烟熏过的，烟熏完会有一点点黄黄的，黄中间带一点黑、带一点暗，叫阴黄。阳黄、阴黄都是黄疸。为什么会出现阳黄呢？中医认为是因为湿热熏蒸引起的，就是有湿，因为黄主湿，加上有热，所以它出现的就是黄比较鲜明，比较透亮，这个是阳黄。湿热，一般我们不讲热湿而是讲湿热，也不讲湿寒而讲寒湿，这是我们的习惯。你说讲湿寒行不行，其实也没什么太大的问题，但是我们一般称之为寒湿。寒是属阴的，就像冷天的时候天比较暗，到了热天的时候阳气比较盛，天就比较亮，道理是一样的。寒湿引起的就叫阴黄，所以比较暗。一般来说，一些急性的黄疸疾病，比如急性肝炎、急性胆囊炎、胆结石、胆石症出现的黄疸叫阳黄。如果是慢性的肝胆病，像长期的肝硬化患者，多表现的是阴黄，像肝癌晚期出现的黄疸是阴黄。怎样区分到底是阴黄还是阳黄，这是很重要的。另外一个重要的问题，就是现代医学认为黄疸跟胆红素的代谢障碍有重要关系。血液的生化检查有一个指标叫胆红素，胆红素代谢障碍的时候，胆红素就跑到血液里去，所以就产生了黄疸。从现代医学理解，黄疸和肝胆有密切的关系，因此有很多人就自然而然地认为黄疸就是肝胆病。我给大家举一个很简单的例子，西医有一个病叫甲型黄疸型肝炎，在我国台湾或一些东南亚地区有时候被叫作 A 型肝炎，大陆称之为甲型肝炎。甲型肝炎表现出来的一些症状，像疲劳、厌食油腻、恶心、呕吐，一检查肝功能不正常，肝脏有病理改变，这叫甲型肝炎，是由甲型肝炎病毒引起的。大家可能知道目前抗病毒的西药比较少，或者总体来说对病毒感染，西药效果不太理想，所以很多患者都通过中医中药治疗，像流感，包括前几年的 SARS、艾滋病，这都是病毒引起的。现代医学对病毒感染引起的疾病效果不是很理想，长期以来，在大陆很多这样的患者都接受中医中药的治疗，就包括传染病里的甲型肝炎患者，也常接受中医中药的治疗，效果有的很好，有的不好，为什么呢？就是因为有些医生认为黄疸都是肝胆湿热，所以就用清利肝胆湿热的方法去治疗。有的人确实是肝胆湿热，治疗效果很好，很短的时间内，甚至花很少的钱就能把病治好，住院花很多钱都不一定有效，吃几剂中药症状就改善了。但有些患者不是肝胆湿热，前面我们讲过和黄色关系比较密切的脏腑主要是脾胃，所以不能说西医认为是肝炎，中医也认为是肝的问题。中医和西医对肝的认识是不一样的，很多时候西医讲的肝炎在中医是脾胃湿热引起的。脾胃湿热如果用很多清热解毒的药，太苦寒的药，不仅湿热去不掉，反而伤了脾胃。这样的药吃下去转氨酶越来越高，这就是因为中西医两种理论体系对疾病的认识不一样。如果患者刚开始时出现疲劳、恶心、怕油腻、呕吐，这些都是脾胃的症状，跟肝胆没有太大的关系。但是如果有时候患者出现胁部痛，相当于西医讲的肝区痛，或者肝脏触诊出现触痛，或者口苦，这些就可能跟肝胆有关系，那就是肝胆湿热。有的人没有胁痛口苦，只是觉得很累、很困、很疲劳、厌食、怕油，这些都是脾胃湿热的表现。所以不要简单地把中医和西医套在一起，尤其是在家里听某人说某草药可以治肝炎，就盲目地用这种草药熬汤喝，有的人碰巧有效，但很多情况下是不行的，所以健脾是很重要的。

　　一些肝硬化的患者，在肝硬化失代偿期，有时候用中医中药治疗效果也很好。我曾经有一个台湾的患者，是一个20多岁的小伙子，他因为长期喝酒引起酒精性肝硬化，肝功能很差，失代偿，出现腹水，在台湾的时候准备肝移植，换肝要等肝源，刚好他家里人在福州办厂，所以他就来福州调养。有一天他突然吐血，因为肝硬化以后门静脉高压，导致胃底食管静脉曲张破裂出血，在当地的医院没办法治疗，就送到福州一家大医院抢救，医院采取了一些措施很快就把血止了。他的家长和我认识，把我请去看了一下，当时这个人由于出血导致身体十分虚弱，除了有贫血的表现以外，重要的是他还有肝硬化腹水，肚子很大，状态很差。我当时看完觉得他是阴黄，主要还是脾胃的问题，脾胃阳虚、气滞、水停，还有一点湿热，所以当时我就给他开了一剂中药，吃完以后症状就有所改善。在福州治了4个月左右，他感觉情况很好，检查发现肝功能恢复得很好，半年以后到台湾复查，原来的医院都不相信，因为他的肝功能基本上恢复正常，所以辨证准确很重要。现在已经过去18年了，他的状态还是很好，因为他年轻，所以他恢复得比较好。当然我不是说所有的肝硬化中医都能解决，但是这个患者就是一个典型的案例。不要以为所谓的中医秘方验方大家拿去都可以吃，这显然是和中医的优势相背离的，中医治病要因人、因时、因地制宜。

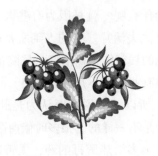

俞洁：女生都喜欢白色，我们说一白遮百丑，那是一种健康的白，白里透红很美。但是病理的白色是什么概念呢？是没有血色的白色吗？

李灿东：白色是指面色和唇色以及舌色等都偏淡白。前面讲到黄色，血少时出现的到底是黄色还是白色呢？这取决于个体的基本色。面色比较黄的人没血色，他的面色就是黄色；面色比较白的人没血色就是白色。什么原因可以导致血少了？无非就是两种情况：一种情况是全身的血都少了，另外一种是局部的血少了。有的人身上的血不少，但是没有供应到面部，所以面部血就少了。心脏血供应不到面部，就出现白色。所以白色从中医来说，一个是寒，一个是虚。寒是什么呢？就是冷，寒的时候血管会凝固收缩，叫作寒凝血脉，收缩以后，血供应到脸部就少了，因为脸部毕竟暴露在外，受到天气寒冷的刺激，血管收缩，血就少了。就像自来水，如果到了夏天用水多的时候，管太细，水压就小，怎么办呢？就要把水管给弄大一点，就会好一点。同样的道理，因为寒凝血脉，血脉收缩，血就变少了。第二种情况就是虚。什么叫虚呢？就是没有血或者血上不来，没有血就是血虚，那为什么上不来呢？因为气虚或者阳虚，血就上不来。我们再认真地分析一下，寒凝经常发生在天气冷的时候，或者这个患者有一些寒象，比如他比较怕冷，我们到冬天的时候脸上可能没什么血色，比较白，就是因为寒凝血脉。另外，寒不会口渴，因为热会损伤津液，水会烧干，所以寒就不会口渴，大便一般比较稀，脉比较慢，这是寒的一些表现。就像冬天的时候大河就结冰了，水流就没有那么急了，道理是一样的，所以这是寒的一些特点。其实这种情况，我们自己也会感觉得到，人在冷的时候一般脸色都没有那么红润，显得比较白，因此，在疾病状态下白色一般提醒我们是寒证。血虚的人除了面色白，眼睑、结膜也是白的，没什么血色。舌头是比较淡的，指甲都是淡淡的，这是血虚的表现。血虚就是血不够了。血虚和西医讲的贫血不太一样，西医讲的贫血有时候可能是血虚，有时候是气虚，或者是气血两虚，后面讲到血虚的时候再和大家交流。血虚是一个问题，第二个问题就是气虚。气虚导致气不够，血泵不上来。自来水二次供水是通过泵把水升高，泵坏了，气不够，这个时候面部的血就少了，阳虚也是一样的道理。那阴虚会不会呢？阴虚一般出现的是面红。我们前面讲过阴虚会生虚热，虚热的时候会出现面红。所以白色主虚证主要是气虚、血虚、阳虚。除了这些之外，还有两种情况：一种叫失血，另一种叫夺气。什么叫失血呢？就是大出血，车祸以后，外伤引起的出血，一些妇科的疾病，比如说像宫外孕破裂以后大出血，也包括我们一些内脏的出血，像胃出血，过去农村放牛的时候小孩子被牛顶了，内脏破裂出血，这些原因引起的大出血，患者整张脸就煞白煞白的。我给大家举个例子，很多年前，我还是一名实习医师，在实习的时候有一个患者和另外一个人打架，打架的时候被刀刺中腹部，并且从另外一侧穿透出来。送到医院的时候，这个患者脸色正常，走路说话也很正常，伤口缝合之后他就要回家。值班医生不敢让他回家，因为刀穿透了他的身体，需要把他送到病房里观察。因为当时的监护设备没有现在这么先进，所以就要持续观察患者的情况。我们作为实习医师就不停地给这个患者量血压，一直没发现异常。但是患者有一个症状就是没小便，当时我们还不知道什么原因。到傍晚的时候，患者整个脸色突然就变了，一下子变得非常白。我们马上请外科会诊，剖腹探查后发现，刀从肾中穿过去，创口被血块堵住了，血流不出来，血块一拿掉鲜血就喷出来了，这就找到原因了。所以从面色可以判断一个人的出血量。有时候外伤以后，外面看似乎没有什么问题，但是有可能出现内出血，所以要注意观察，当面部颜色突然间发生变化就是提示可能是出血。还有一种情况叫夺气，就是气突然间没了，我们有时候突然受惊吓，或者突然间受到什么刺激，脸色煞白，昏厥，这种情况就是夺气；或者是泻药吃得太多了，气随津脱。所以白色整体来看就是有虚证、寒证、失血、夺气这几种情况，大家要注意观察。

下面给大家谈一下黑色。这个黑当然不像黑人的脸那么黑，也不像我们的头发这种黑。那么我们讲的黑色像什么呢？给大家举个例子，像黑眼圈的这种黑就是我们讲的黑色。黑色从中医来说是属阴的，那是说明存在什么问题呢？我们经常见到的是肾虚、水饮、血瘀这三个问题。黑有时候可以理解为暗，打个比方，天黑了，天不是涂上黑色，而是没有光线造成的，所以暗和黑是联系在一起的。

什么情况下会出现这种情况呢？一个是太阳光少的时候，不管是冬天还是夜晚，阳少就会出现暗，太阳一出来就是亮的，就没那么黑了，所以黑色是阴邪比较盛。阴邪比较盛是什么呢？我们叫阴邪弥漫。肾在中医五行中是属水的，水是属阴的，是阴的一种象征。肾是主水的，如果肾不能主水，水就会停在身体里面，所以水饮和肾虚它们两个是经常联系在一起的。水饮和湿之间有很多相似之处，但水和湿还是有一点区别的。日常生活中，水是可以看得见的，是流动的；湿有时候看得见，有时候是看不到的。所以它们之间有区别，也有联系。有水才会湿，所以在中医学中水和湿经常是同一类的。肾虚水饮就会出现黑的一些特点，所以有一些水肿患者，特别是慢性肾炎、肾功能衰竭的人都可能出现面色比较黑、比较暗的情况。通常情况下人的面色比较黑，可能提示肾有问题。血瘀就是血液运行不通畅，身体某个部位碰伤了就会出现青一块紫一块的，过几天就变黑了，就是因为血瘀。所以除了青以外，血瘀也会出现黑色。在临床上，一些肾虚的人会出现黑眼圈，血瘀也会，比如一些女同志痛经血瘀会出现黑眼圈。还有一些睡眠不好的人也会出现黑眼圈，不一定都是肾虚、血瘀。所以黑色在中医来说主要是反映这三方面的问题。

一般来说，黑色除了我们讲的眼睛黑，还可以出现在口唇周围或者额头上，这些主病都是根据面部脏腑分布的不同来综合考虑的。比如这个患者有腰酸、面色黑、水肿，这一般是肾的问题；如果是痛经或其他一些疼痛，晚上痛得比较厉害，这可能是血瘀；如果是睡眠不好，老是恍惚，那可能是睡眠不好引起的，所以也是要综合分析的。

陈淑娇：这里讲的青、赤、黄、白、黑五色是指疾病情况下的五种病色，不是正常的颜色。这五大类实际上不是单一的颜色，而是几种不同的颜色夹杂在一起。比如一个人面部颜色可能比较青，但是眼眶周围比较黑，或者脸色比较黄，眉间、鼻柱或者口唇周围比较青。我们如何综合分析判断呢？

李灿东：第一点，在判断的时候，一要注意观察颜色的变化，同时要把这些观察到的结果综合起来分析。举个例子，我们讲到黄色可能是脾虚，但是有些人面部黄色，鼻柱中间或眉毛中间或口周是青的，青是肝胆病，所以这个患者既有脾虚又有肝胆病，这在小孩子比较常见，它可能是肝胆的问题影响到脾，又或者是脾的问题影响到肝胆，因为中医讲脾和肝胆的关系是很密切的。五行中肝属木、脾属土，所以肝和脾的关系实际上是木和土的关系，那叫木克土。当这个关系被破坏以后可能出现木乘土，比如脾虚了以后就弱了，肝就相对太过，这就叫作木乘土，或者脾太过，影响到肝，叫作土侮木，侮就是侮辱的侮，反过来克，叫侮，比如有的小孩子脾胃功能不好，面黄肌瘦，消化不吸收，老是拉肚子，同时往往容易受惊，睡觉的时候会吓一跳，或者突然哭闹。所以在望色的过程中碰到类似的情况，不管是什么颜色都要综合分析，当然这个分析不是简单地猜测或简单地把两个相加，而是根据中医的理论来分析。我想大家经过逐步的学习以后，这些东西慢慢就能够迎刃而解。

第二点，我们讲望色要明白的道理是什么呢？望色主要是望面部的颜色，但是我们身上的一些部位的皮肤也可能会发生颜色的变化，比如说身体某些地方会出现局部红肿甚至会痛，为什么会红肿呢？可能有热，因为红色主热证。又如我们身上其他地方皮肤也会青紫，为什么会出现青紫呢？可能是瘀血。所以望色不一定单单指面部的颜色，身体其他部位的皮肤颜色变化也可以根据这个来判断。

第三点，我们要注意，望色是望自然状态下的色泽，所以要学会敏锐地观察，同时光线也是很重要的。如果患者不好意思脸红了，这是不自然的情况。所以我带学生的时候要提醒同学们看面色，经常问患者是不是平常面色都这样。如果患者说"是啊，我都这样"，这就很自然。如果我对同学们说"你们都看一下他的面色"，患者可能会一下子不好意思脸红起来，那就不是一种真实的颜色。当然在中医中，望色时我们还强调望泽，颜色和光泽两方面要结合起来，尤其是光泽更重要。

望色的内容我们就先讨论这些。

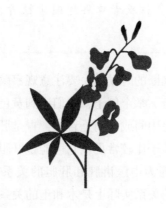

第十一讲
望形态之一

吴长汶：人的形体特征和几方面有关，从现代医学的角度来说，包括皮肤、毛发、肌肉、皮下脂肪等。我们中医认为形态和皮毛、肌肉、筋、骨、脉有关。筋包括解剖学讲的肌腱、韧带；骨就是骨骼，当然也包括骨中间的骨髓；还有就是血脉。皮毛、肌肉、筋、骨、脉，合称"五体"。五体和五脏是对应的。具体来说就是肺主皮毛，肝主筋，肾主骨，脾主肌肉，心主血脉。所以人的形体的情况和五脏的功能是密切相关的。换句话说，就是五脏的功能状态可以通过形体表现出来。

李灿东：是的，望形体的目的和意义就是通过形体来判断五脏的功能和状态。我们可以根据人体的形体特征将人分成三大类：第一类是阴阳平和的人，就是正常人整体看上去比较健康、比较匀称，不胖、不瘦、不高、不矮，皮肤是有光泽的，弹性比较好，这样一种状态叫作阴阳平和。为什么出现这种状态呢？因为阴阳平和，能够维持比较好的脏腑气血功能，这是一种正常的状态。第二类人偏阴质，人比较矮、比较胖，头比较圆、比较大，脖子比较粗，身体比较肥胖，肚子比较大，矮胖型的，也称阴脏人。第三类人偏阳质，人比较瘦高，头比较尖，脖子比较细，身材比较修长，也称阳脏人。所以通过形体特征我们大致可以把体质分为这三种情况，就是阴阳平和之人、阳脏人和阴脏人。大家明白了以后，就可以对自己的体质形体进行一个初步的判断。当然还有人又瘦又矮，或又高又胖，所以这种分法只是一个大致的概念认识。

朱龙：有一种说法叫"肥人多痰，瘦人多火"，这里的肥瘦指的是两种不正常的状态，明显比正常人胖的叫"肥胖"，明显比正常人瘦的叫"消瘦"。

但是，体重多少千克叫作胖？多少千克叫作瘦？有没有一个尺度、标准呢？

李灿东：现在有体重计，看病的时候可以先去称一下，但过去只能凭医生的观察。现在的研究就有几种参照的标准，超出正常人平均体重10%以上的，叫胖；低于正常人平均体重10%以上的，叫瘦。这是非常模糊的概念，因为体重只是一方面，还有身高等其他因素。所以，现在的医学通过计算体重指数、腰围，来判断他到底有没有超重，是不是肥胖。我们过去没有这些具体的数值，主要是从外观上来看。另外，我们讲这件事情的意义，不是要把它限定在一个很简单的、很精确的数值，我们对一个人外形的观察更注重总结这种形体特点反映的内在病理，古人在总结的过程中，发现胖的人一般来说痰湿比较重。

陈淑娇：痰形成的最主要的原因是脾运化功能不好，不能运化水液，水液停聚在身体里面，就会形成痰。中医有一句话叫"脾为生痰之源，肺为贮痰之器"。不过，痰可能停在不同的部位，不仅是停在肺，临床表现也比较复杂，老师，您能介绍一下痰的特征吗？

李灿东：肺为贮痰之器，这里的痰主要指的是有形之痰。还有一些无形之痰不一定是在肺的，可能会全身无处不到。无形之痰虽说是称为痰，但是并未见咳出痰来，而是表现出一些特征，可以有各种各样的表现形式。痰是病理产物，是一些没有被吸收利用的水液，或者说水液在运行过程中，堵在某个地方了，就形成了痰。比如说有的人表现的是高血压，有的人表现的是中风，有的人可能是冠心病，有的人可能是糖尿病，也有的人可能是肿瘤，很多情况都可能和痰有关系。堵在心脏，那就可能引起胸闷、心痛，如冠心病；堵在关节，像某些关节炎，或者痛风，关节肿大，里面有结晶；若痰影响内脏，可能出现一些包块、肿瘤。因此古人有一句话——百病皆因痰作祟，就是说各种各样的疾病经常跟痰有关系。这样一类病症，用化痰的方法进行治疗，有很好的效果。

除了脾的运化功能不好之外，痰的形成还可能和平时的饮食有关系，比如说经常吃一些油腻的、脂肪多的食物，或者经常喝酒，就是肥、甘、厚、味，爱吃味重的，身体里就容易形成痰湿。这就是中医说的"高粱之变，足生大丁"。我经常说好料吃太多，就会产生痰湿。还有一个就是外来的湿气，比如说外来湿邪，下雨等。湿在身体里面，如果不能够及时去除，时间长了也可能产生痰湿。

当然还有可能身体里面各种各样的因素导致气运行不畅，然后水湿不能运行，不能代谢，也可能形成痰湿，这些都叫作痰。肥胖的人一般痰比较多，就是说，从他的临床表现来看，肥胖的形成和痰、湿有比较密切的关系。

陈淑娇：但是并不是所有的肥人都出现了病证，"肥人多痰"还有其他的意义吗？

李灿东：这对于疾病风险预警也很有意义，比如肥人多痰，易患中风。中风，从现在的分类来看它可以分成出血性的中风和缺血性的中风。但是从中医来讲，它的含义不同，中医很早就认识了中风。为什么叫中风？因为疾病发生的症状，比如突然昏倒，不省人事，口眼㖞斜，醒来说话不流利，还有半身不遂，瘫痪。这些症状都是一些动摇不定的表现，就像风一样，所以把它叫作中风，认为是被风邪侵犯以后引起的类似风的一种病症。这个风为什么跟胖和痰有关系呢？因为中医认为风和痰两个兼夹在一起，就可能导致中风。痰是引起中风的一个很重要的因素，所以我们认为胖的人容易中风。现代医学也有类似看法，比如说一个人的身体很肥胖，往往大家说这个人要特别小心，为什么呢？因为这类人可能容易得心血管病或者脑血管病等。

王淼：嗯，现代医学认为肥胖可以导致很多健康问题，比如脂肪肝、高脂血症、糖尿病等，控制体重对于维护健康确实太有意义了。中医对于减肥有什么特殊方法吗？

李灿东：对，因为我们现在人生活条件好了，饮食结构不合理，所以胖的人比较多。中国人在近30年来，普遍体重增加很多，过去男同志，大致上体重70千克就算很重了，一般人60千克、55千克左右。现在70千克的人可能算是非常标准的，而80千克、90千克左右的人很多，整体上来讲体重有很大的变化。胖的人怎么办？减肥的方法有很多，我们今天不详细谈。但是中医认为胖人多痰，化痰是减肥的一个很重要的原则。怎么治呢？就是健脾化痰。它的效果是逐渐表现出来的，比如给一位胖子健脾化痰，他不会突然间瘦下来，今天90千克，过两天就变成75千克，而是一个缓慢的过程。但是一旦你用健脾化痰的方法，他第一个感觉就是人很轻松，原来很困很沉，老是觉得很累，一吃完药他觉得轻松了，人变轻了。第二个就是他慢慢地会变实，原来胖的感觉很虚浮，现在变实了。然后时间长了，体重也就慢慢下来了，这是最好的一种状态。如果给他吃点泻药或者用点激素去干预，让体重突然降下来，这样虽然体重减下来了，但身体并没有好起来，这也是没有价值的。因此我们中医讲究治病求本，在调理过程中也是要根据这个根本。大家如果将来觉得自己体重有什么不满意的地方，可以适当地采用一些健脾化痰的方法。

现在很多人有脂肪肝。脂肪肝严格意义上讲不是一种很特殊的疾病，其实就是脂肪在肝脏里面堆积。高血脂、高血压、糖尿病、高尿酸……这些疾病现在有一个综合的病名，叫代谢综合征，就是代谢紊乱而产生的综合症状。这类患者通常吃降血脂的药，或者是其他一些化学药品，但这类药品在降血脂的过程中不良反应很多，比如说会造成肝功能的损伤。有的人说吃完药，血脂是降下来了，但是人觉得很累，检查血生化发现肝功能不好。所以我不提倡简单地把血脂高低作为一个指标。如果我们认识到胖人多痰的时候，就可以用健脾化痰的方法来治疗。这样不仅血脂、血糖，还有尿酸都能够控制在一个比较好的水平，同时整个人的状态也好了，这就是养生保健的目的。身体状态好才是最重要的。这一点可能对大家有一定的启发。

山楂是一味消食的中药，就是饮食不消化的时候所用的药。现在有人研究发现山楂它本身可以降血脂，但是山楂的降血脂跟我们刚才谈到的化痰健脾还不完全一样。健脾化痰的药，我们现在经常用到的，比如有一个方，叫温胆汤。这个温胆汤最好在医生的指导下使用。有一些比较胖、虚、没有力气，加上消化功能不太好，大便比较稀、不成形的人可以吃一点点香砂六君子丸。还有一些日常食物，像怀山药、莲子这类食物也可以吃。如果有一点热，还可以加一些薏苡仁。怀山药、莲子、薏苡仁可以一起用来做八宝粥，都有挺好的效果。

梁文娜：胖了不好，太瘦也不行，瘦人多火，就是说瘦的人火气比较大。人为什么瘦，整体来讲就是阴血不足。因为形态结构等物质的东西属阴，阴血不足，就表现出肌肉、皮毛、筋骨比较瘦小。阴少了，阳就相对多了，阳多了就有热，所以，阴虚就会生虚热。这就是瘦人多火的原因。老师，您能给我们讲讲瘦人的特点吗？

李灿东：瘦人多火，还有后半句，"易患痨瘵"。痨瘵是什么呢？痨瘵其实就是一种慢性虚损的疾病，由肺痨引起的。肺痨就是因为慢性的虚损疾病，出现的一种痨虫袭肺，表现为消瘦，或有咳嗽，痰中有血，或者血丝，或者出现五心烦热，潮热，盗汗，这叫作肺痨，和现在的肺结核是很相似的。有很多现代讲的结核病就是中医讲的痨瘵。比如小说中的林黛玉就是肺痨病患者。就是说瘦的人容易得这种病，你可以回想一下，像电影电视小说中，描述患肺痨病者一般都是瘦瘦的人，胖的人一般比较少见。因此虽然大家没见过林黛玉这个人，但可以想象她是很瘦的。

瘦的人阴血不足，火气比较大，容易被痨虫侵袭。过去我们的老祖宗很聪明，在罗伯特发现结核杆菌之前的几百年我们就已经认识到痨是会传染的。当时所说的痨虫，一个小小的虫子侵犯人体，这是一个传染源，现在我们知道是结核杆菌。所以我们祖先观察事物的方法是值得我们学习的。这个小虫子是怎么侵犯人体的呢？因为肺是五脏中唯一和外界相通的，肝、心、脾、肾都与外界没有相通，肺通过气道和鼻子与外界相通，所以小虫子第一个跑到肺里，产生肺的问题，比如咳嗽、咯血等。另外，小虫子侵犯人体还和人的身体素质有关，人的身体这个土壤不适合它生长，当然小虫子就进不了，或者进了也无法生长，而瘦人则容易得痨瘵。当然现在肺结核病和过去不一样，现在的医疗卫生水平改善了，有专门的传染病院来进行治疗，传播相对少了，而且现在肺结核病也不一定是瘦瘦的人。但是从某一点来说，我们要了解中医注重望形体，认为人的胖瘦和疾病易患性、易感性是有关系的，注意到人的体质是不一样的。否则，养生保健就没有目标。我们知道瘦人多火，因此对瘦的人我们就得注意不能用太多热的、燥的方法，因为瘦人本来阴血就不足，很容易伤阴耗血，所以稍微用一些滋阴补血的东西就比较重要。瘦人的这个火是虚火，所以和喝凉茶泻火的火还不一样。如果是实火，比如高热、烦躁、发热，我们喝一点凉茶泻火是可以的。而这个瘦人多火是因为阴不够产生的，所以要加水让它阴阳平衡，而不是直接把火扑灭掉，治疗要以滋阴为主。滋阴的食物比如燕窝、木耳、甲鱼等。我们之前还说过，吃太多油腻的东西容易贮湿生痰，因此在吃之前还是要考虑胖、瘦、痰和热之间的问题。如果你发现这个人虽然比较瘦，但是舌苔比较厚，胃口不太好，大便比较稀，你得注意一下，他可能不能吃太多滋阴的东西，因此要具体问题具体分析。现在很多人很喜欢吃滋阴补肾的东西，但是如果他舌苔比较厚，没有明显的阴虚的特点，就不要用太多滋阴的东西，要适可而止。我们还是强调要四诊合参，不是瘦的人就滋阴，胖的人就化痰，单纯分析很容易以偏概全。

第十二讲
望形态之二

李灿东：这些畸形，有些可能是由先天性因素引起的，有些则是由后天性因素引起的。鸡胸可能跟缺钙有关系，更多的可能是先天的畸形。龟背就是背部脊柱畸形，拱起来。刚刚提到驼背，驼背有的是姿势长期不端正引起的，但是龟背往往是和先天性因素有关系。人的上半身是变形的，就像背上驮了个锅一样，这个叫龟背。罗圈腿就是膝盖内翻变成"O"形腿，或者膝盖外翻变成"X"形腿，总的叫罗圈腿。罗圈腿往往也是和先天性因素有关系，但并不是说父母双方其中一个有罗圈腿，小孩就一定是罗圈腿。很多父母腿有畸形，但是孩子是正常的。也有一些是在生产的过程中难产或者产钳夹伤等导致的，但是随着优生学的发展，这些问题越来越少了。对中医来说，这些先天的问题，都是跟肾的关系比较密切。中医认为，肾精充足，肾的功能正常，先天条件就好，出生的小孩畸形的就少。出现了畸形往往提示先天的肾精不足，或者后天发育不良。理论上来说，这些畸形是因为肾精不足，那我们通过补肾精就能治疗这些畸形吗？事实上从临床实际来看，我没见过有几个人通过补肾就能治疗这些先天的畸形。因此我们既要知道这个问题和肾的关系，但是又不能简单地认为补肾就能解决问题。当然，也不能因此认为这个理论是错的。我们要知道，有些理论的东西和实践的效果是不相等的。比如说衰老和肾的逐步虚衰有很大的关系，但是补肾是解决不了衰老这个问题的，它不能完全解决。如果补肾能解决衰老的问题，那么好好地补肾就能长生不老了，甚至返老还童，然而这是不现实的。

　　还有桶状胸，就是胸廓变圆，前后径和左右径一样长。这多半是由慢性咳嗽引起的。西医叫慢性阻塞性肺疾病，气吸进去，出不来，肺就越来越胀，肺抬起来增加了空间容量，这叫肺气肿。从中医角度来讲，就是因为痰阻在那里，肺气不能宣发肃降，导致肺气阻塞，出现肺气肿，继而出现桶状胸，发展下去可能会是肺心病，即肺源性心脏病，影响到心脏，出现心脏的问题。这是后天引起的。有的人极度消瘦，变成前胸贴后背，这就是扁平胸，这是因为长期的疾病不断消耗气血出现的气血亏虚。这些疾病是可以通过后天的治疗来防止反复发作的。很多人早期就可以改善，比如说肺气肿，要完全治好有困难，但如果慢慢调理，就不会反反复复发作，时间长了形状上可以改变，肺的功能也能保持在比较好的状态。

　　腹部的畸形常见的是臌胀。外形上就是腹部的膨胀，手脚都是消瘦的，这在现代医学多发生在肝硬化失代偿后或者肝癌晚期出现腹水的患者。臌胀的一个特点是病程长，第二是患者的体质很差。如果是饮食不消化引起肚子鼓鼓的，那不是臌胀。中医过去认为四个最难治的疾病分别是风、痨、臌、膈。风就是中风；痨就是肺痨；膈就是噎膈，吞咽困难，就是现代医学讲的食管癌、贲门癌等；臌就是臌胀，有的人连肚脐都会鼓出来，里面压力太大。臌胀里面一般是水和气，可以肉眼看出来，也可以通过检查帮助我们发现。比如你用手去敲，上面空空的是气的声音，下面可能是水的声音，身体位置发生变化以后，气的位置就会发生变化，就像瓶子装水，倒过来，上面是气，下面是水。肚子也是这样，人平卧的时候上面是空的，两边是实的，左侧卧的时候右边就是空鼓的声音，左边就是水的声音。从中医来说是肝郁脾虚，就是以前讲的木和土的关系，两个关系不好了，长期的肝郁或肝太盛而脾又比较虚弱，加上气滞水停，就形成这种情况。这些都是我们中医望形体可以观察到的。

　　闵莉：刚才说的都是望形的内容，望诊还要望态。态就是人表现出来的动静姿态，可以是静态的，也可以是动态的。比如说有的人坐着或躺着的时候喜欢仰着，整个摊开，也有人喜欢趴着，有的人喜欢坐得歪歪斜斜的，也有人坐得很端正，这就是静态。动态就是在活动、运动的过程中表现出来的一种态。姿态和筋、骨、肉有密切关系，人体的筋骨活动和内脏的功能是紧密相关的。老师可以具体讲解一下望态的内容吗？

　　李灿东：从结构上来讲，筋、骨、肉的情况肯定会影响到动静姿态；从另一个层面讲，它和脏腑气血功能是有关系的。因为五脏跟五体是有联系的。筋之所以能够活动是因为有气血的濡养滋润。气有推动作用，血能够濡养滋润，这样运动才能自如。为什么不爱动？因为感觉有气无力，说明动跟气是有关系的。筋靠血和阴的滋润濡养，才能够有弹性，活动正常。筋、骨、肉的活动正常，人的动作才会协调，才能矫健。望态，可以简单地做这么一个描述——根据姿态分阴阳。比如有的人坐的时候喜欢趴着，坐而喜伏，躺着的时候面喜欢朝里面，或者喜欢蜷卧成团，喜欢裹很多被子，喜欢安静，这种人的表现我们一般称之为阴证。举个例子，天气冷的时候喜欢蜷成一团，被子裹得紧紧的，不喜欢外出，在日常生活中出现这种状态我们通常称之为阴证，一般是虚证的人多，寒证的人多。一个好的中医用眼睛瞄一眼就能对一个人的基本状态做一个判断。他为什么有这种习惯，就是内在的生理病理变化使得他有这种习惯。里面的状态什么样，就会反映出来，这就是中医司外揣内的诊断原理。如果是阳证的人就有相反的表现，坐的时候喜仰，躺的时候仰面掷足，把手脚都摊开，不喜欢加衣被，躺的时候面经常向外，有的时候甚至辗转反侧，翻来覆去，人喜欢动，这个就叫作阳证。实证、热证的人会出现这种情况，到夏天的时候喜欢摊开来散热，不会说夏天还裹衣被，面向内。小宝宝为纯阳之体，阳气比较盛，因此他会有这样一个反应，这就是小孩子动不动就发高热的原因。因为他阳气比较盛，容易发高热。这样大致明白以后，我们就可以对一个人进行判断。比如说有的人会来问："医生啊，我是阴还是阳呢？我到底该吃什么？"其实，通过对日常生活习惯的观察，我们就能大致上判断一个人的状态。这是总体讲阴证阳证的体态的一个变化。中医诊断有一句很重要的话："善诊者，察色按脉，先别阴阳。"擅于诊断的人首先要分清阴和阳。我们的日常生活也是这样，不能单纯地认为补还是不补，而是应该以阴阳来分。阴阳落实到具体就是虚实寒热，虚的要补，实的要泻，寒的要温，热的要清，这个是要分清的。其实以不变应万变，在变中抓住规律，中医学并不难学。这是对阴证、阳证的体态的判断。

在临床上还有一些体态是特殊的体态，比较简单。如有的人眼睛闭着，不敢睁开，甚至手抱着头，这种多半提示他有头痛或者头晕。他不敢动，是因为头晕或者头痛。有的人手捂着肚子，表情很痛苦的样子，这是胃痛、肚子痛。有的人走路扶着膝盖，步履蹒跚，是膝盖痛。有的人走路的时候以手护腰，腰直不起来，就是腰痛、腰酸。因此，如果去认真观察，就会发现这些体征，可以避免耽误病情、遗漏病情。这就是望态。

以上说的都是整体的望诊，整体望诊在中医里是非常重要的。如果学完望神、色、形、态这四部分内容，我们在很短的时间内就能对一个人的健康状态进行一个初步的判断，但是，现在很多人把它忽略了。目前临床存在一个问题，就是对仪器设备过度依赖，总觉得仪器设备比较客观可靠。其实，所有的报告单边上的一栏都有一个参考范围，叫参考值，不叫正常值，因为人体本身的生理状态会有波动。因此，对健康的判断都有一个相对的参考，这个范围不是固定的，要因人而异。生命是一个动态的过程。这种动态的变化过程只有通过我们的观察，才能对这样一个动态进行实时的判断。

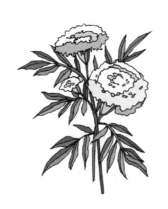

王洋：前面几讲都是从整体把握人体的特征，接下来我们将要和大家探讨从局部来了解微小的细节，这是遵循了中医诊断"见微知著"的基本原理，也就是通过局部望诊了解整体的病变。局部望诊也要按照一定的顺序进行，一般来说，是"从上到下""从躯干到四肢"。因此局部望诊首先就要望头部。头部望诊包括头型、动态、囟门、头发等内容。我们知道，头部的发育在儿童时期基本完成，因此大人的头部外形不会有太大变化，头型的变化主要在婴幼儿时期。老师，您能详细谈谈吗？

李灿东：确实如此，大人的头型不会有太大的变化，头部望诊重要的是望小儿，头型过大或过小都不是一个正常的现象。现在有数据可以说明，比如说，女同志在怀孕的时候做产前检查时，医生检查胎儿正常与否，会去测量双顶径，就是头部的大小。为什么测这个呢？因为头型太小是发育不良的表现，头型太大，一是生不出来，二是生出来后可能有脑部积水。小儿出生后，可以用卷尺来测量头围，从双眉上方开始，通过枕骨粗隆绕头一周，一般新生儿约34cm，6个月时约42cm，1周岁时约45cm，3周岁时约48.5cm，5岁以后接近成人。

另外，我要给大家谈的是望小儿的囟门，小儿一岁半之前，整个颅骨还没有完全长好，轻轻摸刚出生小孩的头部，头上有两个软软的地方。在头后部有一个三角形的软软的地方叫后囟，头顶部菱形较大的叫前囟。后囟在出生后4~6个月闭合，骨头长好后就闭合了。前囟呢，一般是一岁到一岁半闭合，有的人快一点，可能一岁左右就长好了，有的人慢一点，可能到一岁半才长好。通过望囟门，我们可以了解小孩的头部发育情况，同时可以了解内部的病理变化。有些小孩头发长得多，把它盖住了，我们望诊不一定望得了，还要轻轻用手去摸一下。正常的孩子的囟门摸起来是平的，不会太软，也不会太硬。疾病状态下，囟门会发生变化。囟门异常通常有三种情况。

第一种情况叫作囟门突起，就是指囟门鼓起来。如果小孩没有头发，我们去看的时候就会发现中间鼓起来，用手摸一下就会摸到隆起，并且饱满、较硬，而正常的囟门并没有这种饱满且硬的感觉。中医认为囟门突起的原因是火气太大。因为头部中间属于督脉，督脉的火气太大叫督火上攻，就会出现囟门突起，一般是在热证，比如发热时，会出现督火上攻。因此如果家里的小孩子发高热时要注意一下，如果出现囟门突起、脖子很硬、呕吐的情况，建议马上送医院，因为这种病情比较严重。这就是囟门突起，中医有一个名称叫作"囟填"。

第二种情况是囟门凹陷，也叫"囟陷"。囟陷和刚刚的囟填是相对的，囟填是鼓起来，囟陷就是凹下去了。轻轻地摸也可以摸得出来。为什么会出现囟门凹陷呢？是小孩子脑髓不足，发育不良。还有一些特殊情况，如拉肚子、呕吐导致脱水，津液不足的时候也会经常出现。如果遇到这种情况，仔细观察还会发现患儿的眼睛也凹进去了，这时候就是要补水。现在医院里面有些口服的补液盐，比较严重的则借助静脉输液补充水分。

第三种情况是囟门迟闭。囟门在该闭合的时间里没有及时地闭合，囟门一直存在，摸的时候会发现它还是软的，因为超过闭合的时间，就叫囟门迟闭。囟门迟闭主要是因为先天不足，发育不良。这种小孩除了囟门迟闭之外还有其他特征，比如"五迟"——立迟、行迟、语迟、齿迟、发迟。一般来说，小儿六七个月就会坐，八个月左右会爬，九个月左右开始长牙齿，现在的小孩会快些。小儿到一定时间在大人的辅助下会站起来，但如果他一直腿软，站不起来，这就叫立迟。一岁左右的小孩会走路，如果不会走，走路比较晚，这就叫行迟。说话较慢，比别人晚，就是语迟。别人长牙齿了他还没有长，就是齿迟。初生毛发少或无，随年龄增长仍头发稀疏难长，就是发迟。还有"五软"——手软、脚软、头项软（头部不能保持直立）、肌肉软（握持无力）、口软（吸奶时没力气）。这就叫作"五迟""五软"，这都是因为肾精不足，发育不良，都是要引起重视的。如果是后天的问题，通过适当的调理治疗之后，效果还是不错的。但也有一些由先天性因素引起的，治疗效果可能不是很好。因此，年轻的妈妈在带小孩的过程中要不断观察。

林雪娟：望头型能够反映小儿生长发育的情况，家长们确实需要密切观察，但是现在有很多家长对孩子的生长发育操之过急，总是担心孩子缺乏营养，总觉得孩子胖点好，经常给小儿服用保健品，这样反倒有可能影响了小儿的健康成长。

李灿东：我不主张给小孩乱吃保健品，一会儿补钙，一会儿补锌，吃这吃那，我觉得没有必要。在宋代，有一个著名的医生叫钱乙，他有本书叫《小儿药证直诀》。如果大家没听说过钱乙和这本书，一定听过书里一个很有名的方，叫"六味地黄丸"。钱乙有句著名的话："若要小儿安，三分饥与寒。"所以，我不主张对小孩子过度细心呵护，也不主张给小孩补充各种营养品，这没有什么好处，还是尽量让他依靠自身逐渐适应环境会更好一些。

朱龙：说完头型异常，再说说头部的动态异常，主要是头部的不自觉的摇动，小儿和成人都可以见到，多是肝风内动的征兆。此外头发也是望头部的一个重要内容。关于头发，中医有两个基本理论：第一个，肾主骨生髓，其华在发；第二个，叫发为血之余。因此，头发和肾的关系很密切，和血的关系也很密切。当肾精充足，血比较旺的时候，头发就相对比较浓、黑，黑主要是针对黄种人来说的，头发比较黑、粗，长得很快，就是肾精旺盛的表现。老人家到一定年龄，头发开始白、开始掉了，就是因为肾气逐步衰退了。所以我们可以通过望一个人的头发，知道他肾的情况，还有血的情况。

李灿东：是的，如果头发稀疏、比较干枯、容易断裂，可能就和肾有关系，和血有关系。谢顶，头发很少，和肾、和血也有关系，另有一些人是个体差异，虽然头发少但是身体状况并不太差，甚至身体很好，因此也不能凭这一个现象就简单地判断是肾的问题。临床上我们也发现有些人掉头发，采用补肾法，但是效果不好。我们还经常见到有些年轻人也有白头发，一般来说，头发白是衰老的一种表现，肾精开始亏虚的时候头发就白了，但很多人少年白头，从年轻的时候就开始长白头发，而这样的人健康长寿的也有很多，所以不要简单地认为少年白头是肾虚。有些年轻人很着急，认为服些中药就会好转，我个人认为效果不太好。当然有些人是疾病过程中在放化疗以后出现头发白、掉头发，这种情形经过治疗，头发可以很快长出来。

还有就是头发油比较多，这叫脂溢性皮炎，这其实是湿热的一种表现，不是肾虚，不要简单地用补肾的办法。这里我和大家谈两个小问题。第一个，有些人的头发很黄、很枯、容易分叉断裂，这在中医来说往往是肾精亏虚或血虚，如果是在疾病过程中出现这种情况，适当地补肾、养血，会有生发效果。第二个，斑秃、鬼剃头，有些人头发整撮掉，出现这种情况大家会比较着急，因为比较难看，特别是对女同志来说。这种情况和精神因素有很大关系，越着急越长不出来，因此我建议大家不要太担心，大部分人短时间内就会长出来，如果觉得要去治疗的话，可以用生姜切片擦头皮，还可以用梅花针敲一敲，刺激一下，帮助头发长出来。生姜其实是一味非常好的药，几乎每家每户都有，有时可以用来治病。中医认为生姜是一个辛温解表药，感冒、胃寒可以用。生姜可以止呕，还能有很好的解毒功能，解鱼蟹毒。我们家里煮鱼虾放一些生姜，是解鱼蟹毒。那对于斑秃，用生姜擦头皮有什么作用呢？生姜擦头皮可以起到疏风活血的作用，对局部的毛囊、头皮的血液循环有很好的刺激作用。有的人说生姜搓完之后头发掉了，因为它本身就快掉了，生姜搓完之后，掉头发还会长出新的来。当然，搓得有点热、有点红就行了，不要搓破了头皮。医生一般开中药开到生姜，都叫患者自备，切3片放在药里。因为如果生姜切好了和药一起泡，湿湿的容易长霉。因此我们用的生姜是新鲜的生姜，用的时候临时切下来入药。当然更重要的是心态要好，因为斑秃跟情绪有关系。你注意看斑秃的人，多是在突然间遇到不顺心的事之后出现这种情况，因此要注意调整自己的心态，不要焦虑。我曾经遇到一位演员，这位演员工作比较忙，家里事情又多，压力大，因此掉头发。演员又很在意这个话题，很焦虑，后来更严重，一梳头就掉一大把头发下来，后来我和她说精神问题不解决治不好，等精神因素调整好之后，很快就有很好的效果。

梁文娜：斑秃也好，头发出油很多也好，其实都是我们身体内在情况的外现体征，它像是一个警钟，在提醒我们，是不是有不合理、不健康的饮食或者作息规律，如晚上加班熬夜，经常吃夜宵等。因此大家也要内省一下，身体为什么会出现这样的变化。

李灿东：对，我们外在的一些异常的表征都是身体给我们提的醒，是内在表现出来的，在日常生活中我们遇到这种变化要加以注意。当然还有另外一层意思，就是不要简单地对号入座，老百姓对中医及医学不是特别地了解，有时候看到书上一些内容或从网上看到一些报道就容易对号入座或者拿来用，可能会造成负面的影响。

中医还有一个理论叫"肾，其华在发"，肾的营养通过头发表现出来，头发也是肾气是否充足的表现，因此我们通过望头发，第一可以了解血的情况，第二可以了解肾的情况。人出现衰老的表现是头发开始变白，变少，变稀疏。两鬓先白与头面部的经络、气血的分布是有关系的，两边和肝有关系，因为肝气先衰，所以两鬓开始先白。从这种意义上来说，一个人的健康状态可以通过头发表现出来。一个人健康，气血旺盛、精气充足的时候，他的头发比较浓密、乌黑有光泽、不易掉。有些谢顶的人是不是身体不好呢？不是，因为虽然这是表征，但是个体有差异，不能简单地理解为头发掉了就是肾虚，还有其他的一些原因，有些是因为毛发的分布和先天性因素有关系，有些可能是身体在生长发育过程中存在一些差异，但总的来说，从一个人的头发我们可以知道肾气、肾精的情况。除此之外，有时候我们看到一个人须发早白，我们称之为少白头，这种情况当然跟他的肾气不足有一定关系，有些人苍老得很快，但有些人确实身体没什么毛病，但是头发白得很早，这些情况是例外，因此我们一直强调整体观念，不能简单地看头发怎样就是怎样。遗传在这里占了很重要的因素。如果一看到白头发就去补肾、补血，有可能进入误区，说轻一点是药物滥用，说重一点可能是上当受骗，甚至危害自己的身体健康。因此要辨证、辨病。还有一种情况，有的人头发比较稀少，头发掉得厉害，女性朋友很担心这种问题。一般来说，掉头发和节气也有一定的关系，不同季节头发的生长不太一样，到某个节气头发也容易掉。就像我们自然界也是这样，树上的树叶到秋天也开始掉了，季节转换特别是到了秋天的时候，通常情况下头发会掉。小兔子或者是小狗，到了一定的季节会脱毛，人也有这个过程，在正常范围内，大家都不用太担心。还有一些情况，掉得很厉害是不是有问题，这个要分析原因，一个和血有关系，血虚的时候会出现这种情况，肾气亏虚、肾精不足也会出现，还有感受外来风邪，血虚生风表现出来掉发、脱皮、头皮痒，这个一般是由于风邪、血虚生风引起的，这种情况也可以生姜外用。

　　我们很多人掉头发后，很小心、很害怕，其实正常的洗头梳头是必须的，通过梳头、洗头过程中不断对头皮的刺激按摩，短时间内头发好像会掉得更多，但是通过刺激和按摩对头发的生长是有帮助的。因此我经常和患者说不要害怕梳头，越小心翼翼地去保护它，可能掉得越多。但是梳得很用劲也不行。治疗过程中，也不能盲目补肾。我们上次也讲过，肾在人体的生长生殖发育过程中起着很重要作用，和年龄也有关系，到一定年龄后肾才开始走下坡路。一些脂溢性脱发的朋友不要盲目地去补肾，那样会适得其反。

　　顺便说一下，头发也可以入药。中医有一句话，"发为血之余"，发是由血生成的。有一味中药叫血余炭，就是头发加热成为灰后入药，用于止血。头发按现在讲是蛋白质，对人体来说是比较安全的药。中医认为，黑的东西一般可以止血，所以过去条件较有限，老百姓遇到出血时，都会用一些黑色的东西比如说锅灰来止血。另外中药要加强止血的效果一般都将它烧成炭，例如荆芥是味解表药，烧成炭叫荆芥炭，还能止血。过去百姓家里写字磨的墨叫金墨，胃出血，用金墨磨水来喝，可以止血。

第十四讲
面部和五官的望诊

林雪娟：面部很重要。第一，从外表上看，我们身体的躯干部分都穿着衣服，手露出来的部分也不多，头面部是经常暴露在外的部分，也是我们最容易观察到的地方，所以望头面部比较方便。第二，中医认为，心，其华在面，上一讲说到，肾，其华在发，而面是心的外华。面部有非常丰富的血液供应，因此我们身体的气血情况可以通过面部反映出来。中医认为，心主血脉，面部的整个情况反映的是心的功能状态。老师，请您给大家具体讲讲面部望诊的细节吧。

李灿东：心为五脏六腑之大主，五脏六腑的问题可能通过心、通过面部表现出来，因此，望面对于中医来说有很重要的意义。我们先讲讲面肿。我们看见脸肿，首先要判断是两边都肿，对称的，还是半边肿，这有区别。患者自觉脸肿了，其实不一定是真的肿。那怎么看呢？第一，如果真的肿了，皮肤纹理会减少，光亮，这个看得出来。第二，看眼睑，如果眼睑肿，传统中医将之描述为新起如卧蚕状，新起就是早晨刚起床，卧蚕状就是像两只蚕趴在眼睛底下，脸肿一般眼睑就特别容易肿。有的人上下眼睑都会肿，有的人用手指压颧骨，会感觉到轻微的凹陷，这就是真正的面部水肿的表现。如果这个人整个面是肿的，皮肤光亮，还要注意一下，如果身体其他地方也肿，可能是水肿病。包括西医学的肾炎以及肾脏的其他疾病，从中医来讲是水液代谢有问题，跟脾、肾、肺有关系。一般来说，开始水肿的时候上半身、头面部比较明显，这与肺有关系，因为肺能通调水道、下输膀胱，所以肺的问题表现出来的水肿是上半身比较明显。一开始有感冒的症状，怕冷、发热、喉咙痛，过几天脸肿了，西医叫急性肾小球肾炎，中医认为这是和肺有关系，感受风邪后，风邪影响到肺的通调水道的功能，因此出现面肿，叫风水。中医治疗风水采用发汗的办法。还有一些人自己感到有些肿，早上起来觉得脸部皮肤比较紧，身上其他部位没肿，并不是真正意义上的水肿，是因为湿气比较重，脾虚，这种患者健脾化湿，吃一些像薏苡仁、莲子这类的食物，症状很快就会缓解。还有一些情况，患者脸肿是局部的，早上睡觉起床整个脸肿了一块一块的，眼睛睁不开，身上痒，起红块，这叫风疹，西医叫皮肤过敏。很多人一开始除了脸肿，还有上肢皮肤痒、红，具有突然间发作的特点，中医把变化快、部位不固定的东西归为风。花粉、海鲜或家里新刷油漆、新衣服过敏的时候有时也会出现，来去很快，此起彼伏，这个肿并不均匀，只是局部。还有一种，半边脸肿，最常见的是腮肿。牙齿的一些问题，发炎、蛀牙也会肿。

还有一些人腮部以耳垂为中心肿起来，发作时肿得很快、也很痛，西医叫腮腺炎，中医叫痄腮，也叫大头瘟，会传染，因此不能太靠近得病的孩子，因为它是一种瘟毒。一般，春夏、冬春之交易流行，若邻居小孩得病，要格外注意。小孩发病，最简单的治疗方法是服用板蓝根冲剂。中医治疗此病有个特别有效的方，就是用青黛调醋来外敷，一层一层地涂，效果非常好。有个中成药有很好的清热解毒的效果，叫片仔癀，在中国台湾、东南亚很流行。把片仔癀用刀刮成粉末，用凉开水抹在腮腺炎局部的地方，也有很好的效果，但是这种药比较贵。没用完的片仔癀，包起来放在冰箱里，20来年都不会坏。

> 陈淑娇：头面部还有一个重要的症状——口眼㖞斜，就是眼睛、脸、嘴巴歪向一侧。睁眼、闭眼、抬头时皱纹变浅，两边不对称；或者鼻唇沟有一边变浅，吹气时嘴巴歪向一侧。这个症状轻微时，往往容易被人忽视。

李灿东：是的，它与中风有关。西医称之为脑血管意外，包括脑出血、脑血栓，这类患者都会出现口眼㖞斜，还经常伴有半身不遂，即偏瘫。有些患者突然发作，倒在地上不省人事，有的人半边手脚活动障碍，有的人大小便失禁，这种情况属于中风。还有一种就是中风后遗症，经过抢救治疗后急性期过去了，在恢复的过程中留下的后遗症，包括口眼㖞斜、半身不遂、舌强语謇。舌强语謇就是舌头活动不灵活，言语不清。对后遗症的患者要帮助他逐步康复，更重要的是防止复发。

除了这些以外，有些情况我们要特别注意。第一，中风的人有一些先兆。比如家里的老人家有高血压，突然说半边脸麻了，家属一看，脸有些歪了；有的人写字的时候笔突然掉落，肢体无力；吃饭时突然端不住碗，掉在地上；自觉头晕。这些情况可能是小中风，也被称为中风先兆，西医有种说法是腔隙性脑梗死，50多岁的人可能会出现。如果偶尔出现并不一定有大影响，频繁出现就要引起重视。人的血管就像自来水管，用了 50 年后会有一些污垢，偶尔掉下来一些污垢是一些正常现象，但如果经常有铁锈，就要引起高度重视了。有无中风是两个完全不同的概念，中风后即使再抢救、再康复也很难恢复到疾病发作前的状态。因此，最好的办法是在还没发生的时候就避免它，这就是"治未病"，大家要引起重视。如果老人家早晨起床出现半边脸部歪斜、麻木、有些动作不灵活等症状，躺着别动，让家里人量一下血压，休息一下，观察一下情况，千万不要勉强坐起来，否则后果可能很严重，必要的时候立刻打电话叫救护车。

第二，面瘫，西医称之为面神经炎或者面神经瘫痪，表现为有的人起床后发现脸歪了，说话不利索，流口水，中医认为这是风邪侵犯经络。面瘫患者神志清晰、四肢无碍，就是脸部一侧歪斜，这种情况在天气冷的时候容易出现，早起开门，迎面吹来风，有时脸部可能会出现僵硬。面瘫和中风不一样，面瘫不用太紧张，从临床看，中药尤其是针灸效果非常好。面瘫若及时治疗恢复很快，如果拖着不治疗，长久下去就不容易康复。针灸治疗面瘫时不仅是只针脸部的穴位，还有上病下取、左病右取等原则。总之，通过经络刺激调节，疏通人体经络，保持气血通畅。

王森：五官是指目、耳、口、鼻、舌。中医认为，五脏有五窍，肝开窍于目，心开窍于舌，脾开窍于口，肺开窍于鼻，肾开窍于耳。除了这些，望诊时还要注意牙齿、齿龈、咽喉。五官第一个看眼睛，眼睛是非常重要的，五脏六腑的精气都聚集在眼睛。关于眼睛，有个特殊的理论，叫"五轮学说"，老师，您就从这入手给大家详细介绍一下吧。

李灿东："五轮学说"认为眼睛除和肝有关系以外，和五脏之间也有比较密切的联系。中医把眼睛分成五个部分。第一个部分是白睛或者叫白珠，就是眼白，西医称之为球结膜，这个部分叫作气轮，气轮主要和肺有关。举个例子，将有些小孩眼睑翻起来看，可以看到白睛上有些蓝点或者黑点，这表示肠道可能有寄生虫。中医认为，肺和大肠相表里，因此肠道有寄生虫时在白睛可以看到蓝色或者紫黑色斑点。第二个部分是黑珠，就是虹膜。中国人的虹膜一般是黑色的，白种人的虹膜是蓝色的。这部分叫风轮，它是属肝的，跟肝有关系。中间部分叫瞳仁或者瞳孔，又叫瞳神、瞳子，这叫作水轮，它是属肾的，一般情况下瞳孔是等大等圆的。肾是人体阴阳的根本，如果肾气衰竭，出问题了，瞳孔就会散大。再比如老人家到一定年龄以后出现白内障，白内障就是晶状体浑浊，中医认为是有一个东西遮住瞳孔，这就是衰老，跟肾有关。除了这三个以外，你再注意观察，眼睛的内眼角和外眼角都有一块红红的肉，就是目内眦和目外眦，靠鼻子这一侧的叫内眦，靠耳朵的叫外眦，统称为目眦，称为血轮，它跟心有关系。然后上眼睑和下眼睑叫肉轮，与脾有关，脾主四肢肌肉。前面我们讲过，湿气比较重的时候，眼胞或者眼睑肿得像卧蚕一样，其实就是脾水湿比较盛。有种病叫重症肌无力，对中医和西医来说都是比较难治的病。这种患者，一开始的时候，可能出现上眼睑一直掉下来，不是闭眼睛也不是睡着，而是因为脾主肌肉，肌无力所以眼睑下垂。这样就有气轮、风轮、水轮、血轮、肉轮，合称五轮。以前传统中医眼科就是这么分，哪个部位的问题，可以参考这种分类方法进行辨证和治疗。比如说有人长针眼，就是麦粒肿，眼皮很常见的一种病，从中医来说就是胞生痰核，就是眼胞长这个痰核，它跟脾有关系，因此治疗上主要从脾论治。再比如，两个目内眦和目外眦很红，就是心火亢盛。如果作为一般的观察，没必要分得这么细，我们可以更笼统一点去观察眼睛。

除了我们讲的这些内容以外，临床还有几种情况。第一种情况就是眼睛红，我们称之为目赤。是哪里红？是白睛红，按照我们刚才所说的，它是气轮，属肺。但是我们立足整体来考虑，它可能是肝火上炎，或者肝经风热。比如有一种病叫红眼病，表现为眼睛红、痒、怕光、流眼泪，有的眼屎很多，就是肝经风热。我们最经常用菊花、桑叶，代茶饮。当然不能完全依赖这个菊花茶解决问题，但是它对治疗有帮助。再比如说有些人脾气非常大，头晕、头痛、眼睛通红，还有高血压等一些疾病，中医认为这是肝火上炎。

第二，我们有时候会看到医生去检查患者的眼睑，主要是看红不红，如果眼睑颜色很淡，没什么血色，一般是血虚的表现。贫血和血虚不完全一样，但是有些类似的地方，如果血不够，眼睑的颜色就比较淡，当然还要看口唇的颜色，舌头或者指甲颜色一起参考，如果都没什么血色，就是血虚。我们刚才讲血轮，就是目眦，如果颜色很淡，就是血虚的表现。另外，观察眼睛，就是白睛变黄了，是我们过去讲过的黄疸。黄疸除了皮肤黄、小便黄，还有一个目黄，一般是由湿热或者寒湿引起的。西医认为黄疸可能与胆红素代谢障碍有关系，比如肝炎、胆囊炎、胆结石会出现一些黄疸的表现，中医认为，有些与肝胆有关系，有些与脾胃有关系。

第三，眼睛凸出来，叫作瘿瘤或者瘿气，这种患者现在也比较常见。还有我们上一次谈到的眼睑肿，就是眼皮肿，这是水肿的表现，可能是脾虚，湿气比较盛导致的。这些情况都是望眼睛的一些问题。我们讨论这些，就是让大家了解眼睛的一些情况，但是遇到眼睛疾患的时候，还是要建议患者到眼科就诊，不能简单辨证，有的时候可能不能解决问题，反而延误了病情。

第十五讲
颈项和皮肤的望诊

　　梁文娜：通俗来说颈项就是脖子，但颈和项有区别，前面叫作颈，后面叫作项，即从后脑勺以下到大椎穴的部分叫作项，再连下来叫作肩。因此我们有时候颈、项、肩一起说。从经脉循行来说，前面是任脉，后面是督脉。望颈项主要观察三方面内容：第一，观察是否左右对称；第二，观察有没有肿物，或者畸形；第三，观察动态上是否有异常。老师，可以具体讲讲望颈项的内容吗？

　　李灿东：好的。所谓的大脖子病，其实就是瘿瘤。瘿和瘤是有区别的，瘿是专门指在脖子的肿块，瘤是一个比较宽泛的概念，全身各处长的肿块都可以叫瘤，混称瘿瘤。脖子肿的叫瘿肿。有些人脖子无肿大，但是表现出一些甲状腺功能亢进（甲亢）的症状，这叫作瘿气。瘿气是气，而不是肿，如果脖子肿大，叫瘿肿，也可以叫瘿瘤，这样的人脖子看起来比正常人脖子要粗。有些人出现瘿瘤的时候会伴有甲亢的症状，比如眼睛凸起，人比较容易着急、激动、汗多，整个人觉得很热等，但也有一些人是单纯的肿，这个病现在非常常见。在喉结或相当于喉结两边的地方有突起，即肿块。如果让患者做吞咽动作，会感觉到这个肿块随着吞咽上下移动。如果碰到这种情况，我们还是建议患者去做甲状腺超声波检查。不能说我们是中医就一定要和西医对立起来，随着科学技术的发达，有些技术可以帮助我们做出诊断。因此我们可以在中医理论指导下运用现代医学的一些技术为我们服务。

　　中医认为，瘿瘤可能和水土不服有关，有些沿海地区的人迁移到山区以后就很容易患这个病，就是由水土不服引起的，造成肝郁痰结，肝气不能疏散，跟无形的痰结在一起，导致气郁不通，痰气交阻，合在一起形成了瘿瘤。那么它为什么和水土不服有关系呢？实际上我们祖先早就观察到这其实和碘的摄入有关，在山区一些缺碘的地方发现很多人有大脖子病。过去中医治疗甲状腺肿大常用的中药有两味，一个是海藻，另一个是昆布，这两味中药都是含碘量比较高的一些食物。现在西医认为甲状腺肿大、甲亢患者碘的摄入过多，所以要限制碘的摄入，就不能再吃海藻、昆布。但从中医来讲，海藻、昆布能够软坚散结，对治疗甲状腺肿大有一定的作用。

> 吴长汶：望皮肤也是局部望诊的重要内容，皮肤在我们的体表，很多时候我们都会观察皮肤，前面讲的望面色，就是观察面部皮肤的颜色。除了颜色，望皮肤还要注意皮肤的润燥和形态的异常。

李灿东：望皮肤色泽的内容完全可以参考之前所谈到的望色的内容。望皮肤的润燥，就是看看皮肤是干燥的还是湿润的，有的时候可以看出来，有的时候需要用手去触摸。一般来说，皮肤湿润说明人体气血津液比较充足；皮肤干燥，触诊没有什么滋润或是滑润的感觉，是津液不足或者气血亏虚的表现。因为皮肤的润泽是靠内在的气血散发出来的。当然还要观察皮肤有没有肿胀，比如水肿或者是其他问题导致皮肤的肿胀；也要观察皮肤有没有结节，这些都很重要。

> 吴长汶：斑和疹是皮肤最常出现的两种异常表现，也是需要大家重点学习的内容。但是我们大家可能没有很在意，经常把斑、疹混为一谈，但其实斑和疹是不一样的，颜色和形态方面有差别。请李老师举例给大家详细讲解一下斑和疹的区别。

李灿东：斑的特点具体来说有几点：第一，斑最重要的特点是平铺在皮肤表面，没有凸起。如果把眼睛蒙起来，让你触摸，无法触及出来的，这叫斑。如果能摸到就不是斑，比如晚上睡觉的时候，我们被蚊子咬了，虽然看不见，但是伸手触摸，可发现皮肤隆起一个包，这就不是斑。斑是摸不出来的。第二，一般来说，斑的边界比较清楚，颜色比较多样，或紫或黑或红。例如，有时候大腿或者其他部位，不小心磕到了，就会出现紫色的斑，边界比较清楚。第三，按压的时候不怎么褪色。用手轻轻地摁，它颜色不会褪，好像根盘比较扎实，这就是斑。女性的黄褐斑、蝴蝶斑，都属于斑。白癜风也可以算一种斑，因为它的特点：第一，不会高出皮面，抚之不会碍手；第二，边界清楚；第三，压之不会褪色。

不过，通常我们讲的斑，主要是皮肤上出现的红色的、紫色的、黑色的这些斑。这些斑通常分为两大类。一类叫阳斑，另一类叫阴斑。什么叫阳斑呢？就是由热引起的，因为热可以迫血妄行，使血液速度加快，外溢血管，就导致出血，出血点在皮下，就形成了斑。这在热病，特别是热性传染病中是很重要的征象。一旦出现由热病引起的这个斑，一般情况都比较严重，我们叫作热入营血。过去卫生条件差的时候出现的一些传染病，像鼠疫、猩红热，都可能出现斑的表现，同时伴有发热、口渴、面红、舌红或绛等热证的一些表现。一般颜色比较红活、透亮的，情况比较好；颜色比较紫黑的，情况比较差。过去的老百姓知道，如果瘟疫流行，出现一些黑斑的时候，预后都比较差，最后都无法抢救成功。我们在日常生活中见到阳斑的可能性比较小，但是在传染病比较流行的时候，如果发现一些类似情况，还是希望大家留心。有些血液病患者身上可能会莫名其妙地出现一些斑疹，因此如果患者表现为感冒、发热、身上出现一些斑疹，这个时候请大家注意，我们要特别予以重视，排除有无白血病的可能。一般来说，斑一发出来，热就退了，神志就清楚了，这种预后比较好；如果是斑出来，热还不退，神志还是不清楚的，预后则比较差。

第二个是阴斑。阴斑是由气不摄血引起的。气能够统摄血液，血在脉管中运行，是因为有气的保护，血才不会流到脉外，才不会引起出血；当气不足，不能统摄血液时，血液就会溢到血管外，导致皮下出血，我们也称之为阴斑。阴斑通常是紫色或者青紫色，也有一些是淡淡的黑色，有时候身上的瘀青，刚开始是紫色或者蓝青色，或为青紫色，到后来慢慢地变成淡淡的黑色，渐渐地就消失了。当然更重要的是，它一般不是在热性病中出现，而是慢性病，反反复复地出现，没有发热，神志清楚，其他情况尚可，这种叫作阴斑。它和刚才所讲的热、发热相比是属阴的。从脏腑来说，它是脾气虚，脾不统血。比如有些女孩子月经不正常，月经量很少，经期迁延较久，身上常常青一块紫一块的，这常是由脾气虚引起的，最常采用健脾的方法来治疗，比如中成药归脾汤或者归脾丸，或者中药阿胶，均有一定的效果。还有西医所说的血小板减少引起的紫癜，到处青一块、紫一块，碰一下就出血，这种情况也属于阴斑。还有再生障碍性贫血（再障），也属于阴斑，都是血不能够循着血管运行，外溢血管，这些患者都可以用健脾益气摄血的方法来治疗。

疹和斑不一样。疹是高出皮面的，抚之碍手，触摸可感觉皮肤突起。就像被蚊虫叮咬，没有看见的时候摸，就有突起的感觉，但是蚊子咬的包不能叫疹，它的颜色一般是淡红或者粉红，边界不太清楚。有一部分疹可能发生在热性传染病中，和斑同时出现。因此我们平常说斑、疹会同时出现。同样道理，如果疹看起来颜色比较红活，而且疹出之后神志比较清楚，热也退了，情况就较为乐观；如果疹出以后颜色较暗，没什么光泽，热不退，神志不清楚，是人体正气不足，不能够把邪气向外推，邪气还陷在体内，情况就较差。

> 闵莉：儿科当中有惊麻痘疳，就是惊风、麻疹、水痘、疳积，这是过去小孩子很常见的四种病。其中的麻疹，也是一种疹。麻疹可以终身免疫，得过一次一般就不会再得第二次。现在因为卫生条件改善了，预防工作做得好，小孩子出生一段时间后就打疫苗，其中就有麻疹疫苗，打完以后，很多小孩就不会得麻疹了，麻疹的发病率大大降低。

李灿东：虽然如此，麻疹还会发病，因为打过疫苗，有时候症状减轻或者不典型，加上家长比较大意，所以常常延误了病情。一般来说，麻疹刚开始的时候会出现流鼻涕、发热、怕冷这些类似感冒的症状，比较典型的麻疹患者会流眼泪，还有就是耳根发痒，过一阵子就会长出小小的疹子，疹子长出来以后一般热就退了。因此小孩子感冒发热的时候流眼泪，耳朵、耳根较凉，要稍加注意，最好抱到医院请医生给看一下是不是出麻疹。麻疹透出来，热即退，病很快就痊愈。如果治疗不得当，凉的药用得太多，清热解表的凉茶喝得太多，麻疹发不出来，疹刚发未齐又收回，然后就开始出现喘、高热、神昏，这种情况就叫作麻毒内陷，西医称之为麻疹性肺炎，这时病情就向坏的方向发展，会有危险。因此我们要知道麻疹要有个透发的过程，我们不要害怕它发，其实发出来是好的。

> 王洋：还有两种疹，小朋友也常发，一个是风疹，一个是湿疹。风疹，民间俗称起风团，突然间发作，一抓身上就起一片，此起彼伏，而且很痒。湿疹局部会有渗出，会结痂，也很痒。这两种很痒的疹让孩子痛苦难耐，家长也很着急，其实中医中药对这两种疹都有比较好的效果。李老师，您能结合临床给大家详细谈谈吗？

李灿东：中医说的风，具有善行而多变的特点，而且风有个特性就是痒。以皮肤瘙痒为主要表现的叫风疹，西医有时候叫它皮肤过敏，有时候叫它荨麻疹。从中医来说都叫风疹。正因为风性主痒，痒的问题在中医看来都跟风有关，所以止痒的一个基础就是要祛风，比如说喉咙痒、咳嗽，其实也是风。我们在前面讲到红眼病的时候，提到眼睛会痒，是因肝经风热，也有风，所以要祛风。我认为中医治疗反复发作的皮肤过敏、荨麻疹这类疾病的效果还是相当好的，而服用一些西药后的不良反应可能比较大，作用也是暂时的。除了这些以外，患者可以做一些过敏原的检测，测了就知道对什么物质过敏，有些病症很明显是由过敏原引起的，就最好回避一下。但是治疗更应该通过调节身体内在的正气，达到康复的效果。比如粉尘过敏，这个问题很严重，因为我们不可能生活在真空里面，粉尘无处不在，你有办法吗？所以我建议大家对于过敏要正确对待，有些过敏确实很可怕，比如像青霉素过敏，这可能会迅速危及生命。但是有些普通过敏，如果能注意食材的选择、合理的烹调，再加上中医的治疗，很多问题还是可以解决的。如果有过敏的问题，可以请中医帮助调理，通过辨证施治，往往会有比较好的效果。方剂中有个常用的方叫消风散，要在医生的指导下应用。中药中有一味药叫地肤子，也有很好的抗过敏作用。一些海鲜过敏，可以适当地在食物里面加一些生姜。因为海鲜性比较凉，在深海里面生活的海洋生物都比较凉，加一些生姜以矫正它们过于凉的偏性，可以减少一些过敏，达到比较好的效果。

　　湿疹也十分烦人，它是慢性病，既难受又痒，有时候周围还有小的水疱，还会流水、化脓、结痂、局部皮肤剥落，奇痒无比，而且会反复发作，给患者带来很大的痛苦。为什么叫湿疹呢？它和湿有关系，会肿、会烂、会流水，都是湿的特点，再加上湿有个反反复复、缠绵难愈的特点。还有一个很重要的因素是风，痒是风的问题，因此湿疹其实是风邪和湿邪共同作用的结果，中医讲要祛风胜湿。我刚提到一个方叫作消风散，消风散也可以作为治疗湿疹常用的主方。湿疹反复发作，时间长了还会血虚生风，可以用一些荆防四物汤之类的药方。四物汤是中医用来补血的最经典的一个方，就是当归、熟地黄、芍药、川芎四味药，我们闽南、台湾地区炖鸡、炖鸭常用这些药物。四物汤再加上荆芥、防风就叫作荆防四物汤，对慢性湿疹、皮肤感染、头皮起屑、瘙痒更适合一些。当然我还是不主张自己买药吃，建议要在医生的指导下用药。孩子长湿疹，家长当然会很烦恼。有些孩子出生不久，甚至刚出生，尿布包的地方就长湿疹。中药煮汤外洗的效果是很好的，我简单跟大家介绍几味中药，比如荆芥、防风、苦参、大黄（泻下药），还有就是蝉蜕（知了的壳，以皮治皮）、煅石膏（煅石膏是很好的燥湿的药），还有一味叫蚕沙（就是蚕的粪便），可以选择这几味药煮汤，煮完之后预留一些备用，剩下的药汤，就等孩子洗完澡后，把他放到药汤里泡一泡。比较严重的地方，就用棉签蘸些预留的药汁，一天涂几次，很快就能解决问题。这些都是我们临床经常碰到的问题，给大家介绍一下，可能对大家有些帮助。特别再强调两点，第一是痒的症状和风有关，第二是抓破会流水的跟湿有关，这样对大家以后分析问题可以提供一些帮助。我们一定要把老祖宗留下来的宝贝用好，要相信中医。

第十六讲
望小儿指纹与排出物

梁文娜：上一讲讲到麻疹、风疹、湿疹的时候提到了小儿，其实儿科的诊断还是比较麻烦的，因为儿科的患者要么还不会说话，要么词不达意，很难问诊。这就需要医生在其他诊法上多获取信息，也有一些专门针对小儿的特殊诊法。今天要讲到的望小儿指纹就是这样一种针对小儿的特殊诊法。

李灿东：对，望小儿指纹又叫望小儿食指脉络。我们看的是小孩子食指边的偏内侧的一条指纹，这里的指纹不要和我们现在所说的可以用作指纹识别的指纹混在一起。我们望的时候不是看十个指头的末端有几个圈几个螺，而是看小儿食指偏内侧端前缘的一条络脉，或者叫作脉络，用解剖的术语来说就是一条静脉。只有 3 岁以下的小儿才看得见，长大以后就看不见了。所以，望指纹的对象是 3 岁以下的小孩。为什么要望指纹呢？一方面，孩子小的时候皮肤比较薄，这个部位的络脉会显现出来，肉眼可见。另一方面，这个部位非常重要，从中医而言，这个部位是手太阴肺经经过的地方。手太阴肺经是手的三阴经之一，它是从胸一直到手。阴经一般循行在我们手臂的内侧，手三阴经就是手太阴肺经、手厥阴心包经、手少阴心经，这三条属于阴经，阴经和五脏联系。而在背面的、在外侧的属于阳经，阳经和六腑相联系。

中医认为，脏在比较里面，有藏在里面的意思，过去写"脏"的时候是写"藏"，"隐藏"的"藏"，它是藏在里头的，是比较深的。六腑相对于五脏来说，它是在外面，属于阳的，脏腑就是这样分的。我们人的手上有 3 条阴经、3 条阳经，脚上有 3 条阴经、3 条阳经，手和脚一共是 12 条，我们称之为十二经或者十二正经。另外，应该知道，中医讲的经络，两边是完全对称的，就是左边有三阴经、三阳经，右边相同的位置有相同的三阴经、三阳经，所以望小儿指纹的时候，左右手都要看。

因为肺经是从胸走手，所以它是从中焦开始，到肺，向下联络大肠，因为肺和大肠相表里，从这里出来以后，再从缺盆出来，之后就沿上肢内侧的前缘，经过一个叫列缺的穴位。我们前面讲了望闻问切，其中讲到切脉，就是摸脉，摸的就是手上这个位置，这个位置也是手太阴肺经通过的地方，这个地方和我们现在讲的望小儿食指络脉的地方，在部位上都是同一条经脉经过的地方。

肺在五脏中非常重要，中医有个基本理论叫肺朝百脉，或者叫百脉朝肺，就是肺通过百脉和全身的脏腑、经络、气血发生联系。用现在的话来讲，可以这样理解，就是肺里面有很多血管，通过血管和肺里面的气体发生交换，肺里面吸进去的是清气，吐出来的是浊气，在这个过程中完成气体交换，因此五脏六腑的问题、身体各个器官的问题都可以通过肺朝百脉这一特殊生理反映出来，同样，肺的问题也可以通过肺朝百脉影响到五脏六腑。因此肺在五脏六腑当中是非常重要的，它对整个疾病的发生、发展都起着非常重要的作用。正因为如此，中医通过"寸"这个地方就可以了解人体的健康状态。同样的道理，小儿食指络脉也是肺经所过的地方，也反映肺的状况，并通过肺反映全身的情况。

刚才也提到，因为小孩子很小，他的脉的位置很小、很短，加上小孩子不配合，会哭，会挣扎，摸脉就不太准确，所以我们就要寻找一个替代的方法，即观察一下络脉的情况，这样比诊脉要准确，而且方便。大人带孩子过来看病，家属抱着孩子面向光线亮的地方，医生就用他的左手握住小孩的食指末端，右手拇指在观察部位轻轻地从指尖到根部推两三次，主要目的是让络脉显现出来，便于观察。

我在临床上经常这样做，因为小孩子会哭，我就跟他说"乖啊"，同时摸他头上的囟门，我们前面讲到了囟门的情况。用手摸一下，就可以知道囟门的情况。小孩子会哭会叫，在哭的过程中，医生要非常敏捷地看一下他的喉咙、舌头，你不可能叫小孩子"舌头伸出来看一下"，孩子一般很难配合医生查体。遇到这样的情况，医生要很敏锐地一下子观察到喉咙和舌头的情况，再顺着下来，握着他的手，看小孩子的食指络脉。因此说几个动作很简单，几秒钟之内就把这三个部分，从囟门到喉咙到舌头到指纹都看到了。一个训练有素的医生，他就是在短暂的时间内用非常简单的方法，能够得出基本的判断。

> 闵莉：当然很多朋友没有受过专业训练，不要求大家也能像我们医生一样，能够在非常短的时间内就把这些全了解，但可以掌握这些方法。平时对家里的宝宝留心观察一下，一旦发生变化，对宝爸、宝妈们来说就是个提醒。具体该怎么望，还需要老师再讲一下。

李灿东：我们先了解一下什么是正常的小儿指纹。正常的时候，3岁以下的小孩掌侧的前缘有一条络脉通过，这条络脉一般来说是单支的，没有分叉。其次，它是斜行的，往前延伸，像一条线。有多粗呢？可能看起来有0.5～1mm左右，细细的，颜色是蓝紫色的。这就是正常的指纹。另外，我们的食指可以分成三节，靠近手掌的是第一节，接下来是第二节，手指最末端是第三节，第一节有专门的名称叫"风关"，风即吹风的风；第二节叫"气关"，就是精气神的气；第三节是"命关"，就是生命的命。这就是风关、气关、命关。一般正常的小儿指纹在风关以内，不会超过风关，有疾病的时候，指纹越长就表示疾病越严重。我们讲正常的指纹有这么几个特点：单支，斜行，粗细适中，蓝紫色，在风关以内，这个就是正常的指纹。反过来说，第一，太长了；第二，开叉了；第三，颜色发生变化了，这就是病理的情况。

病理的指纹，记住这句话，"紫热红伤寒"。紫色一般是热证。大家还记不记得前面我们讲到望色的时候，经常给大家谈到红色一般是火，是热证，这个指纹出现的红色，一般都是淡淡的红色，小孩子风寒感冒了，一般见的是淡红色，发热的时候、热的时候一般是紫红色。热可以让气血运行加快，血多了，溢在那里，颜色就更深，所以紫色是热，红色是寒。这个寒当然不是那种阳气虚的寒，主要是感受了寒邪，所以叫紫热红伤寒。

还有一句叫"青惊白是疳"。指纹青色一般是惊风或疼痛，气血运行不畅，因此指纹变青紫。疳积现在少见，过去很多，因为过去卫生条件、生活条件差，小孩子经常有肠道寄生虫，如钩虫、蛲虫等。肠道寄生虫引起的消化不良，最终导致营养不良，这种状况叫疳积。之前疳积比较常见，现在社会条件好了，疳积就少了。疳积时一般见到的指纹是白色，所以叫"青惊白是疳"。

第三句叫"黑纹因中恶"，就是出现纹理是黑色的，一般是病情严重，或者是感受疫毒，就是我们讲的温病或传染病。感受疫毒的时候是比较严重的，指纹是黑色的，因此叫"黑纹因中恶"。

另外，"黄色困脾端"，黄色代表脾虚，因为小孩子脾比较容易虚。小孩子吃东西一般不知道控制，吃完又会消化不良，叫"胃强脾弱"，因此说"黄色困脾端"。

这些是对小儿指纹颜色的判断。除了看这个，还看什么呢？还看它是浮还是沉。浮，就是看上去很浅表，浮在表面上的一条，这叫浮。沉，是比较深，从里面透出来，这叫沉。通过浮沉可以判断出是表证还是里证，表证是浅表的，刚刚生病的时候，邪气刚刚侵犯人体，邪正的斗争还在浅表，里证是邪气已经入里了。相对来说里证比较深。通过浮和沉我们可以分辨病到底是表还是里。我们了解到中医诊断的知识有很多现实中的意义，我们大家可以提早来观察自己的孩子是否存在疾病，以便及早进行诊断。

通过观察指纹显现部位的深浅，可以了解我们的病是在表还是在里。除了这两方面以外，我们接下来谈一下小儿指纹的粗细以及它的分叉，可以据此了解虚和实。如果指纹很粗很浓，就像水管中水灌得很满很饱，里面很饱满，这叫作滞，就是停滞的滞。因为如果指纹很粗、很浓就容易壅滞，甚至有分叉，就像我们的河道一样，水很多的话，那河道就变宽了。如果水少的话，就会出现尖尖的细纹，看过去就很淡。粗的、浓的，一般是实证；细的、淡的，一般是虚证，比如说气虚、血虚等。从浓淡、粗细，可以判断虚实。

第四个方面，主要是通过指纹的长短去判断病情的轻重。比如，如果指纹在风关以内，比较短的，可能是正常的，出现这个情况，即便是患了疾病，也是比较轻的。如果到了气关，指纹更长了，病也就更严重了。中医所说的中经络、中脏腑，不管它中哪里，指纹越长，病情就越重。当透过这个命关，就是最后这一节（食指末端指节）直接到手指甲这个地方，叫作"透关射甲"，就是指纹一直长到指端或者透过指端到手指甲，说明病情比较重，预后比较差，疾病比较凶险。这是对指纹长短的判断。

我们总结出四句话，叫"浮沉分表里，红紫辨寒热，淡滞定虚实，三关测轻重"。这就是我们望小儿指纹的基本内容，大家明白了这个道理之后，通过这样一个简单的方法，就可以知道3岁以下小孩的基本情况。其实，小孩子相对来说生命力比较旺盛，也比较容易生病，但疾病也比较简单。过去我们把儿科称作"哑科"，"哑巴"的"哑"，就是小孩还不会说话。其实从某种意义上讲，小孩很多时候的病相对来说也比较简单，没有那么复杂，掌握一些基本的方法就可以，不需要每次都打针、挂瓶。养成一种观察的习惯，对小孩子的健康是很有帮助的。

吴长汶：那我们接下来就给大家讲中医局部望诊的最后一部分内容，就是望排出物。生命活动过程中的分泌物和排泄物，我们都把它统称为排出物，包括眼泪、鼻涕、唾液、咳嗽咳出来的痰，还有患者在呕吐的时候吐出来的一些呕吐物，以及汗液、大便、小便，这些都属于排出物，还有妇女的月经、带下，生产过程中的恶露、乳汁，这些就是我们讲的分泌物、排泄物，统称排出物。我们讲的是望诊，是观察，实际上谈到望诊的时候，还涉及闻诊，就是嗅诊的内容，还有一个就是问诊。因为现在的卫生条件，临床医生没有直接去观察患者排出物的情况，现在大多数医生是直接询问患者的，像咳嗽有没有痰，痰是什么样子的，小便情况怎么样，有没有浑浊，是黄的还是清的。因此实际上这里讲的望排出物包括一部分闻诊和问诊的内容。

李灿东：排出物的形成过程和脏腑是有关系的，比如我们讲到眼泪，泪是肝之液，因此眼泪是和肝的功能有关的，是肝分泌出来的。汗为心之液，汗跟心是有关的，汗是心在生命活动过程中排泄出来、分泌出来的，所以汗为心之液。涎是脾之液，唾是肾之液，涕是肺之液，这是五液。五液跟五脏有关系，比如说：月经带下，它跟妇女的生理病理特点有关系，跟子宫（胞宫）、冲任有关系。大小便，除了跟肾、膀胱有关外，还与心和小肠功能有关系，而且与三焦的功能关系很密切。中医讲心火，心火移热于小肠，火热从小便排出，因此小便就是短、红的，也叫尿短赤。小肠如果不能分清泌浊，排出的小便就是浑浊的。大便的排泄跟脾胃的功能、肠的功能，甚至跟肾的功能都有关系，因为肾就和开关一样，肾主二阴，所以和肾有关系。排出物受到很多因素的影响，说起来是非常复杂的。

通过对分泌物和排出物的观察，我们也可以了解机体的脏腑功能和疾病的寒热虚实。为了让大家更容易理解掌握，我们把分泌物和排泄物大致上分成两大类，不管是什么样的分泌物、排出物，只要是颜色比较黄的，质地上看比较浓的，比较黏稠的，不容易排出来的，味道比较重的，或者臭味比较明显的，这些一般是属于热证、实证。如果分泌物的颜色是比较淡的，或者是无色的，小便没有颜色，是清的，比较清稀的，不是很黏的，容易排出来的，臭味不太明显的，这些一般是虚证、寒证。举几个例子来说，比如我们感冒咳嗽了，问医生到底是冷咳还是热咳，有的说咳嗽不能吃萝卜，不能吃热的东西、炸的东西，要忌口。有的人说我要吃热的东西会舒服一点，吃凉的东西就不舒服。那怎么知道咳嗽是冷咳还是热咳呢？其中有个经常用来判断冷热的特征，就是痰。如果咳嗽有痰，我们就可以从痰的情况来判断是寒还是热。比如有人咳嗽咳出的痰很黄、很黏稠，甚至有的还像脓血一样，比较臭，这种一般就属于热。通过这个咳嗽痰液的情况，我们大致上可以判断是寒是热。有些老人家患"老慢支"，什么叫"老慢支"？就是老年的慢性支气管炎，反反复复的慢性咳嗽、有痰，痰经常是比较稀的，比较白的，有泡沫，容易咳出来，这种属于寒的比较多，所以中医要温肺化饮，饮食上平常不能吃太凉的、生冷的食物，一吃就容易发作。而如果在疾病过程中，痰变黄了，变黏稠了，那就有可能是感受了热邪，或者就是化热了，用现代的话讲就是有感染了，这时候变成热咳，可以适当地用一些清热的办法。感冒以后，到底吃凉还是吃热，就参考这个来判断。再举一个例子来说，比如拉肚子，就是泄泻。泄泻的因素很多，它的一个病理特点是有寒湿或者有湿热，那我们到底怎么知道是凉还是热，该吃什么呢？大家都知道泄泻，拉肚子，可以喝藿香正气水，其实藿香正气水本身是温的，它是以散寒祛湿解表为主，夏天太贪冷，喜凉，喜欢吃冰喝凉的东西，然后拉肚子，这种情况下，喝藿香正气水就挺好。但假设患者是热证，喝藿香正气水就会火上浇油。因此夏天高温中暑，温度很高，有时候喝藿香正气水，反而更严重。我们到底怎么判断拉肚子是寒的还是热的？要根据拉肚子的特点。比如拉肚子是比较清稀的，水样的，不怎么臭的，肛门没有烧灼感，一般就是属于寒的、凉的，这时候可以喝一点藿香正气水，效果就比较好。反过来，如果拉肚子是很黄、很黏、很臭的，在排便的时候肛门有灼热感，那么这时候一般是湿热，是热的，这时候再去喝藿香正气水是不合适的，而应当服用葛根芩连汤，或黄连素片这类成药可能效果更好一些。因此通过观察排出物的质地、颜色、气味，我们大致上就可以了解疾病的寒和热，这对我们是很重要的。展开来讲，范围还可以引申更广，比如小便，老人家晚上睡觉的时候，起夜次数多，而且起夜的小便往往比较清，比较长，清就是没什么颜色，长就是尿量多，一般就是虚寒的，是肾气虚，肾气不固。如果小便非常短、黄、尿频、尿急，那一般是热证。老人晚上一般不会出现这种尿频、尿急、尿痛，他只是一直要起夜，小便清长，因此多属于肾阳虚。我们再进一步分析有些老人家经常出现的一些像前列腺炎、前列腺增生等问题，这些问题表现的一个症状就是老要上厕所，而且晚上比较明显。如果认为有前列腺炎，就吃一点抗生素消炎，很多时候是错的。其实这些老人家很多不是热证，而是虚寒证。因此望排出物，对实际日常生活有很重要的指导意义。这一点刚好是我们现在临床医生比较薄弱的环节，因为现在医生很少去检查患者的大小便，或者去观察患者咳出痰的情况是怎么样的，所以如果患者自己掌握了这方面知识，了解自己的情况以后，他们在就诊的时候，也可以把这些相关情况跟医生进行沟通，有利于医生把握病情。

第十七讲
舌 诊 探 秘

俞洁：舌诊是中医一个很有特色的诊断方法，可以说是最有特色的。我们去看西医的时候，五官科医生可能会观察舌的情况，但是更多的时候医生叫大家张开嘴，看的是咽喉。而中医看病都有一个很重要的环节，就是叫患者伸舌来观察，因此说舌诊是我们中医很有特色的诊断方法。早在《黄帝内经》时期，也就是两千多年前，就记载了望舌诊病的方法。到了元代的时候，有本书叫《敖氏伤寒金镜录》，它是现存最早的第一部舌诊专著，开始把舌诊作为一项单独内容进行论述，不过当时舌诊的理论体系还不够完善。到了明清时期，温病流行，验舌诊病成了重要的诊察方式，舌诊的理论体系才不断完善。这以后在很多书里舌诊是单独成章的，也有舌诊方面的专著。因此，有的同学把舌诊理解为四诊之外的特殊诊法。

李灿东：的确如此。曾经在一些中医教材中把舌诊作为单独的一章进行论述，大家不要误解它是另外一种诊断方法，其实它是望诊的一个部分，也可以说是局部望诊的一个部分，只不过说它很有特色，因此我们给它独立成章，作为单独一篇来论述。

相对来说，望诊是比较客观的。一般来说，如果人的视力没有太大问题，色觉没有太大问题，那么通过观察，比较容易形成共识。在过去，由于各方面条件的限制，在讲授舌诊的过程中，更多的是通过书本或者老师的描述，或者通过跟师去验证，没有办法完全去再现舌，因为过去的绘画技术，不管从绘画学还是色彩学角度完全去再现舌和色难度很大。但是现在通过照相技术，可以很直观地将患者舌象拍下来。30年前我们也出过一些舌诊的彩色图谱，但是效果都不好，因为看起来和实际相差很大，就包括同一印刷厂不同批次印刷的书，它的颜色也不完全一样，解决不了色差的问题。现在因为计算机技术发展，电子成像技术很发达，我们可以拍一张舌象的照片通过网络发送给医生看。实际上还可以再拓展一点，假设不是太忌讳，真的想通过网络请医生看病的话，最好把自己的脸也拍一张，还有一些局部变化，比如说手、关节哪里肿了，把有变化的地方，连同舌象一起拍下来，它对医生诊断可以起到一个很好的参考作用。

> 吴长汶：是的，舌诊很有特色。现代技术的发展，为我们继承舌诊理论，进一步研究舌诊，提供了丰富而可靠的手段。接下来请您给大家介绍一下舌诊的基本原理，以及为什么舌象可以有那么丰富的临床意义。

　　李灿东：首先，中医认为，心开窍于舌。人的五脏和五官之间有联系，比如说五脏与官窍，肝开窍于目，肾开窍于耳，脾开窍于口，心开窍于舌，心在五脏中是最重要的，是五脏的中心，五脏六腑之大主。既然心这么重要，它又开窍于舌，所以五脏六腑的功能就会通过心反映到。因此我们说，舌是人体的一面镜子，通过望舌，可以了解身体的一些变化，这是第一点。

　　第二，大家知道舌后面连着食管到胃，食管前面有气管连到肺，肺朝百脉，通过百脉跟全身进行气体交换，因此全身问题会影响到肺，肺的问题也能影响到全身，从而舌也跟肺有联系，现代研究也发现我们的呼吸跟舌苔形成有很大的关系。脾胃就不用说了，中医认为，脾胃是后天之本，是气血生化之源，也就是说，人出生，先天是靠肾，肾是先天之本，但是生出来之后，靠的就是脾胃。既然脾胃这么重要，它跟舌的关系那么密切，因此，舌能够反映脾胃的功能状况和人体气血的一些情况。

　　第三，经络学说认为，五脏六腑多通过经络和舌发生直接或者间接的联系，就是所有的脏腑都跟舌有一个直接或者间接的联系。通过这么一个窗口，就可以了解脏腑的情况。

　　第四，中医还有一个特别的理论，认为舌苔是胃气所生。胃气就是脾胃的功能。舌上面有一层白白的，像苔藓一样的苔状物，就是舌苔。舌苔是怎么来的呢？就是脾蒸胃气上潮。舌苔就像草地上的小草，小草生长需要什么条件呢？第一个就是水和土，第二个就是光与热，如果没有光，长年不见太阳，都是水，小草也长不了。脾就像阳气，就像太阳的光辉，胃气就像水，蒸腾在上面，舌苔就相当于草地上长的小草，因此舌苔是胃气所生，说的就是这个道理。胃气是很重要的，因为脾胃是气血生化之源，所以中医有个很重要的理论叫"有胃气则生，无胃气则死"。中医看病的时候非常注重顾护胃气，认为有胃气就会活命，没有胃气生命就无法延续。人出生之后，一部分是靠肺吸入的清气，所谓清气就是现在讲的氧气，另一部分靠的是脾胃运化过程中产生的水谷精微，这两者结合就成为身体主要的营养来源。因此一个好的中医，要时刻以胃气为念，时时都要考虑到胃气，整个治疗过程中都要保护胃气。另外药物的吸收也需要胃气，如果没有胃气的话，药吃了也不会吸收。有些药品，首先损伤的就是胃肠，接着就是影响到肝、肾。我们现在有些习惯，生病了就喜欢吃点草药，其实草药也不能随便吃，使用不当的话，也会影响胃气的产生。

陈淑娇：平时大家在养生保健过程中要注意保护胃气，饮食没有节制、饥饱无常、过食辛辣或寒凉等都会损伤胃气。前面了解了舌诊的原理，似乎还没有解决望舌的问题。望舌的过程看似很简单，其实有不少需要注意的地方。比如望舌的范围，解剖学上的舌根和舌诊的舌根就不是一回事。而且舌面的不同位置也和脏腑有关联，就像我们前面望面部时一样。老师可以给我们具体介绍一下吗？

李灿东：好的，一般从西医角度来看，伸出来的舌的后面连着口腔肌肉组织，这叫舌根，张口伸舌时，我们是看不见舌根的。中医讲的望舌，主要望的是能够看得见的部分。如果我们看口腔深处，可以发现舌头靠近咽喉的位置有一个"人"字形的沟，我们称之为人字沟。这个人字沟后面，西医称之为舌根，我们观察不到，我们看见的是人字沟前面的部分。中医舌诊的舌根，就在人字沟前面这个地方。所以中医讲的舌根和西医讲的舌根含义上不完全一致。舌头前面这一截叫舌尖，中间这一块叫舌中，舌的两边叫舌边。一个舌面大概可以分成舌尖、舌中、舌根、舌边这几个区域，这些区域和脏腑有关系。我们通常认为：舌尖和心肺有关系，舌中和脾胃有关系，舌根跟肾有关系，舌边跟肝胆有关系。也就是说，如果我们看到舌某些部位有特殊的变化，就可以把它和相应脏腑联系起来。比如，舌尖比较红或者长了刺，就可能有热，热在心或肺。如果是舌边红，那热就在肝胆。除此之外，关于舌面的脏腑分属还有不同的说法。比如，某些书上把舌分成三段，就是舌尖、舌中、舌根，舌尖是上焦，舌中是中焦，舌根是下焦。也有人用胃经去划分，就是认为整个舌跟胃有关系，舌尖是上脘，舌中是中脘，舌根是跟下脘有关系。不管怎么分，我想有两点，第一点就是靠前面舌尖这部分反映的是上焦的问题，靠后面舌根这部分反映的是下焦的问题，舌中反映的是中焦的问题。如果我们把它当成一个生命的全息来讲，就是人体的上、中、下和舌的前、中、后是对应的。第二点就是这么多的分类方法，最常用的也是比较容易形成共识的就是以脏腑划分，即刚才说的舌尖候心肺、舌中候脾胃、舌根候肾、舌边候肝胆，这是比较常用的，这是舌面的脏腑分布情况。

> 闵莉：刚才介绍了望舌具体该"望哪里"，舌面各部分和脏腑的关系，我觉得作为初学者，掌握好大家最有共识的分法就可以了。接下来，请李老师再谈谈望舌要"望什么"。

李灿东：实际上，望舌主要是望三方面：第一，叫望舌质，有的时候又叫望舌体，就是舌的肌肉组织，包括脉络；第二，就是望舌体表面上覆盖着的这层苔状物，叫望舌苔；第三，舌头翘起来下面有一些络脉，就是舌下的络脉（静脉）。我们望舌，主要是望这三方面，舌质、舌苔和舌下络脉。但是舌下络脉相对来说理论形成得比较迟，最近几十年，中西医观察舌下络脉诊病才比较多，因此相对来说临床上应用不是那么普遍。按照中医理论，舌质是脏腑功能、气血的反映，身体的体质也可以通过舌质判断。具体来说，舌质包括四方面，即神、色、形、态，就是舌神、舌色、舌形和舌态。舌苔是由胃气所生，在疾病的过程中，是由胃气蒸化，同时邪气上熏以后，共同形成的，即我们讲舌苔是由胃气蒸邪气或脾气蒸邪气上熏以后形成的，因此舌苔的情况反映胃气的存亡和邪气的性质。有胃气就有舌苔，没胃气的时候就没有舌苔；另外舌苔反映邪气的性质是寒是热，还是湿等。舌苔同样也可以分为苔质和苔色，即质地和颜色，这是我们望舌的主要内容。

> 王森：舌质、舌苔是我们望舌的主要内容，舌的观察结果叫舌象。中医非常注重观察这个象，可以说舌象是在对患者舌的客观观察的基础上，结合中医理论得出的综合判断。要判断舌象，就要掌握望舌的方法。应该怎么望舌呢？

李灿东：其实望舌的方法很简单。医生坐在患者的侧面或者是对面，但临床上更多的是患者坐在侧面，患者是面朝着光源的方向。医生的视线要略高于患者的舌面。在观察过程中要特别注意三点。第一点是姿势，伸舌要平展，要自然，便于观察。看不清楚的时候，不要让患者比较长时间地伸舌，否则会影响到舌的颜色，可以让患者把舌先收回去，过一会再伸出来。第二点，要注意光线问题，一般要求要在自然光下，当然如果到了晚上，灯光最好是白色灯光，如日光灯。

有颜色的灯管往往对舌的颜色产生影响。第三点是染苔。比如说进食一些有颜色的东西或者渣比较多的东西，会对舌苔造成影响。比如，我们喝牛奶，牛奶是白的，舌苔就会变成乳白色的；吃蛋黄，蛋黄会有一些沾在舌苔上面使得舌苔稍黄。舌是在口腔里面，相对来说，受外界的影响比较小。我们脸部皮肤就更容易受外界的影响，比如天太冷，脸会有点青。而舌受到的这种影响相对少，因此中医特别重视望舌，跟这也有一定关系。就诊前可以先漱口一下，或者不要进食易染色的食物，也可以主动跟医生说明自己吃了什么东西，可能受了什么影响，医生也能做出一个判断。书上也有提及可以用蘸水的棉签轻轻擦一下，如果是进食原因影响的，可以擦得掉，如果不是，大部分是擦不掉的。

正常的舌质有这么几个特点：一是红白适中，不红也不白，说起来很玄乎，过去确实是没有度量单位来衡量红到多少叫红。淡红舌表现的是红白适中，源于我们平时的观察（这个舌象基本是红白适中的）。二是大小是适中的，就是不大不小。那怎么知道大小呢？20多年前做过的研究，曾有用过游标卡尺测量舌，但现在临床上一般是很少去测量。三是干湿适中，就是不干也不太湿润。还有伸舌是正的，没有歪向一边，转动灵活，舌头转动灵活和语言有很大关系，一旦舌头不灵活，说话就会不流畅，我们称之为舌强语謇。舌头一旦僵硬了，说话肯定也不流畅。心是藏神的，心开窍于舌，人的精神意志思维活动对于语言有支配作用，叫作言为心声。但更重要的是舌的运动自如。这是我们对正常舌质的描述。红白适中，转动自如就是正常舌质。

舌苔就是舌表面附着的苔状物。正常舌苔的特点如下：第一是薄白，就是薄白洁净；第二是干湿适中，就是有点湿润，但不会有水滴下来，不是很干也不是很滑；第三是紧贴舌面如一体，如果用刮舌板去刮，不会掉。正常的舌象概括起来，大概可以用六个字来表达：淡红舌，薄白苔。正常的舌象大家很容易理解，但实际临床上会发现几个问题。第一个问题是正常的舌象容易受到进食的影响，比如你吃热的、烫的东西，你的舌可能会比较红。第二个问题是正常舌象也会受到口腔因素的影响，比如有的牙齿不整齐或者牙齿缺失以后也会对舌象产生影响。另外，舌象还受到一些患者就诊习惯的影响，比如有的患者习惯刮舌苔，本来很厚的舌苔给刷薄了一些，这些因素对舌象都有一定的影响。根据我长期的观察，不是所有的正常人或者健康人的舌象都是很标准的淡红舌、薄白苔，大概只有60%的正常人是标准的淡红舌薄白苔，剩下的40%的正常人有的有齿痕，有的有裂纹，有的舌苔比较厚一点，有的比较黄一点，这些都可能出现。这就是我们给大家介绍的正常舌象。

第十八讲
望舌质之舌神与舌色

林雪娟：知道了正常舌象的特点，我们就可以以此为参照，运用以常衡变的原理来辨别异常舌象。不正常的舌象也可以分成两大部分来说，第一部分是舌质，第二部分是舌苔。虽然我们在观察过程中不是这样分开观察的，但是为了大家听得更明白，讲的时候需要分开来说，临床用的时候再合起来。中医观察舌质主要看四方面：第一，荣枯，或者叫作舌神；第二，舌色；第三，舌形；第四，舌态。前面讲整体望诊的时候，我们也提到这四个字：神、色、形、态。老师，请您具体讲解一下望舌质的内容吧。

李灿东：好的，具体到舌质，舌神说的就是荣和枯，还有老和嫩。什么叫荣枯呢？说起来很抽象，但理解起来并不困难。我给大家举个例子，我们去买菜，买鱼，买肉，经常会说"新鲜"两个字，可以说鱼和肉很新鲜或不新鲜。如果我问你，什么叫新鲜，什么叫不新鲜，你可能描述起来是很困难的，但你实际到现场去一看，新鲜的、不新鲜的摆在一起给你看，你一下就能看出来。所谓荣，实际上就是新鲜，就是荣润有光泽，看过去很新鲜，这就是好的，说明有神，有神是正常的，脏腑功能正常，气血旺盛，这就是荣。如果舌头看上去很不新鲜，很枯萎，没有光泽，或者颜色很暗，不怎么红活，这叫作枯，一般是病情比较严重，气血功能受到损害。讲望神时提到过得神和失神，得神是好的，失神是不好的，其实荣枯也是一样的道理。我们一般看到的荣比较多，枯说明病很严重，预后比较差。

第二是老嫩。老就是苍老，嫩就是娇嫩。怎么判断舌头是老还是嫩？我们不可能去掐，但是我们可以看出来的。比如一个老人家饱经沧桑的脸，皮肤比较枯燥，皱纹比较多，看过去比较结实，这就是老；而嫩呢，就像一个小孩，水灵灵的，看过去水分比较多，比较娇嫩。说得更简单一点，就是我们去买菜，有些菜很老，有些菜很嫩，嫩的看过去纤维没那么多。老的舌一般主实证，是邪气积在里面；嫩的舌主虚证，邪气不是很多，不是很明显，但是人体脏腑比较亏虚。我们望舌，有光泽就是好的，没光泽就是不好的；看过去比较老的多为实，比较嫩的多为虚。

梁文娜：望舌色就是看舌质的颜色。舌色大概可以分成四大类：第一类是淡白舌，第二类是淡红舌，第三类是红绛舌，第四类是青紫舌。教科书一般是从淡红舌开始讲的，就是从正常的舌色开始。但是从淡白舌开始，由浅到深，由淡白，到有一点红，到很红，再到红得发紫，这样排序更容易理解。正常舌是淡红舌，而在疾病过程中，舌色会变化，如果从颜色色调的深浅来判断的话，那就是有淡白舌、淡红舌、红绛舌、青紫舌。望舌色实际上是我们舌诊很重要的内容，有些东西，比如前面讲的望神，听起来好像不太好理解，比较抽象，但是如果讲颜色，那大家是更能够理解的。如果舌体被舌苔盖住了，看不到舌色，我们只能通过舌尖或舌边去看。

李灿东：是的，我就从淡白舌谈起，什么是淡白舌？简单地说，就是比正常舌的颜色要淡，就是没什么血色，叫白多红少，这就叫淡白舌。假设一点血色都没有，这可能大家不一定都有机会见到，我们就直接叫白舌，假设是又白又没有光泽，也没有什么神气，那就叫枯白舌。我们可以理解的是：白舌是淡白舌中更严重的一种情况。为什么会出现白舌或者淡白舌？它最主要的原因是血虚，因为这个红色是血的颜色，没有血当然就没有血色，就会变成淡白舌或白舌。血虚除全身的血虚外，还有可能是各种原因导致的局部血少，这也会产生淡白舌。例如，气虚阳虚，阳气是生命活动的动力，动力不足了，血不上荣，好比我们住在七八楼，靠二次供水，虽然水没有少，但如果压力不够，水也上不去。因此，从整体来看，可能没有明显的血虚，但是阳气虚了，血上不去，也表现出淡白舌或白舌。第三种可能是因为寒凝，寒可能是外来的，也可能是因为身体里阳气不足而产生的寒。有寒的时候血管就会收缩，收缩以后管腔变小，远端的血供应就会少，比如自来水管太细，供水就会不足。管腔越小，供血就越不足，因此就会出现局部颜色少而表现为淡白舌。血虚与贫血不一样，贫血在中医表现可能是气血两虚或者以气虚为主，血虚可能会产生淡白舌。也有可能是另外的原因，一些大出血的人，例如，外伤或者妇女在生孩子过程中出血太多，或月经量太多，这些原因导致大量出血，也会产生舌色变白。血虚与出血不完全一样，出血是一个原因，也是一个过程，血虚是一个结果，出血后就形成了血虚。那阴虚会不会出现淡白舌呢？阴虚不会。为什么呢？阴虚会产生虚热，会使血液运行的速度加快，反而出现红舌。

第二种舌色是淡红舌，红白适中刚刚好，可在正常人身上出现。有病的人见到淡红舌，说明病为初期，比较轻，易治疗，舌苔没有多大变化。例如，一个正常人，突然感冒了，舌色不会因为感冒而很快发生改变，还是淡红舌。因此淡红舌是正常舌象的一个总的概括。在疾病过程中，见到淡红舌，说明病较轻。

第三种是红绛舌。红与绛是同一类，深红为绛。红舌是比正常舌象更红的舌，红多白少，如果更红，甚至有暗，称之绛。红和绛实际上是一个深浅的区别，没有一个绝对的界限，红与绛的区别在于程度。我们可以看医生写病历，舌质偏红，比正常要红，却没有像红舌那样红。那么为什么会出现红绛舌？实际上是因为局部的血多了，血多并不是全身的血充足，它是因为热，使血液运行加快，就像烧水的时候，加热后沸腾，血液运行速度加快，单位时间内通过舌面的血液就多了，舌的颜色就变红了，因此红舌、绛舌主的都是热证。有些患者为红舌，可能会伴随脸红、怕热、发热、出汗，这就是热的一种表现。中医所说的热多见红色，其实有很重要的表现是面发红，口唇红，颜色越红，热就越深、越厉害，病情就越严重。绛是深红色，带黑或暗。热盛气壅，堵在那里不通，它就出现了红与暗。中医有个学派叫温病学派，该学派把人的热病分为四个阶段，卫、气、营、血，若热病到了营血这个阶段，就会出现舌色绛。

还有一类就是青紫舌。紫就是红加蓝混在一起，它的范围很广。它可能是一种蓝青舌，也有可能是紫红舌、绛紫舌，我们叫它红得发紫。还有一些为淡淡的青紫，也有可能是一些局部的青紫，某些斑点为青色或紫色。为什么会出现青紫舌呢？根本原因在于血行不畅，气血运行不通。有的人可能看过西医的一些解剖学图谱，上面一般有三种颜色，一种是红的，一种是蓝的，还有一种是黄的。红的是动脉，蓝的是静脉，黄的是神经。从整个生理来说，血液运行快的颜色是红色，为动脉；血液运行慢的是静脉，是蓝色。从生理上来讲，这个颜色和血液中的二氧化碳、血氧饱和度有关系，二氧化碳多了，血的颜色就成了蓝紫色。血液运行不畅，或者说血瘀的时候出现蓝紫。什么原因导致血液运行不畅呢？除了本身瘀血阻滞外，还有两种情况也会经常出现：一种是冷了，我们叫它寒极，太冷了，冻住了，导致血液运行不畅；还有一种情况是热极，热太盛了，血液运行速度太快，堵塞了，就像道路一样，热盛气壅，堵住了也会运行不畅。这实际上有三种情况：瘀血本身，寒，热。那么瘀血引起的一般是青紫色，有的人表现出来的是局部青紫，例如舌的某个部位或舌两边出现紫色斑点或一条条的形状。第一种情况，有些患者在疾病过程中会发现舌面上有些紫色斑点，提示有血瘀，比如妇女有痛经，月经量少，或者月经延期，有血块，经常会在舌面上出现一些青紫色的斑点。第二种情况，舌两边有紫色或紫黑色的两条线，经常提示可能是肝脏的肿瘤。比如肝癌、肝硬化，或者是一些肝脏其他的肿瘤病。因此，书上又称它为"肝瘿线"，瘿其实也是肿块的意思，若直接讲肝癌，患者一听就会害怕，所以讲"肝瘿线"，它与肝脏的肿瘤有一定的关系。一般我们在临床上若是见到有些患者出现了这样的两条线，就会提醒他注意相关的一些问题。准确率可靠性有多高？按照报道来说有百分之六七十。我们要了解这知识，但也不要害怕，出现这种情况不一定都是肿瘤，不要产生很大的思想压力，到处检查，没有必要。一方面要重视，另一方面也要合理地对待。第三种情况，就是我在20多年前，专门做过一项研究，发现妇女在怀孕的时候出现一个特殊的征象，在舌面上会出现蓝色的印子。过去中医诊断是否怀孕主要根据两条：一是停经，二是诊脉。但是中医较少提到用舌象来观察是否怀孕。我在研究过程中发现，孕期特别是早期，在舌面上出现蓝色的印子，我称它为蓝斑或是蓝带。它不像紫斑那样边界明显、清楚，它只是淡淡的蓝色，有可能在整个舌面都有，也有可能只在舌边，是妇女怀孕的一种特征。为什么会出现蓝斑呢？它与血液运行有特殊关系，因为妇女在怀孕时，中医说"血聚冲任，以养胞胎"，所以这是一种特殊的生理过程，类似于血瘀，因此，中医有许多活血化瘀的药在怀孕时都不能用。因为活血化瘀药会破坏这种特殊的生理性血瘀过程，可能会导致流产或者先兆流产，所以中医把活血化瘀的药归为妊娠禁忌药。因此，我们想用调理月经的药，或在怀孕之前找一个中医调理身体，在调理的过程中有时会用到活血化瘀的药，这些药使用一段时间后最好停掉两周或更长的时间后再准备受孕。不要一边在吃活血化瘀的药，一边准备怀孕，这样成功的概率会降低。另外在我们日常生活中，怀孕的女性朋友在吃东西时要注意，例如，一些补血又活血行气的药物，也包括一些有明显香气的药物，如麝香等，怀孕过程中尽量不要去接触，它们可能会对孕妇产生影响。福州这个地方，有些怀孕的人会吃青蟹，我建议大家不要吃，寒凉的东西可能会破坏特殊的生理过程。除血瘀外，青紫色可能是由寒或者热引起的。怎么判断它到底是寒还是热，这非常重要，因为寒热是相反的，如果把寒证辨成热证，把热证辨成寒证，麻烦就大了。为此我们需要注意。怎么区别？那就是寒证引起的青紫色是从淡白舌变来的，淡白舌就是寒证，相对来说，血运行减少，进一步发展就可能变成青紫舌，见淡淡的青紫，无血色，有一点紫；第二，可能是有一些寒证的特征，例如怕冷等；第三，因为寒不伤津液，一般来说舌面不会很干燥，比较湿润，湿润中有淡淡的蓝紫色，这是寒凝引起的。若是因为热引起的，则是紫色舌、紫红舌、绛紫舌，为有热的表现。这是由红绛舌进一步发展而来的，热会伤津液，舌会显得较干，我们要区别到底是什么原因导致的青紫舌。中医有句话："善诊者，察色按脉，先别阴阳。"因此，寒热要先搞清楚。寒热若不明确，就会出现大问题。

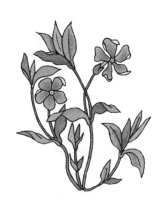

第十九讲
望舌质之舌形与舌态

吴长汶：前面介绍了望舌色，我们了解到舌色和面色的差别，舌色从浅到深是白舌、淡白舌、淡红舌、红绛舌、青紫舌，而面色含五方面，青、赤、黄、白、黑。舌质的异常还可以表现在舌形方面，包括舌体胖大、瘦薄、齿痕、裂纹、点刺等。对这些内容的理解有点难于把握，主要是对于程度的确定不太好量化，这也是中医诊断的信息当中普遍存在的问题。老师，您从这些方面给大家详细介绍一下吧。

李灿东：好，在某些特定情况下，也包括一些疾病的时候，舌形会出现一些变化。第一个，舌变大了，叫作胖大舌。什么叫胖大？就是比正常的舌要厚要宽。胖多少叫胖大舌呢？很难用一个非常直接的数字表示出来，过去我们也经常想去测量到底胖大舌是比正常舌大10%，还是15%，但是这做起来很不方便，实际上也没有可操作性，没有太大意义，因此还是立足于从肉眼观察。如果嘴巴一张开，舌头伸出来，感觉舌头比较宽比较厚，感觉很饱满，一般就是胖大舌。还有一种情况，有的人舌胖大很明显，就像是肿胀满口，伸出来甚至收回都很困难，而且伴有疼痛，舌头很痛，伸出来整个舌头肿胀满口，颜色比较红甚至是紫红色，提示病情是比较严重的，我们把这种舌形叫作肿胀舌。肿胀舌其实是胖大舌的一种，但比胖大舌更胖大，而且颜色是红的，伴有疼痛，这两种可以合在一起来说。为什么会见到胖大舌？实际上我们可以理解为水太多，水肿了，舌头体积就变大了，就像一个物体泡完水撑开了，所以是水多了，我们称之为湿或水湿，跟脾胃关系比较密切。因为脾的功能除了运化水谷精微，把营养物质吸收以后运送到全身以外，还有一个很主要的功能，就是运化水湿，把水湿运走。所以当脾的功能不好，即脾虚，水湿就潴留了，此时舌就肿大了。如果我们再把这个与之前学习过的内容联系起来，如果胖舌，颜色又比较淡，淡主虚或寒，寒湿或阳虚，水湿不能运化，水湿停滞，则见舌体胖大。若舌红且胖大，红是热，胖是湿，故湿热之人舌较红较胖。刚才所提到的肿胀舌，比舌红胖大严重。肿胀舌的原因，一般来说，由于脾开窍于口，心开窍于舌，当心脾热盛即心脾的火气很大，舌头会出现红肿，甚至会疼痛，还有一些中毒的患者也会出现舌紫红肿胀。所以临床中遇到肿胀舌要引起重视，有可能不是一般的脾虚而是心脾热甚或是中毒的患者，这些需要尽快得到医生的帮助。

　　第二种舌形是与胖大舌相对应的舌，叫瘦薄舌或是瘦小舌。我们说胖大舌是又宽又厚，而瘦小舌则是相反的，又窄又薄。为什么会出现舌体瘦薄？总体上来讲是因为虚，比如种的水果老长不大，就是水分不够，营养不够，因此长不大，我们可以理解舌头小也是因为虚引起的。这个虚是什么虚？可能是气虚，也可能是血虚，也可能是阴虚。为什么没有阳虚？因为阳虚会生虚寒，导致水湿内停，舌就不会瘦小而是胖了，变成胖大舌。气虚就像泵坏了，水打不上去，所以得不到水的滋润；血虚本身是没有血，故无法滋润；阴虚也是如此。所以舌小是虚证，这个虚证是血虚、气虚、阴虚比较常见，但不能绝对化。那如何知道是气虚，血虚，还是阴虚？一方面可以参考兼症，比如气虚所表现的特点是没力气；血虚表现的特点是没血色，颜色淡；阴虚则热，所以表现出热。具体从舌面上看，气虚和血虚舌的颜色比较淡，所以是瘦小而且没血色；若阴虚则应会生虚热，所以它是红而瘦小，这就是它们的区别。所以学习完后，我们就明白原来通过舌的大小形态可以判断是虚还是实，以及是什么虚。大家可以自己照一下镜子看看，大致上就能有感性的认识。

　　第三种舌形是齿痕舌，也叫齿印舌，就是大家伸出舌头，经常看到两边或是舌尖部位有被牙齿压过的痕迹。简单说，舌上面有牙齿痕就是齿痕舌，或者叫齿印舌。为什么会出现？通常情况下，舌体胖大以后，压迫牙齿，舌体上有牙齿的痕迹。若是如此，则主要与脾虚或者湿盛有关，和刚刚讲的胖大舌是一样的。当然，我们在日常生活中也会发现有一部分人舌没有特别大但是也有齿痕，这种情况下虽然没有舌胖大，我们也可以参照脾虚湿盛去考虑。有的朋友经常问我说："医生，我的舌头上有牙齿痕，是不是脾虚？"是，通常是由脾虚湿盛引起的。很多朋友可以自己观察做出判断。这里我要特别谈到的是，我们通过长期观察发现，有一部分的健康人也会出现齿痕舌。比例大概有多少？以前有报道研究认为是 0.5%，也有人认为是 4%。我的经验，临床上还不止这个比例。因此不要一看到齿痕就很紧张，认为自己有脾虚，一定要采取健脾的方法治疗。若没发现其他问题，我们就可以理解为齿痕属于一种生理现象。

　　第四种舌形是裂纹舌，就是舌面上可以看见一些裂沟。要注意，裂纹是舌质上的裂纹，不是舌苔上的裂纹，所以归为望舌形的范围。裂沟可有一条，在正中间或是边上，也可能是很多条，甚至是像纵横交错的龟壳，我们称之为龟裂。为什么出现裂纹？就像干旱的土地裂开了，道理是一样的。比如津液亏虚，没水了，因此吐、泻、汗太过，伤津的人会出现这种裂纹。第二是阴虚，本身也是没有水，因此出现裂纹，这是比较常见的。另外热盛津伤，热会煎熬津液，津液受损，就会出现裂纹舌，这种情况下，舌质是红色的，可能伴有口渴、便秘、小便色比较黄，量比较少，甚至发热的症状。第三是血虚的时候也会出现这种情况。血虚也是因为没有水，中医认为营气加津液化为血，因此津液不足会出现裂纹，没血也会出现裂纹，津血是同源的。血虚的裂纹颜色是比较淡的。我们在临床上观察还发现有一部分正常人也会出现裂纹舌，比例在1%～4%。因此我们一开始说要动静统一，要动态地看问题，不能一看到裂纹舌就认为是血虚、阴虚，就要补血养阴，因为有些人是正常的。如何知道正常不正常呢？接下来教大家辨别几点：第一，裂纹是从小就有，一直这样，还是近期出现；第二，如果是生理性裂纹，吃东西的时候舌头不会疼，遇酸甜辣刺激不会痛，不影响进食；第三，生理性裂纹，裂沟不会很深，裂沟上有舌苔，像刀切，若无舌苔则是病理性裂纹。通过这些可以判断裂纹是生理性还是病理性的。我们不要随便给自己扣上什么帽子，不要生搬硬套，而是要整体地、全面地认识问题，还要辩证地看问题。

第五种舌形是芒刺舌或点刺舌。舌面特别是舌尖部位或者是两边会看到有一个个点，比较常见的是红点，也可能是紫色的点，还有可能是白色的点。点是不会凸出来的，凸出来的叫刺，因此叫点刺。有的是点有的是刺，有的时候叫芒刺，有的时候也叫点刺，更多说的是舌面上长刺有凸起。这凸起是什么呢？按现代的说法就是我们舌体上面有菌状乳头，菌状乳头直径大概在0.5 mm，肉眼看得见。当菌状乳头增生突起的时候就变成尖尖的点刺，过去我们形容它叫作杨梅舌，杨梅不是有刺吗，后来在对外交流翻译的时候，经常把它翻译成strawberry tone，strawberry就是草莓。我觉得草莓比杨梅更形象，点刺看上去更像草莓的凸起。为什么会长这个点刺？是由热引起的，就像一个面包拿到火里去烤，烤的火太大就会起泡。很多人有这样的经验，一上火嘴里就起疱，有的时候舌尖会起白白的小点、小泡。这属于口舌生疮，生疮就是口腔溃疡，会疼。心开窍于舌，脾开窍于口，牙龈是胃经分布的地方。口舌生疮，就是心火，治疗就得清心火，可以用莲子心泡水喝。莲子心泡水不好喝，但如果放几片甘草，就没有那么苦，苦尽甘来。因此口腔舌头上面破了可以喝一点莲子心茶。如果是口腔溃疡，中医讲是脾火，脾有热，因为脾开窍于口，所以从脾治疗。牙龈肿痛、牙龈溃疡那就是胃火。如果口腔溃疡，舌头也破了，口舌生疮，那就要考虑既有脾火又有心火，结合来看，我们现在讲的点刺舌一般就是会突出但是不会痛，因此不算口舌生疮。我们知道点刺舌是由热引起的，所以它一般和红色或深红的舌质一起出现，根据这个点刺的分布可以判断热在哪里。一般来说，舌尖的点刺是热在心和肺，两边的点刺提示肝胆，舌中间和舌根的点刺相对来说比较少出现，因为被舌苔盖住了。

> 朱龙：望舌质的第四方面是舌态，就是舌的动态。正常情况下，伸舌应该是平正的，舌的转动应该是灵活的，但是在疾病的过程中会出现一些动态的异常，比如强硬舌、歪斜舌、短缩舌、痿软舌、颤动舌、吐弄舌等。强硬舌，我们经常叫它舌强。字是强大的强，发音念作僵，写作舌强，就是舌体比较僵硬、转动不灵活，所以讲话就会有些不利索，发音不清。

　　李灿东：舌强一般出现在中风的患者身上。中风的患者风中经络之后，经络不流畅，舌头转动就会受影响，就变得僵硬。比如像我们现在经常讲的脑血管意外，脑血栓、脑出血就是这种情况。第二，舌强可见于中风后遗症。第三种情况很重要，就是中风的先兆。如果家里老人家早上醒来的时候发现舌头比较僵硬，说话不利索，那可能是中风的先兆。这时候不要大意，以为没关系，有可能老人家就倒下去再也起不来了，所以这是非常重要的。舌强在临床上还是很常见的。

　　第二种舌态是歪斜舌。正常人舌头伸出来是居中的，两边是对称的，歪斜舌会歪向一边。如果同时发现脸也是歪的，鼻子两边的鼻唇沟深浅不一致，这就是之前讲的口眼㖞斜。嘴巴歪了，舌头伸出来当然也是歪的，这是因为经络堵塞了。人的舌头伸出来时，两边经络是同时进同时出。当风痰阻络，中风的时候，风和痰把某一边的经络给堵了，被堵的那边就不会动了，伸舌时正常的一边就把舌头牵拉过去，舌就会歪向健侧，这是歪斜舌。这种情况和刚刚讲的舌强一样，在中风的时候最常见，也包括一部分面瘫。这个时期治疗要疏通经络。因此针灸治疗这些会有很好的效果，因为针灸有很好的疏通经络、调理经络的作用。不管是舌强还是歪斜，出现这些征兆的时候，首先应该让患者平卧，不要乱动，因为有可能会二次发作。必要时立刻拨打120，在医生指导下处置，当然，家里应该备一些像硝酸甘油、速效救心丸之类的急救药品。没有发作之前先做处理比发作后去抢救的效果其实要好很多。患者的思想状态要放松，不要紧张，紧张以后问题可能会变得更加复杂。如果确实没什么事，挺好，很正常，那我们就可以比较放心。但也要和老人家说清楚，外出要有人陪伴，最好能在家休息几天，这是非常重要的。

第三种舌态叫震颤舌，就是舌头伸出来会抖动，也叫颤动舌。震颤发抖都是属于风，因此它也经常见于风痰阻络，和中风的患者是同一类的情况。有的人表现的是僵硬，有的人是歪斜，有的人是震颤，都跟风有关系。第二个情况就是因为气血亏虚。比如我们去拿东西，如果没有力气的时候，举不起来就会发抖。当舌头的力气不够时，舌头伸出来，没力气托住，也会发抖，因此和气虚、气血虚都有关系。一些老人家有时候手脚会抖，舌头也会抖，说话也会抖，如帕金森病，这在中医看来可能都跟风有关，跟虚有关，要综合判断。

第四种舌态叫痿软舌。舌头很软没力气，舌好像瘫的，伸不出来，缩不回去，用钳子轻轻地将它夹出来，夹出来瘫在那里又缩不回去。这个情况，一般发生在病情比较严重的时候。这时候患者整个人的状态都很差，就像我们之前讲过的失神的一种状态，是因为人体的脏腑气血亏虚比较严重。

第五种舌态叫短缩舌，就是说舌缩进去出不来，一般都在病情危重的情况下出现，勉强把嘴巴撬开发现舌头根本伸不出来。短缩舌是真气真阴亏损到了一个很严重的阶段出现的舌象。还有一种情况是舌系带太短，大家对着镜子把舌头往上顶注意看，可以看到舌头背面中间有一条系带。系带太短说话会不流利，舌头也难以伸出。很多医生接生的时候发现孩子舌系带太短，俗话叫舌根太短，把它剪一下可能问题就解决了。有的父母舍不得，等孩子比较大才去做这个小手术，那可能就会影响小孩子将来的语言能力，因此最好尽早治疗。

第六种舌态叫吐弄舌。吐就是把舌头吐出来，弄就是上下左右去舔口唇、口角。什么情况下可以见到吐舌、弄舌？常和智力、发育有关，小孩子智力还未发育完全，有时候经常伸出舌头，是正常的，大人老是吐个舌头出来或者舌头一直在口角转来转去，这可能是先天性智力发育不良。第二种情况，心火或者是脾火大的时候，口里面热，就会把舌头伸出来。吐弄舌有时候是因为热，在热性病的时候见到。

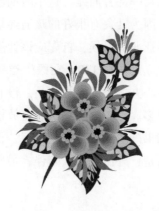

第二十讲
望舌苔与舌下络脉

闵莉：前面我们已经讲了舌质的神、色、形、态四方面常见的异常情况。舌苔也是舌象的重要组成部分。舌苔实际上就是舌面上的苔状物。就像地面上长的草或石头上的苔藓，主要依赖阳光和水才能生长，因此舌苔是脾气蒸胃气上承，舌苔是胃气所生。在病理情况下，邪气随着胃气一起被上蒸，因此舌苔可以反映邪气的性质。正常的舌苔是薄白洁净、干湿适中的，紧贴舌面，概括起来叫作薄白苔。透过舌苔的位置我们可以隐隐约约地见到舌质的颜色，这就是薄白苔。望舌苔也可以分成两大部分：一部分就是望苔色，就是舌苔的颜色；另外一部分是望苔质，就是它的质地怎么样。

李灿东：我先给大家介绍一下望苔色。中医讲望苔色大致上可以分成四大类：第一类叫白苔，第二类叫黄苔，第三类叫灰苔，第四类叫黑苔。当然，同时要注意排除食物造成的染苔。我们到底怎么认识苔色的意义？我想先给大家讲一个很简单的例子。比如煮饭，煮饭的大米正常情况下是白色的，煮完以后，水就干了，如果没有关掉火，继续煮，过头了，饭就烧焦，烧焦之后就变黄了，再烧下去就变黑了，而且先是中间黑边上还是黄的，再继续烧下去就变炭了，整个锅都是黑的，就是这么个过程。如果把大米泡水里放到冰箱里，开始颜色是白的，但是如果放很久，最终也会有点长霉，米就会变灰色，但是这个灰色和刚才我们所讲的烧焦的那个灰黑不一样，烧焦的那个灰黑比较干燥，边上是黄色的，这个灰黑比较湿润，中间灰，边上是白色的。大家如果能够理解这个过程，那么舌苔的颜色就很好理解。

第一种是白苔。白苔什么时候常见呢？就是没有热，火气不大的时候见到。正常情况下是没有热的，因此是白苔。寒的时候也是白苔，就如我刚才说的放冰箱里。薄苔同时是白色的叫薄白苔，是正常的舌苔。感冒或者初病的时候可以出

97

现薄白苔。如果是厚白苔，可能就是因为有寒、有湿，舌苔就变厚了。

黄苔就是有热。有的患者问我，医生我是热咳还是冷咳？怎么区分？我记得我们上一次讲望排出物的时候说过，黄的、黏稠的、不容易排出来的、味道比较重的是热。同样的，舌苔黄色一般是热证，那这时舌质应该是什么颜色？舌红。舌红苔黄是热证的表现。判断是热证还是寒证，可以看一下苔是白的还是黄的，舌质的颜色是淡的还是红的，由此就能清楚地分辨是寒证还是热证。因此要了解最近有没有上火，建议看看是不是有舌红苔黄。黄如果进一步发展下去就变灰黑了，浅黑叫灰，深灰叫黑，这两者其实就是程度的区别。黄到黑那就是热极，烧焦了。当然还有一种情况就是寒极，寒极也会出现这个问题。同样道理，要知道这个患者原来是寒证还是热证，了解一下病史。患者有没有口渴、大便秘结等症状，舌苔如果是边上黄，中间黑，比较干，舌质又是红的，一般是热证。如果白的在边上，中间是灰黑的，又比较湿润不干燥，舌质是淡的，一般是寒证。这样一说完以后，舌苔的颜色我们就很容易分辨了。区分是寒还是热很重要，刚才讲了舌苔可以判断邪气的性质，现在就能够弄明白了。

第二个问题是望苔质，就是看这个舌苔的质地。

苔质的第一个方面要看厚薄。我们前面讲到正常的舌苔是薄的，有根的，紧贴舌面如一体。舌苔厚和薄怎么判断？是根据它见底还是不见底。透过舌苔的位置能够隐隐约约看到舌体的颜色，那么这个叫见底，是薄苔；如果透过这个舌苔的地方见不到舌体的颜色，那就叫不见底，是厚苔。所以如果大家要判断自己的舌苔是不是厚，就以这个为标准。如果苔厚把舌质颜色遮住，怎么知道舌质的颜色是什么？舌苔在舌两边和舌尖部一般是没有覆盖的，在厚苔的情况下我们看舌质的颜色一般是从舌边和舌尖去看的。中医认为舌苔厚薄反映邪气的深浅。薄，是表证，也就是说没病的时候是薄的，有病的时候它比较轻、比较浅，是表证。厚，就是在里的，在深的。中医说的表里就是疾病部位的判断。部位相对在外面的、在体表的叫作表证；在里面、脏腑、经络、气血的就是里证。假设在疾病的过程中，某人的舌苔从薄变厚了，也就说明他的病是由表入里，向深的方向发展了。如果原来是很厚的，现在慢慢退掉变薄了，那么病是向好的方向发展。这是一个辩证的、动态的过程，要动静统一地分析。我们不能简单地去看舌苔多厚，我比你厚，你比他厚。不是！要去比较一下舌苔在一定的时间里动态的变化，这非常重要。

苔质的第二个方面要看润燥。润燥就是干湿度，正常舌苔是干湿适中。为什么会润？那是因为津液的滋润，如果津液亏虚了就会干燥。因此舌苔的润和燥反映的实际上是津液的存亡，就是看津液有没有受到损伤。一般来说，正常的舌苔是有津液滋润的，但是量是适中的，如果是口水要滴下来的样子，就不是正常的津液了，那是水湿之邪。津液如果损伤了，没水了，干了，当然舌苔就干燥了。如果我们在临床上看到一个患者的舌头原来是湿润的，然后变成干燥的，那就说明它的津液逐步受到损伤，病情在加重。反过来说，如果原来舌苔是干燥的，慢慢得变润，就是津液逐步恢复，病向好的方向发展。

　　苔质的第三个方面是舌苔的腐和腻。腐苔和腻苔都是舌面上出现了比较厚的舌苔。舌苔薄腻这样的说法从严格意义上讲是不对的。腐苔和腻苔都是主里证。如果舌苔看过去比较细腻，颗粒比较细密、致密，很紧不易刮下来，看过去黏黏腻腻的，这就叫腻苔。如果看过去颗粒很粗很松，看上去刮一下会掉下来，甚至有时候像豆腐渣，这就是腐苔。那么腻苔和腐苔一般跟什么因素有关系？第一个跟痰有关系，我们经常讲有形的痰、无形的痰；第二个跟湿有关系，就是水湿；第三个跟食积有关，就是我们所说的不消化，饮食积滞，有食物停积在里面。如果看到舌苔很厚很脏，很不干净的样子，这一般都是食积。这样的患者除了舌苔特点以外，一般还有暴饮暴食的原因，或者本来胃不太好，虽然吃的不是特别多，但胃不好，吃了不消化，肚子胀甚至肚子痛，打出来的嗝都是酸腐还没消化的气味，排出来的粪便臭如败卵，就是臭鸡蛋的气味，像这种情况舌苔一般是腐的。当然，我现在讲的这个食积，实际上跟西医讲的食物潴留不太一样。食物潴留表面上看和中医讲的食积有点相似，就是吃进去的东西不消化。但西医讲的食物潴留是看得见的，比如说有个人食物潴留，只要插一个胃管，将食物抽出来，胃肠减压以后，就没有食物潴留了。但是中医指的不是这样的，哪怕胃中食物已经消失了，食积症状如果还存在的话，中医还是认为有食积。如果出现食积的现象，有一个非常简单的方法处理，就是用神曲，一次大概 5～10g，加水炖，服用，往往有很好的效果。这就是我们讲的腐苔。那么腻苔有什么临床意义？一般是痰湿见到腻苔，那么就要化痰祛湿。我们结合苔色来思考一下，白色的腻苔就是白腻苔，一般是寒湿或者寒痰。有些老人家支气管炎，老是咳嗽、痰多，痰是白的，或者是泡沫痰，苔是白的，是腻的，这是寒证，是寒痰。还有一些，舌苔是腻的，又是黄的，叫黄腻苔，是湿热，或者是痰热。因此寒痰要温化痰湿，热痰就要清热化痰。

　　苔质的第四个方面是舌苔剥脱或者叫剥落，就是某些患者舌上局部无苔，这叫剥苔。有些是中间剥落，有些是旁边剥落，有不同的名称。有的剥落得一块一块的，这叫花剥苔；剥落后舌头中间红红的像个鸡心，叫鸡心舌；前面舌苔剥落，后面有舌苔，叫前剥苔；舌苔后面剥落叫根剥苔；甚至舌苔一边有一边无，叫偏剥苔；还有大家可能经常听到地图舌，有些小孩舌苔花剥，有明显的边界，像一幅地图，就叫地图舌，一般大人比较少见。地图舌可能跟小孩营养不良、疳积有关系，疳积就是肠道里有寄生虫，影响到脾胃功能，最后影响到营养的吸收。因此小孩子出现地图舌，一个是因为虫，还有一个是因为营养不良。因为苔是脾气升清、胃气上蒸形成的，津液和胃液亏虚，舌苔就会出现剥脱。如果整个舌苔都脱掉，舌面光洁如镜，就是镜面舌，看起来很干净，其实是很不好的现象，是因为胃阴亏虚。中医有句话叫"有胃气则生，无胃气则死"，如果胃气没有了，那么患者愈后就很差。因此患者如果舌苔很厚，要慢慢化掉，一下化掉也不好。中医讲舌苔一定要有根，没根就好像弄一堆草，把它铺在操场上，因为不是长出来的，刮一下就没了。还有一种情况，舌苔的真假，这个舌苔是真的，那就是有胃气，舌苔如果是假的，像是堆上去的，就是没有胃气。这些就是苔质，我们大概就了解这些。

最后，和大家谈谈舌下的脉络。有些医生会让患者把舌头翘起来，顶着上腭，这样可以看到舌下的脉络，传统中医这种方法用得比较少，现代中医，特别是中西医结合，在血瘀证的研究方面对舌下脉络的研究比较多。我们应该知道如果舌下脉络比较粗、比较黑，或者分叉，有一粒粒的结节，一般是血瘀的表现，是由于血液循环不畅引起的，一些慢性病经常会出现这种情况。

朱龙：您前面已经把舌质和舌苔的病理变化给大家详细介绍了，比较复杂多样，我来概括一下。

第一，可以帮助我们判断疾病的部位。从舌苔的厚和薄，就可以知道它是在表还是里。舌面上不同的位置和脏腑有关系，比如说舌尖是候心肺，舌边是候肝胆，舌中是候脾胃，舌根是候肾。我们可以根据不同位置舌的变化判断疾病的部位，如患者的舌尖红赤，可能是心火旺，或者是心肺有热。

第二，通过望舌可以判断疾病的性质。中医讲疾病的性质，最主要的就是寒热，因为寒热是阴阳很重要的象征，阴阳平衡是我们健康的标志之一，出现阴阳的偏颇，疾病就发生了。阴阳偏颇就是寒热，望舌可以了解寒热。例如舌的颜色淡的是属寒的，红的是属热的，颜色越深，热就越明显。舌苔也一样，也可以判断寒热，舌苔白的是寒证，舌苔黄的是热证。

第三，可以判断疾病的虚实、病势、邪正斗争的结果。中医认为人在与疾病做斗争过程中表现出来的就是邪气和正气的抗争，它决定了人是不是会生病。当邪气很厉害，邪气盛了，这叫实证；有的时候邪气不是太严重，但正气不足，这叫虚证。这是虚和实的问题。通过舌怎么来判断虚实？前面我们讲到舌质时讲老和嫩，老是实证，嫩是虚证；讲过望舌苔有润和燥，润说明津液没有损伤，燥就说明津液受到损伤，这是判断津液是否存在损伤的一个依据。

第四，可以判断疾病的进退。我们了解疾病好没好，中医非常注意时间的概念，注意进退。原来舌头是半红的，现在变成很红，说明热越来越厉害了。就像体温计一样的，原来是37.8℃，现在是38.5℃，或者39℃，这也是一个表征，表示热在逐步上升。如果津液在不断地恢复，原来舌苔是干燥的就会逐步变润，如果津液受到损伤，原来润的苔也会逐渐变成干燥的苔，这就是病情的进退。大家可以判断表里、判断部位、判断寒热虚实，对健康的了解起到重要作用。所以舌诊是中医一种很有特色的诊断方法。通过一个很简单的观察舌象，就能了解我们的健康状态，为我们的养生调理提供了一个比较可靠的依据。

李灿东：你概括得对。需要强调的是，舌象的观察是一个综合分析的过程，不要理解为单纯看舌质，看舌苔，要综合判断。理论上说当然很简单，舌质和舌苔是相对应的，比如舌红是热证，因此它的舌苔就会黄，舌淡是寒证，因此舌苔就是白的。但问题是，在临床上会出现一些舌质和舌苔相反的情况，比如说舌淡苔又黄，或者舌红苔又白。难就难在，这不是简单的两两相加，要探求现象后面的原因。舌质反映的是脏腑、气血的功能，舌苔是胃气所生，也跟邪气有关系。一个人的体质状态相对来说比较稳定，比如说我这个人原本就是阳气比较虚，人比较胖，感受了热邪以后，不会因为热邪，阳虚很快就好了。因原来的体质比较虚，因此舌质还是淡的，感受了热邪，有可能热邪让苔变黄了，就出现了舌淡苔黄。反过来也是同样道理，有时候人是热的，舌质比较红，感受了湿邪，短时间内舌苔颜色还没发生变化，因此舌苔还是白的，没有变黄。所以舌质舌苔要综合起来判断，不能简单地分开来，否则就很容易出问题。

俞洁：望诊的内容已经介绍完了，望诊位于四诊之首，"望而知之谓之神"，说明望诊在观察一个人的健康状态方面十分重要。日常生活中如果学会如何观察，不仅可以对周围人和家里人的情况进行判断，也可以对自身的情况进行判断，起到早发现、早治疗、早预防的作用。

李灿东：是的，望诊在中医里是四诊之首，很重要。一个好的中医，他的功力很大程度上体现在望诊，用现在的话说就是要有敏锐的洞察力。日常生活中，我们在家里进行判断，或者是去看医生时给医生提供一个比较客观的证据。中医的望诊包括两方面的知识——总体和局部的望诊，局部的望诊指的是望从头到脚各部分，也包括分泌物和排泄物。舌诊是一个很有特色的局部望诊，因此专门列出来。望小儿食指络脉也是中医在儿科里面最有特色的方法之一。在对这些知识有所认识、有所了解的基础上，我还是更强调整体上的望诊，就是对整个生命状态的判断，这是非常重要的，希望大家在日常生活中更加注重整体的思维模式。

　　中医在治未病的过程中，除了抓证据，把握这些诊断的证据之外，同时也通过望诊，对整个疾病的发生、发展以及健康的状态、趋势进行把握，这是很有特色的。现在我们受到实证的影响比较深，认为任何东西都要有实证。其实实证滞后一些，它抓住的是病已经发生的证据，而在中医学中则注重抓一些先机和趋势。因此为什么要强调整体观念，就在于不能等到病已经发生，证据都已经很充分，我们才来处理它，这时就可能已经贻误了时机。有个成语叫一叶知秋，不能等到满地落叶才知道秋天来了，而是应该从第一片落叶下来，我们就意识到原来秋天已经来了，这就是中医的思维模式。春江水暖鸭先知，鸭子为什么能够感知春江水暖？一者是它的本能，它更加贴近自然界，另外也是试探性，在接触水的过程中，它发现了水的温度变化。因此要养成一种习惯，善于捕捉迹象，这样就可以为我们的整体判断提供很好的依据。真正高明的做法是防患于未然，治未病才是最重要的。例如，早上起床，照镜子时，若发现自己脸歪了或者说话不太流利，或者发现气色特别差、眼皮肿等，均提示自身身体可能存在某些问题了，自己要注意了。

　　在我们的日常生活中，如果你看到一个人，发现这个人脸色变黑了，我们就会问：你最近跑哪里去玩了？是不是晒太阳了？为什么这么黑？这样的联想和询问就说明人的外观和他的整个身体的健康状态是有关系的。又如患者去医院看病，他往往是根据自身的感受，感觉自己身体有些异常且超出了自身能够调节的范围。换个角度而言，作为一名临床大夫，其自身对患者的观察能力就显得特别重要。一旦忽视此种观察能力，就会丢失许多来自患者的信息，某种程度上会影响他诊断的正确性。因此，望诊在中医四诊中有很重要的意义。医生对患者疾病的判断，有时是根据化验单上某些指标的高低，但是更多时候是针对一个人整体的观察而得出的结论。例如：某个患者前来诊病，认为自己"很虚"，是不是真的很虚？壮得跟牛一样怎么会虚？你观察到他整个神色形态乃至局部都是很强盛的，并不是如他自己所言"很虚"。因此健康状态的判断虽然是多角度多渠道的，但观察是非常重要的。学会望诊的重要目的就是指导我们学会通过眼睛观察，去捕捉身体可能出现的变化。见微知著，以常衡变，通过细微的变化可以了解全身的变化。

第二十二讲
闻 诊 释 义

梁文娜：老师，今天我们来谈谈闻诊吧。"闻"字外面是个"门"，中间是个"耳"，简单从字面上理解就是用耳朵去听。最早中医闻诊的内容就是用耳朵去听声音，因此声音与人的健康状态和性格特征有非常密切的关系。比如广播可以通过声音给大家传递信息，甚至可以通过调频的声音了解主讲者大概是一个什么样的人。当然这个"闻"除了听之外，还有另一层意思，叫"嗅"，就是用鼻子去嗅，我们也叫它"闻"。作为诊病辨证的参考，这两者在中医诊断的过程中是很重要的，因此我们把闻诊列在四诊的第二位，称"闻而知之谓之圣"，然而目前在临床上闻诊用得比较少。老师，您觉得我们怎样才能够更好地理解和掌握闻诊的技巧，并将其运用于临床呢？

李灿东：闻诊实际上包含两部分的内容，听声音和嗅气味。我给大家举个例子，一个孩子独自一人接完一个陌生来电之后对他的父亲说："爸，刚才有人打电话找你。""谁呀？""我不认识。""是男的是女的？""是男的，好像是个老爷爷找你。""那他有什么事吗？""他没说，但好像有很急的事要找你。"这个小孩可能只有几岁，并没有受过任何的专业训练，他就能分辨出来电对方的性别、年龄甚至他的心情，这就说明"听"收集到的信息是很重要的，声音可以反映出一个人的身体状态、心情和个性特征。我们这些受过专业训练的医生，应该对听诊采集到的信息更加敏感，但是现在有很多医生对听诊信息的采集太过疏忽。

我再给大家举个例子，我曾经作为考官考核学生，我们选择了一个慢性咳嗽的患者作为对象来进行病例考试。西医诊断为慢性支气管炎，就是我们常说的老慢支，这是慢性咳嗽病中的一种，发作的时候表现为咳、喘、痰等临床表现。这位患者已经住院治疗了一段时间，病情已经得到了很大的改善，快出院了。由于这位患者疾病类型相对典型且配合度好，因此我们选择他作为病例考试的对象。我们的学生事先知道这是一个"慢支"的患者，所以当他采集完患者的姓名、性别、年龄、职业、住址等基本信息后，接下来对患者的症状进行采集时，第一句话就问："请问，有没有咳嗽啊?"患者回答："我没有咳嗽。"这位同学一下就懵了。为什么? 因为"慢支"的患者若是没有咳嗽，疾病将如何诊断? 于是这位同学就用了不同的表达方式围绕着"你有没有咳嗽"问了三遍，这位患者均回答"我没咳嗽"。实际上患者在与这位同学交流的过程中，始终有轻微的咳嗽。因为采集的同学没有这个概念，总认为咳嗽应该由患者亲口所述，他不懂得在交流中听诊所采集到的"咳咳"的声音就已经代表着咳嗽了。而患者经过住院治疗病情已基本得到缓解，与住院前相比这种程度的咳嗽已经是很轻微的，所以根本没有认识到这也是咳嗽。

同样的例子，如"唉……"叹气，中医称之为"太息"。有些医生在病史采集的过程中就没有意识到患者发出的这种叹气的声音便是太息，而非要患者亲口告诉他"医生我命很苦啊! 唉!"，这才诊断为"太息"。另外，患者在与医生交流时，喉间不停地发出"嗝嗝"的声音，医生们要认识到这就是"嗳气"。医生若是不注意听诊所采集到的信息，那么临床诊病时就会遗漏许多对疾病诊断有利的信息。现代医学有许多诸如血常规、尿常规、生化、X 线、B 超、CT、MRI 等检查方法，西医可以通过这些理化指标去诊断疾病，但是中医没有这些手段，传统的中医主要依靠四诊去采集信息。若是望诊没学会，不懂得观察，又没认真听，或者根本就不懂得听，再加上切诊，也就是脉诊，也没学好，那就只剩下一个问诊，甚至有时候连问诊都问不清楚，那么四诊最后就剩下"半个诊"了，因此这样的医生就很容易出现误诊，或者漏诊。现在很多医生习惯要拿报告单才能下诊断，但其实不需要报告单我们也能对患者的基本情况做出判断。尤其是现代科学技术十分发达，对人声音特征辨识的技术已经很成熟，公安部门通过电话中的语音采集就可以对人的声音进行监控和辨识。我们可以通过闻诊中的"听声音"收集患者的个性化特征。因此，在健康或者疾病的时候，人的声音也可以反映出很多信息。

第二个方面我们讲"嗅气味"。"嗅气味"靠的是嗅觉，在我们日常生活中也是很重要的。比如煤气，它本身主要成分是一氧化碳，没有什么特殊的气味，但是因为有毒，为了防止煤气泄漏后人们无法及时发现，因此在煤气的制造中经常加入一些特殊的臭味气体。同样道理，"嗅气味"在健康人的状态辨识的过程中也是一个很重要的方法。因此"嗅气味"和"听声音"均是中医采集临床信息中很重要的一个部分。

林雪娟：听声音和嗅气味，在诊病过程中应用是很广泛的，内容也相当丰富，那么我们应当如何把这么多的声音和气味与疾病联系起来，如何进行鉴别区分呢？

李灿东：闻诊中的"听声音"，听什么样的声音？就是听对方发出的各种声音。为什么叫对方？因为如果在医院，医生听的是患者的声音，而在日常生活中，我们听的是对方的声音，除了听他们的个性特征以外，实际上也要注重声音的"强弱高低"。例如患者说话的声音，气息的声音，或者他在疾病过程中发出的各种声音，如咳嗽的声音、气喘的声音、打喷嚏的声音、呕吐的声音，甚至是矢气的声音，等等，其实都是我们听诊所采集的内容。这些内容虽然非常复杂，但是都可以用四个字"强弱高低"来概括。

一般来说，强弱指的是音量、强度。声音比较洪亮、大声，强度比较强的，我们称它为实证；声音比较微弱、比较小的，或者说强度比较弱的，我们称它为虚证。若是一个人说话声音很大声而且很洪亮，说明这个人身体很壮实；若是一个人的声音很低微、很小声，则说明其身体很虚弱。比如一个人进来用高亢的声音在呻吟："哎哎……啊啊啊……医生您好……"你说他能虚到哪里去呀？另外一个人用低弱的声音说："哎呀……医生……我……我……不行了……"这说明他身体比较虚弱。所以从声音的强弱可以初步判断其身体的虚实。那么除了听声音的大小以外，还要区分声音是否有前轻后重。有的人说话是开始的时候声音不一定很大，但是越说越大声，这类是实证；有的人说话是前重后轻，底气不足，这一般是虚证。为什么是实证？因为他的脏腑功能比较旺盛，气血没有受损伤，虽感受着外邪，病情比较急，但因其正气没有受损，预后相对好；若是这个人讲话相对有气无力，哪怕其现在没有什么难受，但由于身体比较虚弱，预后也较差。

我再给大家讲一个故事，1983 年的时候，我在福建的泉州实习。某天中午，有人用三轮车载来了一个急性病患者，30 年前的时候，泉州公交车还不是很发达，有很多人力三轮车。这个患者坐在车上，靠在那里，病情很急，大叫："医生，我快死了，快救救我吧！"声很大。那个三轮车的师傅，骑得满头大汗。护士跑过来说："快点，快点，这个患者很重。"我们过去的时候，这个患者一直在喊："快死了！"我就跟患者开了个玩笑说："你别叫，如果真的快死了，你就不会叫得这么大声了。"患者一听，自己也笑了出来。我知道他很紧张，但是他的声音很大，因此他的病情相对不是那么重，所以我跟他开了个玩笑。

　　第二，是听声音的高低。高低讲的是音调，有些人说话声音的音调很高，有些人说话声音很低、很沉。从中医角度来说，一般音调比较高的属于热证，音调比较低的属于寒证。就像我们讲阴阳，阳比较亢盛，阴比较低下，因此，从音调的高低我们大致可以分辨出寒热。因此，听声音所采集到的声音高低强弱的信息，可以用来初步判断寒热虚实，但是在特定情况下，如男高音或是男低音歌唱家，则不能视作疾病来相提并论。

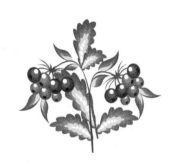

第二十三讲
声音的辨析

闵莉：老师，前面我们谈到，声音有高低强弱，那么我们如何通过听对方发出的各种声音来了解他的健康状态，判断虚实寒热呢？有的人声音很大就一定健康吗？

李灿东：声音强是实证，弱是虚证，高是热证，低是寒证。现在就给大家介绍一下具体内容。首先介绍的是语言，这也是日常生活中大家接触比较多的，正常的语言声音我们称之为语声，我们可以通过语声的情况来了解正常人的声音，那么正常人的声音是什么样的呢？第一，发声自然。由于每个人的民族、语言、风俗不一定相同，闽南人说的是闽南话，福州人说的是福州话，说的内容也不一样，故而普通话标不标准从健康角度来说并不重要，重要的是发声要自然，就是不吃力，比如结巴就是不自然。当然，单单一个结巴也不能说明什么大问题。第二，语言要清晰。说话含含糊糊，人家就不知道你说的是什么，排除方言影响以外，你说的话应该是清晰的。第三，声音应该是中等，不大不小。说话特大声并不一定就是好事，有的人声音很大，就一定健康吗？就像我们前面讲过大声是实证的表现。通常人与人在交流过程中声音应该是适中的，并且能够根据情景不同有所区别，比如上台演讲就要大声一点，小声别人听不见；跟距离比较远的人说话，要大声一点，若是跟距离很近的人说话也很大声，这就有问题了，当然也不能太小声。正常的声音不大也不小，这是适度。第四，对答要切题，就是意与言符，你想说什么要和所表达的意思相符合，如果不符合就是胡言乱语。心里想什么就能够表达什么，医学上定义为对答切题，就是人家问你什么，你回答什么。若心里想的无法用语言表达出来，或是不着边际地乱讲话，那有可能就是神志错乱。人家问你吃饭没有，你说要睡觉，这就是答非所问。意与言符、言为心声是神志清楚的一个很重要的表现，这就是我们对正常声音的描述。除此之外，大家在讲话的过程中还可以听到伴随着呼吸的声音，这是正常现象。人即使不说话也依旧会发出轻微的呼吸声，如果没有呼吸声，那就代表着生命已经终止。

朱龙：除了正常声音所包含的内容外，一个人的声音又受到其性别、年龄、情绪甚至是地区、职业等的影响，这一点您是如何理解的呢？

李灿东：举个简单的例子，男女老少说话的音调不一样。一般来说男声相对比较低，比较浊；女声相对比较高，比较清；儿童的声音比较尖锐，比较清脆；老人的声音比较浑厚，比较低沉，所以一般人都可以通过听觉识别出性别和老少。另外，情绪会影响声音。人在心情平静的时候语速是平和的；激动的时候语速会增快，语气会比较急促，声音比较高；悲伤和喜悦的时候声音也是不一样的，这是有区别的。五志为怒喜思悲恐，七情为怒喜忧思悲恐惊，正常人的情志变化是五脏协调的表现，该哭的时候哭，该笑的时候笑，但在疾病情况下人们表现的声音是不一样的。人的声音也会随着说话对象的改变而发生变化。面对尊敬的人或是长辈，说话语气就比较敬佩、庄重；上级对下级讲话，语气就比较坚定，甚至带着批评或指责的语气，这些都能体现出声音的差别。声音也可以体现出地区民族的差异，海边的人声音比较大，内陆的人声音比较小。声音也能体现出职业的不同，老师的说话声音一般都比较大，工厂里的工人因为机器声音嘈杂，说话声音也都比较大。这些不同情境下声音的变化都可以说明脏腑功能的正常，体现人对自然的适应，都是正常的声音。

在病理情况下，声音异常，常见的一种情况是声音嘶哑，也可称为音哑。音哑有时候会和"聋哑"的"哑"混在一起，认为音哑是哑巴，其实不是。音哑就是讲话声音嘶哑，严重的时候声音全无，只能看见嘴巴在动，听不清在说什么，这又称为失音。声音嘶哑常发生在感冒以后，或高声唱歌、朗读之后，当然也有因声带息肉或是其他原因而引起的一些慢性长期的声音嘶哑。

梁文娜：我有一次受到惊吓后发不出声，那时突然着火了，我特别想喊"着火了"，但就是没有声音发出来，老师，这种情况是失音吗？

李灿东：因惊吓而没有声音和我们说的失音的概念不太一样。惊吓引起的属于声道不开，我现在讲的声音嘶哑是疾病过程中发不出声音，这也和紧张时候说不出话来不太一样。

中医有两个词来形容声音嘶哑，分别是"金实不鸣"和"金破不鸣"。金在过去是锣，打仗时敲锣打鼓的锣，打仗时击鼓前进，鸣金收兵。往后撤，就敲锣，向前冲，就打鼓，那这个金就是锣。如果用东西把锣塞住了，敲起来就不响了，这就是"金实不鸣"。中医认为人的发声和两个脏腑的关系最为密切：肺主气，肾主纳气。肾就像声音的根，肺和肾协调作用才有声音。肺在五行中属金，木火土金水，肝心脾肺肾，因此肝属木，心属火，脾属土，肺属金，肾属水，这是五行。肺属金，若是感受了外邪，如寒邪、风邪等，出现了声音上的嘶哑，就像有东西堵在锣上，锣就不会响了。过去读书的时候有拔河比赛，有的同学在风里面大喊大叫，第二天就出现声音嘶哑，这就是因为在风中喊叫，风邪侵犯肺影响到声道，进而导致了声音嘶哑。

> 陈淑娇："金实不鸣"是用东西把锣塞住了，敲起来就不响了，这属于实证，一般发病急，病程短，以外邪侵袭为主；"金破不鸣"则是把锣敲破了，所以敲起来就不响了，这属于虚证，一般发病缓，病程长，以肺阴虚、肺气虚为主。日常生活中我们经常会遇到这种情况，老师，您能否推荐一些简单的治疗方法呢？

李灿东：教大家一个简单的方法来治疗声音嘶哑，若是感冒引起的声嘶，先辨寒热，若病机属热，且伴有喉咙痛，我们可以用桑叶 10g，蝉蜕 3g，拍扁的青橄榄 4 个，浙贝母 5g，烧水当茶喝。中医运用蝉蜕治疗声嘶，是采用取类比象的方法。蝉蜕可治表证、邪气在表，且治皮肤病的药一般都有蝉蜕，这是取蝉蜕为蝉的外皮，以皮治皮之意；蝉蜕也用来治疗声音嘶哑和失眠，因为蝉白天叫，晚上不叫，运用的也是取象比类的方法。那么为什么选用浙贝母而不用川贝母呢？浙江出的叫浙贝母，四川出的叫川贝母。川贝母和浙贝母功效相似，主要是清热化痰，但又有区别，浙贝母注重于化痰散结，川贝母润肺作用比较强；川贝母价格较贵，浙贝母便宜，因此选用浙贝母。青橄榄是酸涩、酸收的，若是没有青橄榄，可以不加。上述简单的药物再加点冰糖用水烧开，当茶喝，酸酸甜甜口感较好，且疗效奇佳。

如果遇到风寒感冒，突然声音发不出来，也是金实不鸣。怎么办？可以在此基础上稍微调整一下，比如说可以用桑叶 10g，麻黄 6g，蝉蜕 3g，加几块冰糖。若是寒象比较明显，就将桑叶替换成生姜 3 片，往往在短时间内就能取得明显的效果。我有一个同事，有一天突然让别人给我打了个电话说，他下午两点半要做报告，可是声音哑了，问我怎么解决。当时已经是中午12点，我就是用上述的方子给他治疗，他下午就能说话了，晚上声音基本恢复正常，效果很好。

金破不鸣指的是慢性的声音嘶哑，在临床上也经常见到。中医认为这种情况属于肺的阴虚、气虚，检查时可能发现有声带小结。这种情况即使做激光手术，效果也不大明显，手术中用激光把声带小结烧掉，但若是瘢痕长得不好，对后续影响更大，因此我不太赞成这种治疗方法，我建议大家吃点中药，可以用百合10g，沙参10g，浙贝母5g（川贝母2g），蝉蜕3g，青橄榄4个，外加点冰糖。若是患者喉咙觉得不舒服或有点堵，再加厚朴3g，半夏6g，这个方子大部分人喝了都有很好的效果。如果身边的朋友碰到了类似的问题，我们也可以用用这些小妙招，不仅自己受益，也可以让身边的人受益。

> 王洋：太好了，非常感谢您推荐的这些简单有效的治疗方法。声音异常除了音哑之外，鼻鼾也是最常见的。鼻鼾是指在熟睡的时候，或者有些患者在昏迷的时候，鼻和喉发出的一些异常的声响，这就是"打呼噜"。不同个体打呼噜的声音不完全一样，有的人打呼噜可能还伴有一些特殊的声音，也有些人打呼噜像吹哨子一样，这些声响都属于"打呼噜"。从人群上来说，打呼噜成年人比小孩子多，男的比女的多。那么临床上哪些鼻鼾属于病理状态？我们该如何去辨识呢？什么样的人容易打呼噜？

李灿东：其实偶尔打呼噜，尤其是在极度疲劳的时候或是在饮酒以后打呼噜都可以把它当作正常现象。偶尔打一下呼噜是不用去找医生的，但是如果非常频繁或每天晚上睡觉都打呼噜，这就是一种病态。这几年有个比较"时髦"的病，叫作"睡眠呼吸暂停综合征"，是指有些人在睡觉过程中呼噜打得不均匀，有一种类似憋气的声音，就像呼吸停止了。前几年这方面的研究比较"时髦"，有一些研究认为其会危及生命，需要给患者准备一个小型的呼吸机，防止他呼吸暂停出现一些意外。这种方法虽有好的一面，但是不能从根本上解决问题，而且使用起来很不方便，比如出差的时候不可能背着呼吸机。什么样的人容易打呼噜？一般来说胖的人容易打呼噜。在《西游记》中，猪八戒睡觉的时候打呼噜，孙悟空睡觉时就不打呼噜；又如鲁智深、蒋门神等这些胖的人，睡觉的时候都会打呼噜。再一种就是因为鼻腔不通畅，晚上睡着时就会出现打呼噜的声音。中医认为打鼾的病机是痰气交阻，痰随着气的上下而发出响声，类似于以前为了让火更旺的风箱。风箱有个皮阀，随着推进推出而发出"咿——呜——"的声音。中医认为风箱的皮阀、皮纸就类似于"痰"，但这个"痰"不一定咳得出来。痰分为有形之痰和无形之痰。在疾病的发展过程中，尤其是特殊疾病，比如昏迷的患者因痰气交阻，呼气不通畅而出现鼾声不绝，一般代表着疾病比较危险，所以大家要特别注意保持昏迷患者气道的通畅。至于西医有一些需要做气管切开以保持气道通畅的情况，这个我们暂且不谈。

有时候家里人年轻的时候没发现打呼噜，但年纪大了，呼噜越打越大声，是不是跟年龄有关系呢？是有关系。因为随着年龄增大，气道会发生改变，而且年纪大的人痰阻的情况更为多见，尤其是胖的人，肥人多痰，这就好比有个皮阀，由于气的出入不通畅，就会出现"咿——呜——"的声音，就像是"打呼噜"。

打鼾也称打呼噜，给人们的印象是打鼾的人头一放到枕头上就打呼噜，睡得真快真香。人在生长发育过程中，气道会有一些变化，生理弯曲改变、黏膜和分泌物增多，所以比较容易出现"打呼噜"。举一个不是特别恰当的例子，我们新买的车各种油路都是通畅的，用久了以后里面开始有一些铁锈和淤泥就成了痰，因此更容易打呼噜。我们老百姓经常说，看到打呼噜快憋气的时候就动他一下，或者让他头动一下。头部位置改变一下会好一点，但是过一会又堵住了，因为气道位置发生改变，但是你不可能一直帮他变换位置，这也不是根本办法。有的人说："我去做一下手术，行不行？"其实多数情况下手术只能解决一些鼻道上的问题，效果并不明显。当然有一些严重顽固的疾病需要适当地做一下手术以减轻呼吸受阻的情况，或是买个呼吸机，这种思路也是对的，但这可能不是首选的方法。我临床观察发现用中药治疗还是有很好的效果的。有一些打鼾患者的爱人，刚开始不是很相信中药能治疗打呼噜，可是治疗以后，她爱人打呼噜的症状得到了极大的缓解，夫妻俩可以安心地睡觉，家庭也就更加和谐了。

鼻鼾的治疗方法就是立足于刚才讲的痰气交阻，要化痰，还要理气，要顺气。中医有个方叫半夏厚朴汤，这个方组成很简单，厚朴、半夏、紫苏叶、茯苓，原来是治疗梅核气的。梅核气是指咽部有异物感，老觉得有个东西堵着，吞不下去，咳不出来，有些人称之为慢性咽炎。"梅核气"有时也被称之为"癔球"，就是"癔病"的"癔"，指的也是痰气交阻的一种病。我们经常选用半夏厚朴汤去治疗此类疾病，若是遇到相对胖的人，我经常综合运用理气、健脾、化痰的方法，在上方基础上再加些药，治疗后患者都有比较好的效果。另外，此类患者在平时生活中也应该尽量少吃油腻和滋阴的东西。滋阴、油腻的东西容易助湿生痰，会加重身体本身的痰浊，不宜多吃。

　　陈淑娇：通过您这样的讲解，我们对鼻鼾有了更加深刻的认识，如果说鼻鼾主要与痰有关，那么太息则与气滞有关。太息又叫叹气，是以呼气为主的深呼吸。我们胸中憋闷时，会长嘘一口气，当然也有人声音不明显，有的人可能是深深的呼吸，这个就叫太息。太息主要见于肝郁气滞的患者，女性多于男性，其中中年女性，尤其是更年期前后的女性更多见，主要与女性的生理特点"女子多郁"有关。

　　李灿东：是的，喜太息的人，大都比较抑郁，多愁善感，不开朗，女同志较为多见，尤其是进入更年期的女性。这些妇女经常出现叹息或是胸闷，两胁胀闷等症状，并且随着情绪波动而变化，如在抑郁的时候更明显，心情舒畅的时候则缓解。其实是因为她太息之后自己会觉得舒服，自身感到舒畅。由此可见，太息是因为气不通畅，要通过长吁短叹使气有个出入。有时在心情郁闷或者是繁忙工作的间歇，长叹一口气，马上就会感觉舒服。这里说的是什么气不通畅？其实就是肝气不通畅。肝郁气滞的时候会出现这个问题，肝属木，在人体里主疏泄，需要条达，就像树和草需要向外向上生长，在风中自由自在地摇摆。当肝的这种生理特性受到破坏的时候，肝就不能正常地疏泄条达，肝气就郁结了。因此我们在日常生活中如果听到身边某人经常叹息，特别是更年期的妇女，可以建议她吃一些疏肝理气的药物进行调节，比如中成药逍遥丸、丹栀逍遥丸、柴胡疏肝散等，会有很好的效果。

　　梁文娜：除了太息，惊呼也是临床中常见的一种声音。惊呼指的是患者突然间发出惊叫的声音，《续名医类案》曰："肝喜惊呼，肝气亏损极矣。"那么惊呼与哪些因素有关呢？小孩经常半夜睡觉的时候发出尖叫的声音属于这种情况吗？

　　李灿东：突然间发出"啊""哎哟"的惊叫声，这个属于惊呼。这种惊呼，有时候在白天也会听到，经常是因为突然间的疼痛或者惊恐而发出的声音，俗语说"吓一跳，叫一下"。也有因为疼痛很厉害或者是遇到什么刺激而发出惊呼，例如有的人胆子比较小，打针时，突然间会叫一声"哎哟"。这就是因为受到刺激，突然间发出的一种惊叫声，这就叫作惊呼。这种惊呼如果偶尔发生，那么属于正常现象，比如，你突然碰到一个很恐怖的事情，当然会害怕地叫起来，所以这种突然间的惊叫声一般是正常现象。但如果是没事的时候，时不时就突然"啊"地叫一声，这个就有问题了。那这是什么问题？是精神失常。因此你看到一个人总是这样惊呼，当然就有问题了。第二种情况就是小孩子在睡觉的时候出现惊呼，或者夜啼。比如有些孩子经常睡到一半，会突然叫一下，喊一下，然后哭起来。这种情况可能跟惊风有关系，但不一定都是惊风，有时是因为受惊引起的。小孩子受惊就会出现这种惊呼、夜啼的表现，可以用镇静安神的方法治疗。我有时候推荐大家用中成药，比如猴枣散、保婴丹，都可以试一下。当然如果是症状出现比较频繁，或是比较严重的时候，我也建议大家去找医生治疗。

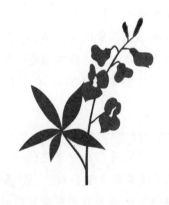

第二十四讲
语言与呼吸的异常

陈淑娇：老师，您前面介绍了发声的异常。这些在疾病过程中出现的异常语言都和心有关系，因为心藏神，其中有一些可能还是病情比较危重的表现，您能讲解一下这些语言异常产生的原因是什么呢？谵语常与高热并见。

李灿东：我们先讲一下谵语。谵语是指发高热的时候出现的神志不清楚，胡言乱语的症状，它常与高热并见。《丁甘仁医案》亦有"发热谵语""谵语烦躁"的记载。有时大家开玩笑也会说："你这人是不是发高烧说胡话啊？"因为觉得说话的内容是瞎说、胡说的。谵语大概有三个特点：声高有力、神志不清和语言错乱。声高有力代表着热证，因神志不清而出现语言错乱，它属于实证的一种。发高热的患者如脑炎、脑膜炎等热性病，热入心包，会出现这种谵语的现象，说明是实证、热证。若是碰到这种情况就要去找医生，在家里处理可能会有危险。

吴长汶：除了谵语，还有一种语言异常叫郑声。《丹溪手镜》里有"郑声，乃声转而不正也，以身凉脉小，自利不渴而多言者，为郑声"的记载。郑声，指的是患者讲话断断续续，一直重复。比如有些老人在临终前说话都含含糊糊，断断续续，或者一直重复，这就叫作郑声。

李灿东：郑声的特点有三点，即神志不清、语声低微和时断时续且语言重复，属于虚证。不管是谵语还是郑声，患者的神志都不太清楚，在望神中均是属于失神的表现，而且一般属于病情比较严重的情况。如果患者病了很久，一直说话不清，突然变得很会说话，这种叫回光返照，属于假神。这是第二种情况。

俞洁：关于语言的异常，除了谵语、郑声，还包括独语、错语、狂言等。《古今医统大全》曰："有谵语者，有独语者，有言语不休者，有言乱者，此数者。"老师，我们应该如何理解呢？

李灿东：独语指的是一个人喃喃自语。这种情况患者神志是清楚的，经常喃喃自语，讲话没有对象，当看到有人来就不说了，一个人独自在唠唠叨叨，总觉得有人在骂他，疑神疑鬼，但是他又经常听不见，旁人和他交流也没有反应。这种情况在老年人中较为多见，是心气虚的表现，和痰有一定关系，叫痰迷心窍，或痰蒙心神。它与之前的两种情况相比，独语的神志是清楚的，不像谵语、郑声那么危险、严重，和癫证有一些关系。

错语就是经常说错话，但是患者神志是清楚的，说错后能够自我纠正，即虽语言错乱，但话后知错，常会自纠。我们说话时偶尔会有说错的时候，这种情况谁都会有，但是一个人若是老说错话，又要老纠正自己，这就代表着神气不足，是年老的表现，年轻人如果老说错话，这就糟糕了。

狂言，即语言错乱，哭笑无常，甚至会打人毁物，登高而歌，弃衣而走，这是狂证的表现，是因为痰火扰心。癫证患者不会打人毁物，又被称为"文痴"；狂证患者会打人毁物，又被称为"武痴"。

林雪娟：临床上除了发声及语言的异常，还有呼吸的异常。听声音除了要听患者讲话的声音之外，还要听患者发出的各种声音，当然就包括呼气的声音。呼吸运动是很重要的，它是维持人体和外界进行气体交换很重要的通道。正常人呼气的声音是均匀的，不快不慢，一呼一吸，一分钟正常是18次左右。几种常见的呼吸异常情况，喘、哮、短气、少气，它们之间有什么区别和联系呢？《医宗必读》有记载："哮音与喘相类，但不似喘。"老师，喘和哮之间我们该如何鉴别呢？

李灿东：喘，简单说是气喘。英语有个单词叫"asthma"，是哮喘的意思。西医认为哮喘是由支气管痉挛，通气障碍引起的，经常跟过敏有关，有时也叫它喘息性支气管炎。但是我们现在讲的喘和西医讲的哮喘的概念不完全一样。我们讲的喘指的是呼吸困难，如果把喘翻译成英语的话应该叫"difficulty of breath"，就是呼吸困难，比如绕着操场来回跑几圈，或是多爬几层楼梯，或是极度虚弱的患者稍微动一下所出现的呼吸困难都可以称为喘。严重的喘会张口抬肩，鼻翼煽动，甚至是不能平卧，因此这类患者经常喜欢坐着或靠着，躺下就会喘得更厉害。中医认为肺主气，司呼吸，喘证首先是和肺有关。其次，肾为气之根，所以喘证和肾也有关系。呼吸过程中气吸进来，需靠肾来纳气，若是肾不纳气，气就会急促，就是会喘，而且是呼多吸少。从西医的角度来讲，喘可以见于肺系病或心脏病等，如心衰的人也会出现喘，但跟肺和肾的关系最密切。喘证有寒热虚实的不同，有寒证、热证、虚证、实证之分。实喘是新病的气喘，病程比较短，起病比较急。在感冒、咳嗽等外感性疾病中，气喘是很常见的症状，尤其是平素肺脏不是很好的人，很容易一感冒就出现咳嗽、气喘。实喘第一个特点是声高息粗；第二个特点就是呼出为快，因为胸有满闷的感觉，觉得多呼出一点气比较舒服，这种情况实证、热证居多。那么虚喘呢？久病气喘，病程很久，声低息微，以吸入为快，这种属于虚证。虚喘和实喘反映的是两种不同的病理变化，在日常调理上也要注意到这些因素。那么喘应该治疗肺还是治疗肾呢？一般情况下，实喘以治肺为主，虚喘和肾有关系，肺肾要同治兼治，补益肺肾可以治疗虚喘。在喘的间歇期，调理上要补肺肾，可以运用参蛤散。什么是参蛤散？参蛤散由人参和蛤蚧组成。"蛤"就是"蛤蚧"，蛤蚧是很好的补肾纳气的药，它是一种动物，药店里常常用竹子撑起来一对对地卖；"参"指的是"人参"。一般用人参煎汤来冲蛤蚧粉，也可以把人参粉和蛤蚧粉调在一起冲服，还可以把这两个药合在一起炖。参蛤散对慢性虚喘的人，肾不纳气、肺肾气虚的人效果是很好的。需要注意的是蛤蚧使用的时候要把头和脚去掉，叫"去头足"，而且要一对一对用，蛤蚧药性最好的部分是尾巴，所以买蛤蚧的时候最好看一下，没有尾巴的就别买。

呼吸异常的第二种情况是哮，日常生活中哮和喘经常并称，但其实哮和喘是不一样的。哮主要形容的是声音，而不是呼吸的特征，指的是呼吸急促，喉中有哮鸣音，因其听起来就像吹哨子，有时候我们称之为水鸡声。哮经常是反反复复发作，不容易治好。临床上喘不一定有哮，哮一般都有喘，所以我们通常称之为哮喘，其实讲的是"哮兼喘"。哮跟现代讲的哮喘，西医讲的过敏性哮喘比较接近，所以它就可以翻译成"asthma"。哮有什么特点？它的特点是反反复复发作，一般发作都有个前兆，比如会出现鼻子痒、打喷嚏、咳嗽或者胸闷、喉咙痒等症状，且经常在季节更替、天气突然变化或是吃到一些冷的刺激性东西，或接触到过敏原的时候发作。哮证本身也有寒热之分，有寒哮和热哮两种情况。

寒哮和热哮的鉴别：一是根据声音，寒哮一般声音比较低钝，热哮一般比较尖锐。二是根据症状，寒哮冬天容易发作，咳出来的痰比较稀且白；热哮一般热的时候容易发作，咳出来的痰比较黄且黏稠。在有哮喘病史的情况下，我们要交代患者主动回避过敏原。因哮有先兆的症状，所以一旦发现比较明显的先兆，就要注意及时就医，尽早治疗，这样会减少很多麻烦。

吴长汶：呼吸异常还有两种常见的情况，叫短气和少气。《灵枢·经脉》有"少气不足以息""其小而短者少气"的记载。我们常常把短气又叫气短，临床表现为呼吸急促不相续，就是呼吸不能够接续，呼吸的频率加快，深度变浅。少气是呼吸微弱，语言低微无力，说话断断续续，语音低微。老师，您可以给我们讲解一下这两种情况吗？

李灿东：刚才我讲到呼吸频率比较快，深度有点变浅，大家可能觉得这种情况跟喘很像，但实际上短气是似喘而不抬肩，像喘的特点但是没有张口抬肩、鼻翼煽动，只是自己觉得气不够用，虽有气促但是没有痰，就感觉气短。短气也有虚实之分，比如小孩如果偶尔出现这种情况，属实证者居多；老人或身体比较虚弱的人出现短气一般是以虚证为多。虚为肺气虚，实为气不畅，不畅就不能连接。类似于水管，如果出现水流断断续续一般有两种原因，一种是水管内没水了，还有一种就是管道堵后导致出水不太连续。因此短气有虚和实的区别，往往虚证居多。

少气的呼吸频率是正常的，但是深度变浅。短气是气短，呼吸变快；少气是呼吸频率正常，但深度变浅。因此少气的人一般自己感觉很累，面色暗淡无光，不爱说话，不爱动，讲话很小声，有时候甚至说着说着就气不够了，不愿意再说下去，或是需要深吸一口气才能继续说。少气是身体虚弱的一种表现，其实就是气不够了；短气就是气比较短，上气不接下气，这就是它们之间的区别。临床上一些久病不愈的患者，看起来好像特别虚弱的样子，经常容易出现少气，所以有时候只要注意观察患者的气色和听他的呼吸声就能够判断出虚实。

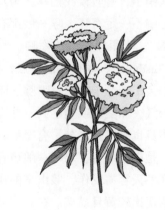

第二十五讲
咳嗽、呕吐、嗳气、呃逆的辨析

朱龙：咳嗽是人体清除呼吸道内的分泌物或异物的保护性呼吸反射动作，是临床上比较常见的症状。虽然咳嗽与肺的关系最大，但是《黄帝内经》有"五脏六腑皆令人咳，非独肺也"的记载，说明引起咳嗽的原因很多，我们临床应该如何应用呢？

李灿东：咳嗽是很常见的症状，我们绝大部分人都曾经得过咳嗽，但是到底什么是咳嗽呢？咳嗽是自己觉得有气从下面上升到喉咙，声带关闭后突然间开放而发出的响声。咳嗽实质上是一种自我保护的过程，为了排痰或者消除其他一些异物对气管的刺激，将异物通过咳嗽排出，正常情况下偶尔的咳嗽不属于病态。因此止咳要慎用，特别是当有邪气入侵人体的时候，咳嗽是为了排出痰液的一种保护性反应，这时若用收敛性质的药物，痰就积在里面，排不出来了，对身体反而不好。因此不要简单地见咳止咳，要具体问题具体分析。当然我所讲的咳嗽主要是指病理状态下的咳嗽，病理性的咳嗽也要区分出寒热虚实，当然也需要参考其伴随的一些兼症。如咳嗽时间比较短，咳声比较大，痰比较多就属于实证；如果咳嗽的声音比较高亢，痰比较黄且黏就是热证；如果咳嗽声音很低微，多半属于慢性的咳嗽，是虚证；咳嗽声音比较低沉，痰是白的且较稀，就可能是寒证。闻诊就是可以通过听声音的大小、高低和强弱，判断出咳嗽的寒热虚实。比如有的人咳嗽声音很大，音调高，很响亮，多半属于实证、热证；有的人咳嗽声音低微，低沉，多半属于虚证、寒证。日常生活中，大家可以结合咳嗽的声音和伴随的痰的情况进行判断。

从中医的角度来看，咳嗽当然是肺的问题，但是咳嗽本身又跟五脏六腑都有关系。《黄帝内经》记载："五脏六腑皆令人咳，非独肺也。"说明五脏六腑都会导致咳嗽，不一定只有肺的问题。西医有个病叫支气管扩张，这种病会咯血，激动、生气时容易发生，中医把这种情况叫肝火犯肺，认为是肝火影响到肺的功能。当然也有些人可能是因为胃或食管的问题，尤其是现在有一些人做了胃或食管手术，通过手术把胃的位置提高，这样一来就有可能影响到肺或心的功能，在吃饭的过程中，就容易出现呛咳，因此咳嗽不单纯是肺的问题。第二个问题就是不要一咳嗽就认为是炎症，去吃抗生素。中医对炎症的认识可以分为两种：一种是热证，一种是寒证。这个大家可能会觉得不太好理解，因为炎就字面上看是两个火叠在一起，很容易想到用清热泻火、清热解毒的中药或者西药抗生素治疗。临床上，有一部分炎症的确属于热证。比如同是肺炎，出现发高热、咳嗽时，痰很黄很黏稠，这些人可能是热证；但是也有一部分人，特别是老人家，一着凉就咳嗽，痰白比较稀，并且怕冷，一受凉或一吃凉的东西就咳得很厉害，去检查时肺部有阴影，有炎症，但是这种情况不一定是热证，很多人是寒证。过去有些人认为肺炎就一定要用麻杏石甘汤（麻黄、杏仁、甘草、石膏），再加上一些抗感染的中药，比如黄芩、鱼腥草、蒲公英等来治疗。这些方法如果对于一些热证的肺炎可能有效果，但是对于寒证无异于雪上加霜。再比如我们现在有人说治疗咳嗽可以用蒜头，同样的道理，蒜头也许可以治疗很多咳嗽，但是治疗热性的咳嗽就不一定合适。

> 闵莉：在临床实践中，我们可能还会碰到两种咳嗽：第一种咳嗽就是患者老觉得喉咙痒，然后就咳，可是吃了很多药效果都不好，这种咳嗽我们有时候也把它称为咽咳；还有一种就是一阵阵的咳嗽，咳声比较短促，咳完后经常有鸡啼样或鸡鸣样的回声，有些书上形容就像鹭鸶（鹭鸶是一种鸟）的叫声，就是人们熟知的百日咳。老师，我们应该如何辨识这些咳嗽呢？

李灿东：临床上因为咽喉痒而产生的咳嗽，我们在治疗的过程中要结合其病位特点。咽喉也是属于肺系的一个部分，如果判断确属于咽喉的原因，我们就要考虑清咽利喉或者理气化痰。前面我提到一个方叫半夏厚朴汤，就是由半夏、厚朴、紫苏叶、茯苓等药组成的，用此方加减来治疗咽喉方面的问题，效果很好。因此，不要简单地认为咳嗽一定是肺的问题，其实它是整个肺系统的问题，不仅包括肺，还包括气管、支气管、咽喉、鼻等。

百日咳经常是反反复复，拖了很长的时间，有时甚至长至一百天，所以临床上我们称之为百日咳。现在卫生条件改善，小孩都有注射白百破三联疫苗（白喉、百日咳、破伤风），所以基本上不会得百日咳。但是我们在认识上有一个误区，认为百日咳不管是否治疗一定要咳一百天，一百天后可以自愈。百日咳的这个"百"字，实际上是泛指病程比较久，比较长。若是失治误治，即使一百天以后它也不会好；若是治疗得当，几天就能治好。

还有一种是目前临床非常少见的白喉，它实际上是喉咙被长出的一层白膜盖住，若将白膜擦破以后会出血，出血之后又重新长出白膜并且变厚。它最大的问题就是堵塞呼吸道，导致人不能呼吸引起窒息，甚则危及生命。白膜不一定很厚，但长得很快，能够把整个喉咙盖住，所以又叫疫毒盖喉。这属于急性的传染病，传染性很强。从某种意义上讲，由于现在疫苗做得好，所以此类病例很少见。白喉有个特征，会有犬吠样咳嗽，咳嗽声音像狗叫一样。如果我们碰到孩子咳嗽的声音类似狗叫，这时我们就要注意观察一下其喉咙是否有异样，若有异样，要及时去医院就诊，因为这是有危险的。

> 俞洁：呕吐是患者自觉胃中有气上涌，随之将食物、痰涎、气体一起从胃道口吐出来的症状。临床上呕吐也特别常见，比如饮食不节会导致恶心、呕吐，常常伴有食欲不振。"有声无物谓之呕，有物无声谓之吐，有声有物谓之呕吐"，不管是呕还是吐都是胃气上逆的一种表现。呕吐不仅是临床的症状，也是一种治疗的方法，中医治疗八法中就有吐法，吐法是祛邪外出的一种方法，老师，我们在临床上应当如何运用呢？

李灿东：其实在最开始的时候呕吐是一种自我保护反应，当胃装不进东西，或吃到一些异物或是有毒食物的时候，人体会通过一个上逆的反应，把这些东西吐出来。传统中医治疗有八法，分别为汗、吐、下、和、清、温、消、补。汗就是发汗，吐就是催吐，下就是泻下，和就是和解、调和，温就是温热，清就是清热、清凉，消就是消导，补就是补益。八法中的第二种方法就是吐法。吐本身就是一种祛邪外出的表现，中医称之为因势利导。也就是说，病邪如果停留的位置比较高，可以用吐法，位置比较低则用泻法。为什么在疾病的过程中呕吐也是一种病理的症状？因为首先中医认为胃的功能以和降为顺，脾和胃是人体气机升降的枢纽，脾升胃降达到气机的平衡。其次，六腑以通为用，六腑指的是胃、胆、大肠、小肠、膀胱、三焦，通的时候六腑的功能才正常。一旦胃的和降功能被破坏，胃不能通降，就会出现胃气上逆，通过呕吐把胃内容物吐出来。那么什么情况下会出现呕吐？即胃中食物不能够下降的时候，或是下降的通道被堵住，如肠梗阻导致的幽门痉挛等疾病。

中医认为呕吐原因是多方面的：第一，感受外来邪气，如食用一些生冷或辛辣等过寒、过热的刺激性食物；第二，饮食不节，吃东西不节制，超过了胃的容量；第三，情志的变化，肝气郁滞也会导致呕吐，例如有些人一生气就会干呕或呕吐；第四，身体虚弱的人也容易出现呕吐，如脾胃运化无力，无法受纳食物，也会出现呕吐；第五，一些疾病的后期或危重阶段，胃气衰败也会出现频频呕吐或干呕。中医认为，有胃气则生，无胃气则死。因此在判断慢性病、危重病的时候，胃气的存亡和好坏也决定了患者预后的情况。

> 梁文娜：寒热虚实都可以导致呕吐，归根结底是胃的问题。从听声音角度来说，它同样遵循一个基本的原则，就是如果呕声很大声，比较响亮，一般属于实证；或者呕吐的过程中吐出来的食物或胃内容物比较多的一般也是实证；当然也包括因为气滞，气不通畅而出现的声音相对响亮的干呕，这也是一种实证。如果呕声比较微弱，一般属于虚证，是一种慢性呕吐。老师，临床上该如何辨识呕吐呢？

李灿东：在临床中，如果一个久病的患者出现频频的呕吐，说明胃气已经受到严重的损伤，胃气将绝了，人的生命也即将终止了。我曾经接诊过一个40岁出头的女同志，确诊癌症的时候已经是食管癌、胃癌晚期了，之后做了食管、胃大部分切除术，把残余的胃提拿到食管上段，手术从某种意义上讲是比较规范的。手术之后患者就出现不能喝水、不能进食且不停呕吐的症状，只能靠挂瓶勉强维持生命，来找我看病时已经奄奄一息。我告诉她："你目前就是要解决胃气的问题，若是命没了，抗癌就没有意义。"我让她的家属去弄一点灶心土。灶心土就是过去农村烧柴火的那种灶，用泥巴糊的那种土，又称为伏龙肝，是温暖脾胃的药。然后我就给她开了一个健脾和胃通下的方子，顺应六腑通降的功能。她回去喝完一剂药之后，呕吐的症状就开始减轻了，两三天后就开始进食了，因为好久都没吃东西，这个时候要先喝一点点米汤，谷助胃气，整个人的状态就好了。这样大概调养了两个礼拜后，患者明显感觉自己状况不错，又开始接受西医的化疗。化疗有个不良反应就是胃肠道反应，化疗之后这位患者出现了比上次更严重、更频繁的呕吐，因此第二次来就诊的时候情况比原来更糟糕。此时我让她用上次准备的灶心土煎药以顾护胃气，几天后呕吐好转，最后家属决定放弃化疗，完全靠中药调理。现在已经过了一年多的时间，目前来说她整个人的状态还是不错的，对生命有信心了，也很乐观，该做什么就做什么。因此，对于癌症患者来说，某种意义上救命比治病更重要。

再举个例子，因车祸或是意外被一些物品砸伤头部的外伤患者，如果出现呕吐，我们要高度重视，特别是出现喷射状的呕吐，这种情况一般是颅内压升高的表现，是比较危重的。若是高热出现呕吐，也是颅内压升高的表现。对于一些肿瘤患者要考虑到有一些肿瘤到了后期会转移到大脑，导致大脑受到压迫，也会出现呕吐，这种情况也要引起注意。综上所述，呕吐既是一种正常的保护反应，也是疾病的一种症状。现在有很多人平时有"养生保健"的习惯，感觉热的时候会买些凉茶或者吃些清热解毒的东西。我这里要交代下，如果一些东西太凉，刺激到胃，从中医角度来说它并没有什么好处，希望大家能够引起重视，不要养成长期喝凉茶或是吃药的习惯。

> 梁文娜：胃气上逆的表现除了我们前面提到的呕吐之外，还有一个我们经常见到的症状就是嗳气。嗳气，简单地说就是打嗝，指的是气从胃中向上出咽喉的声音。有时候出现在饱食之余，民间称之为打饱嗝。当然不是所有的人吃饱饭都会打嗝，有些人在没有吃饭，甚至饥饿时也会频频打嗝。老师，这种情况临床应如何分析呢？

李灿东：其实打饱嗝也是嗳气的一种，但有时候没吃饱也会打嗝，因此说嗳气不一定就叫打饱嗝。我们在进食的过程中，食物连同空气或是小小的气泡一同搅拌进去，像我们揉面粉时也会有气泡跑进去。食物在胃内蠕动、继续搅拌的过程中，一些小的气泡就会变成大的气泡，因为气密度低会往上冲咽喉，因此会出现"呃"声。这个响声因人而异，有人声大，有人声小。总体来讲，声大的一般是实证，声小的一般是虚证，声音很高亢的一般是热证，很低沉的一般是寒证，这个我们在前面闻诊中已经跟大家说过了。嗳气也是胃气上逆的一个表现，它跟干呕产生的原因有些相似，但它们表现出来的症状特点不一样，干呕是呕，嗳气只是呃。打嗝是因为胃里面有气，气冲向上形成嗳气。当气滞或是气虚时气不够，运不出去，也会出现嗳气。有些情志比较容易波动、爱生气的人，时不时会叹气，同时也容易出现打嗝，往往越是激动紧张或心情不好的时候，打嗝就越厉害，这种情况在一些更年期的妇女或是一些情志疾病的患者中更容易见到。还有些形体看上去比较虚弱，精神较为疲惫，不爱吃饭的人，往往嗳气声比较低沉且时时发生，这是脾胃气虚的表现。因此，同样是嗳气，也有虚实的区别。如果不辨虚实，对于气虚的人却疏肝理气，对于肝气郁滞犯胃的人却健脾补气，病情可能会更糟糕。虚实的辨认，除了刚才讲的通过声音之外，还要参考它的病程，是慢性病还是急性病，还要考虑它的兼症和精神因素的关系，并且结合其整体的身体状态以进行综合考虑。当然如果只是偶尔吃顿饭呃一下，或是喝了碳酸饮料之后打个嗝，这都不属于病态。

如果是病程比较长，嗳气声音也不是非常的响亮，只是时不时地嗳气，还有一些消化功能不太好，不爱吃饭，精神比较疲乏，像这种情况可能是因为脾胃气虚引起的，就要健脾和胃。

梁文娜：胃气上逆出现的第三种症状叫呃逆。呃逆指的是喉间呃呃连声，声短而频，不能自制。我们很多人有过类似的经历，就是喉间"呃"声不断，自己控制不了，有时还挺难受的。有很多人把它称为打嗝或打呃，这就容易跟刚才说的嗳气混起来了。老师，您可以谈一下呃逆与嗳气的区别吗？

李灿东：呃逆和嗳气，不要混淆，因为它们产生的原因不一样，症状也不一样，因此相对应的治疗方法也不一样。呃逆的原因是胃气上逆的时候影响到膈，现代的理解就是膈肌痉挛，膈肌痉挛之后发出的呃呃连声。从中医角度来讲，胃气上逆影响到肺，肺气上逆进而才影响到膈，就会产生这种呃逆。气本来是要下降的，但它向上跑去相反的方向，就是上逆。偶尔出现的呃逆，医圣张仲景有一个简单的办法可解决这个问题，就是"以草刺鼻中，嚏，嚏而已"。过去这个呃逆叫"哕"，就是用草在鼻子里面稍微刺激一下，打几个喷嚏，呃逆就好了，这是最简单的办法。大家遇到类似的情况可以试着用打喷嚏的方法来治疗，因为打喷嚏的时候肺气就通畅了，肺气在喷嚏过程中冲击膈肌，把膈肌痉挛问题也解决了。如果在疾病的过程中出现反复不停的呃逆，这就是一种病态，应该要引起注意。

一般来说，呃逆可能是胃或肺的问题，也可能是一种膈肌痉挛，可根据声音的高低强弱来判断实或虚，甚至寒或热。呃的声音大，声高有力的一般是实证，声低沉无力的一般是虚证。偶尔出现因进食太快或是受寒引起的呃逆，自行能好，不属于病态。若是久病重病的人，呃逆不止，除了是虚证以外还代表着胃气衰败，需要引起我们的重视。

第二十六讲
气味的辨析

林雪娟：闻诊包括听声音和嗅气味，两者均是中医采集临床信息中很重要的组成部分。听声音靠的是听觉，嗅气味靠的是嗅觉。嗅气味指的是医生运用自身的嗅觉去嗅患者出现的相关气味，这在我们日常生活中也是很重要的。如煤气的主要成分是一氧化碳，它没有什么特殊的气味，但是有毒，为了防止煤气泄漏他人无法及时发现，所以在煤气中经常加入一些特殊的有臭味的气体以便在一氧化碳泄漏后能够及时被识别。同样道理，"嗅气味"在健康状态辨识的过程中也是一个很重要的方法。

李灿东：是的。气味不仅包括病体或是身体的气味，还包括病室，即患者居住环境，以及患者排出物，如分泌物、排泄物的气味。因为我们现在很多医疗行为都是在医院或是诊室里进行，医生也比较讲究自我的卫生防护，有的医生还戴着口罩，因此部分医生很少会去嗅病体或是患者排泄物的气味了。所以，闻诊中的嗅气味所能够采集的信息就相对比较少，许多关于气味的描述需要通过问诊时由患者自己或家属告知，比如患者口臭或是大便很臭。当然，我们依旧可以通过观察或是通过嗅气味，对自己或是对我们周围人的健康状态做一个了解。首先我们可以根据房间里的气味来判断疾病发生的某些原因，比如当我们发现一个人躺在地上，走到其跟前或者进到房间的时候，闻到了比较浓烈的煤气味或是农药的气味，我们马上就会联想到可能是煤气泄漏或是农药中毒。若是煤气中毒，我们第一步就是把患者转移到一个通风好的环境；若是农药中毒，也能够为第一时间的抢救提供一些参考。过去我们在基层医院实习的时候，见到很多农药中毒的患者，从某种意义上来说，及时明确中毒的药物名称有助于及时确定抢救方案，当然有时询问患者或家属也可以得到相关信息。但是有些经验丰富的医生，通过闻气味也能大致判断是乐果、敌敌畏还是六六粉，因为不同的农药有着不同的气味。另外，一些患者散发出某些特殊的气味，比如，糖尿病酮症酸中毒患者呼出的气体有烂苹果的味道，肾衰尿毒症患者身上有尿骚味，还有一些患者四肢末端坏死，脓液流散出来的臭味等，这些味道都可以帮助我们判断疾病的情况。

　　一般来说，一些特殊的味道跟其自身身体状况也是有关系的。比如口气比较臭的人一般是实证、热证比较多，没有什么特殊气味的人一般是寒证、虚证比较多。除此之外，闻诊还包括闻排出物的气味，如鼻涕、唾液、呕吐物、痰、大小便或是妇女月经和带下的气味。通常情况下，气味比较重且比较臭的，是实证、热证；气味比较轻或不太臭的，是虚证、寒证。比如，咳嗽的痰若是比较黄、比较黏稠、比较臭的，是热证；若是比较清稀、色白且容易咳出来，味道不是太重的，一般属于虚证、寒证。如果小便清，没有颜色，不怎么臭，一般属虚证、寒证；如果小便色黄，排出不畅，味道较重，一般属热证、实证。大便亦是如此。我举一个非常简单的例子，拉肚子的时候，有些人会自己吃一点黄连素或是喝点藿香正气水。从中医来讲，黄连是清热解毒燥湿的，热证的时候可以用黄连素；藿香正气水是温的，寒湿的时候可以选用。因此拉肚子时，如果大便比较稀，颜色比较淡，没什么臭味，一般可用藿香正气水；如果大便又黄又黏又稠，这个时候就应选用黄连素来治疗。

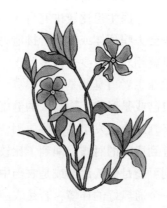

第二十七讲
问 诊 释 义

李灿东：今天我们一起来谈谈中医四诊中的第三种诊法——问诊。问诊可能是目前中医临床上使用最普遍，也是大家觉得最容易掌握的诊法。为什么呢？因为有一句话叫"最好的医生是自己"。当然，这句话虽然说得不那么严谨，但自己的身体情况、自己的一些症状和感受，也确实只有自己最了解。因此，患者的很多感受唯有通过问诊才可以获知。通过医生的问诊，患者可以了解自己的一些情况和不适，提示了身体的某些问题，以便更好地配合医生做出诊断。

王淼：通过问诊内容的学习，我们可以用中医的理论帮助自己或是周围的朋友、亲人处理日常生活中出现的一些症状，并进行正确的分析和判断，从而避免不必要的疑虑和担心。问诊看似简单，但临床上如何通过问获得与健康相关的信息，则需要掌握一定的方法和技巧。老师，您能介绍一下问诊的方法吗？

李灿东：好的。首先我们来了解一下究竟什么是问诊。问诊，第一个是问，第二个是诊。问，就是询问。谁来问呢？是医生问。问谁呢？问患者。其实从专业角度来说，医生除了问患者还要问谁呢？问陪诊者。因为有些患者不会说话，有些患者表达不清。如婴幼儿往往不会描述，就需要问家长；又如接诊一些聋哑的患者，因为我们没有学过哑语，所以他描述的很多情况我们可能不清楚；还有一些昏迷的患者被送到医院时，他已经不能回答问题，只能问陪诊者，可能是家属，也可能是位好心人。例如，烈日底下某个人突然晕倒在路边，一位好心人看到，把他送到医院。若医生想要了解具体的情况，就只能询问这位好心人。因此问诊就是医生询问患者或者陪诊者，这就是"问"。

那么"诊"呢？所谓的"诊"就是了解病情，诊察疾病，从而对健康状态进行判断。因此将"问"与"诊"连起来就是先询问，然后诊察判断，这个过程就是问诊。我们在教学的过程中就是要让学生掌握如何通过问诊去了解与健康相关的信息。

林雪娟：在现在中医的临床诊疗过程中，问诊起着非常重要的作用，特别是对一些初学者来说尤为重要。它是医生与患者交流和获取临床资料的主要手段和方法，《难经》称之为"问而知之谓之工"，道出了问诊是作为一名医生必须掌握的最基本的诊法。老师，您是如何看待问诊的重要性的？

李灿东：现在临床上，问诊之所以显得如此重要，是因为有的医生望诊没有学好，闻诊又不太重视，脉诊也没有掌握好，所以很多临床信息的获取就只能寄托于问诊了。其实，这种现象在一千八百年前就存在了，医圣张仲景在《伤寒杂病论》的序里就批评了当时的医生："省疾问病，务在口给，相对斯须，便处汤药。"意思是说这些医生都没有好好去省疾问病，了解病情，而是等着患者把病情告诉医生。现在很多医生也存在这样的情况，要不看报告单的检查结果，要不就等着患者告诉他，很多可以通过观察获得的信息都忽略了。这样的例子我们可以举出很多。比如，有个患者在就诊的时候不停地发出"呃——呃"的声音，但是只要患者没有告诉医生"我嗳气"，医生就不知道患者的这个症状就是嗳气。另外从更深层次地讲，还有很多问题不能简单地根据现象去考虑。我曾经跟学生们举过个例子：假设我们看到一个患者，她手腕上有伤疤，你说这有什么问题吗？当然没有什么问题，一个陈旧性的伤疤，它既不影响美观，也不影响摸脉，然而仔细考虑一下，我们在生活或者生产中手腕这个地方受伤毕竟是少数情况，尤其对于一个不从事体力劳动的人，这个地方受伤更是很少见的。那她的伤疤可能是什么原因导致的呢？很有可能是因为想不开，寻短见。虽然这样一个经历对她现在的病情可能影响不大，但试想一下，一个人如果到了要走这一步，那她当时受到的精神刺激肯定是非常大的，当然这个刺激对她最初的发病影响也是非常大的。因此如果我们都不去考虑这些问题，只是简单地看一下，一带而过，就可能导致我们的判断出现问题。因此，目前在临床上没有一个医生是不问诊的，除非患者自己能把病情完整地告诉医生，否则医生肯定都要问诊。

王洋：既然问诊这么重要，那我们就要保证所问的这些信息的准确性和可靠性，否则我们的诊断就会出问题。那么，您能否详细地跟我们分析一下临床上医生问诊主要存在哪些问题呢？我们又该如何避免出现这些问题呢？

李灿东：目前临床问诊主要有三个问题，第一个是不全面，第二个是不准确，第三个是不规范。

为什么说不全面呢？现在很多人去看病的时候，可能没有什么明显的难受。医生问他"你有什么不舒服吗？""没有啊。"如果患者只是简简单单地说他没有什么难受，那医生后面的诊断就无从谈起。有时我们自己也有这样的感受，"我今天挺好，没有什么难受"，那是不是就说明真的什么问题都没有呢？实际上未必是这样。那我们还需要询问什么呢？需要询问患者的生活环境、生活条件，这些信息很多时候可以帮助我们做出许多判断。比如一个患者长期居住在福州，由于比较潮湿、气温比较高，就容易感受湿热之邪。又如一个患者是从内蒙古来的，出现皮肤上长湿疹，胃肠不好。医生问："那你到福建多久了？"他说："半年了。""那你得这个病多久了？""我得这个病半年了。"通过这些问诊信息，我们就会考虑到内蒙古和福建的环境差别比较大，到福建之后，患者的身体状况可能发生了变化，出现了这些问题。再比如说，患者感冒了，医生问他是怎么得的感冒，他说："昨天晚上天气突然变冷，又下雨，我没有带伞，走在路上被雨淋了，所以今天感冒了。"虽然他现在来看病的时候没有下雨，身上也没有湿，但是昨天晚上下雨被淋湿了，这可能对他的疾病是有影响的，因此问诊一定要全面。我们经常说，一个患者给五位医生看，会看出五种不同的结果，为什么？就是因为五位医生对这位患者的病情描述是不一致的、不全面的，就像盲人摸象，有的人说大象像墙壁，有的人说像一根绳子。这是第一个问题，不全面。

第二个问题是不规范。中医有很多术语不够规范，比如以后我们会讲"怕冷"这个症状，其实它有恶寒和畏寒两种区别，这两者在中医来说，虽然都是怕冷，但完全是两回事。如果把畏寒当作恶寒，那对整个病情的判断就有可能出现错误。因为恶寒一般是表寒证，是感冒了，畏寒是阳虚证，这两者是不一样的，所以问诊的规范对判断临床证型非常重要。

第三个问题就是不准确。有一些信息如果采集不准确，那判断就会出现偏差。我举一个很简单的例子，中医在诊断阴虚的时候会讲到两个症状：一个是潮热，一个是盗汗。这个潮热是午后或夜间潮热，就是下午过后发低热，如潮汐之定时。假设有个更年期的女同志，仅有时感觉一阵热，一下冒汗，那这是潮热吗？不是。这种热一般是天快亮的时候出现的烘热，或者是傍晚的时候烘热汗出，这既不是阴虚潮热，也不是盗汗，因为盗汗是睡觉的时候出汗。因此如果判断不准确，那辨证的结果就会出现问题。好比说，你把张三看成李四，那这样就有问题了。

总之，在问诊的过程中，我们要掌握的要素就是全面、规范、准确。从本质上说，这就是整体观念的实际应用。我们从第一讲就谈到整体观念是中医的灵魂，因而，我们在问诊时，要把患者看成一个整体，同时他跟自然界也是有联系的，他不是生活在真空中的。虽然为了讲解方便，我们在上课的时候把问诊的内容一块块地分开来讲，但在临床中，我们需要把所有的问题结合起来，不能就事论事，不能把一个症状跟一个证机械地对等起来。医生的功力就在于怎么把这些问题整合起来分析病情，立足整体去认识健康状态，这才是真正的功夫。

> 俞洁：所以，我们在教学的过程中，要始终强调中医的整体观念，并要让这种观念深深烙印在同学们的脑海中。全面、规范、准确是整体观念在问诊中的体现，也是问诊的原则，我们在临床中要时刻牢记。另外，由于问诊是医生与患者或陪诊者询问交流的过程，患者没有学过专业的中医知识，很多专业的医学术语他们听不懂，因此我们在与患者交流时，还应该用患者听得懂的语言。老师，您能讲解一下吗？

李灿东：如果从专业要求来说，问诊就是翻译的过程。什么叫翻译呢？就是把书上写的专业内容，翻译成患者听得懂的话，因为患者没有学过专业的中医知识，你用专业术语患者听不懂；其次，要把患者说的话翻译成专业术语，记录到病历中。因此问诊是一个双向翻译的过程。当然，大家在日常生活中的问诊没有必要这样来回翻译，但是至少要知道，中医讲的这些名词术语是什么意思，然后才能够根据这些名词术语去了解分析病情。

> 陈淑娇：问诊既是医生了解病情的一种方法，同时也是医患交流的一个过程。现在医患关系比较紧张，我们经常看到或者听到一些患者打骂医生的报道，可能很多时候与医患沟通不顺畅有关。您可以跟我们谈一下问诊的意义具体体现在哪些方面吗？尤其对于改善医患关系可以起到怎样的作用呢？

李灿东：问诊的意义有哪些？第一，问诊是我们了解健康状态的一个重要渠道。虽然我们前面一直强调望诊很重要，闻诊很重要，但实际上，在我们日常生活中，人与人的沟通，很多是通过语言来交流的，甚至有很多信息，在我们没有看到这个人的时候，已经从问诊信息中了解到了。比如说"某人生病了，你知道吗？""不知道啊，怎么生病了？""听说他是……"。因此，你还没有见到这个人，就知道他生病了。再比如说，假设你早晨起来的时候怕冷，头痛，身上酸痛，医生可能不需要见到你，根据你的描述就可能知道你是什么问题了。因此问诊是我们了解健康的一个很重要的渠道。

第二，很多信息需要通过询问获得。比如，医生需要了解疾病发生发展的整个过程，不问就不知道疾病是怎么发生的。刚才我们说"我昨天晚上淋雨了""昨天晚上吃饭不小心吃坏了"，你怎么知道？这是询问得知的。尤其是个人的自我感觉，不问是不知道的。比如，我没有拿杯子喝水，但我觉得口很渴，你就看不出来；我觉得口苦，你也看不出来。再如，患者头晕，一直低着头，不敢动，那是比较严重的情况，你可能可以感觉得到，但是如果患者只是有点晕，你就可能感受不到，或者说患者现在很好，但是昨天一阵头晕，你也不知道。因此，问诊是其他诊法没有办法替代的，尤其是对于这些自我感觉。你别看现在仪器设备非常先进，但是很多信息查不出来。假设患者头晕，检查一下血压，做个脑CT，大多数人都没有问题，头晕就是一种自我感觉。有的医生就根据检查结果说他没病，这个时候患者是会生气的，因为他明明感觉不舒服，找你看病，折腾了半天，你却说没病，所以患者不能接受。

问诊还有一个很重要的意义，就是问诊的过程也是我们给患者进行心理疏导的一个过程。尤其对于一个中医医生，应该说他看病的整个过程比看病本身更重要。他要让患者感觉到有希望，要解除患者的顾虑，要给足患者信心，甚至解决患者的一些问题。因此有些患者跟我说："我跟你讲了之后，就觉得好了很多。"其实很多时候是患者自己吓唬自己，搞得很紧张，因此我常说一个好的医生应该让患者走出诊室门的时候，就觉得病好一半了。有的人说这是迷信，其实这不是迷信，也不是巫术，因为患者对自己的状况不了解，所以他觉得很害怕，于是提心吊胆，老觉得自己有毛病。其实你跟他把病情解释清楚，然后做些心理疏导，从某种意义上讲，你就解除了他的一些疑虑，他就会好多了。特别是如果患者有些与情志相关的疾病，问诊的过程就是交流的过程，也是心理疏导的过程，它就显得很重要。这些就是我们说的问诊的意义。

　　梁文娜：可见医生通过问诊不仅可以了解许多临床信息，而且能疏导患者不良的心理与情绪，增强患者治疗的信心，所谓"医者父母心"。临床上医生问诊主要是围绕着患者不舒服的症状进行询问。这个询问，从专业的角度讲，它的内容比较多，要求比较高，因此，老师您能否谈谈我们在问诊时是否可以遵循一定的原则呢？

　　李灿东：问诊的内容虽然比较复杂，但是，主要还是要掌握几个原则：第一，要分清主次，就是要了解最不舒服的问题是什么。为什么要了解这个呢？因为从某种意义上说，最难受的或者迫使患者就诊的原因就是主要矛盾，所以要分清主次。中国人在表述问题的过程中有一个习惯，就是先说的一般比较重要。我们看东西也是这样，放在前面的都是比较重要的，因此问诊要先分清主次。第二，尽可能地按照一定的顺序询问，因为有一些内容可能要考虑到按顺序进行询问才能够避免遗漏。比如，问了口渴，问了饮食，接下来就要问二便这样的顺序。第三，尽量做到问诊要面面俱到，就是要全面。老百姓经常有一个误解，就是认为医生很高明，他只要摸脉就知道患者得的是什么病。其实告诉大家，一个真正合格的医生，他都是很耐心地听患者把病情叙述完整，非常仔细地了解患者的情况，再做出判断。相反，不合格的医生常常马马虎虎地问几句，就认为自己抓住了主要矛盾，但这类医生往往会因为遗漏了一些重要的信息而导致漏诊或者误诊。因此问诊要全面，这也是我们问诊的基本要求。

　　梁文娜：综上所述，我们在问诊时要掌握分清主次、按照顺序、询问全面的原则。那么，医生在问诊的过程中，要做到全面、规范、准确地收集病情资料，并处理好医患之间的关系，需要注意哪些问题呢？

　　李灿东：第一个，当然是态度。注意和患者交流的态度、语气和心态。因为，你首先要有一个非常好的态度，人家才会跟你交流。我经常给大家讲，如果你没有很好的语气和心态，患者就不会把所有的情况跟你讲。有些病情涉及隐私，他可能对配偶不说，对子女不说，对家人不说，唯独只对你说。在看病过程中，我们经常会遇到一些患者，他说着说着眼泪就掉了下来，这时候我们要表示理解和同情，耐心地听他把话说完，不要表现出无所谓的态度，要细心、耐心，这个是非常重要的。

　　第二个，问诊还要注意环境。试想如果在家里，你有什么不舒服，恰逢这时客人比较多，又很忙的时候，你可能就不好意思说。在医院里面也是这样，环境要安静，大家才能心平气和地交流。如果环境很嘈杂，说话都听不清楚，或者旁边围了一大堆的外人，你怎么问？如果患者有些隐私，或不好说的情况，他也不愿意说出来。因此环境因素也很重要，我们要求医院诊室的环境要布置好，要为患者营造一种比较好的氛围，保护好患者的隐私，说的就是这个道理。

　　第三个，问诊要尽量避免使用专业术语。因为患者听不懂专业术语，但是有时候患者出于礼貌，有些术语他听不懂也会回答"是"。中医有些术语本身就是专业性很强的，比如"里急后重"，对一个普通的老百姓来说，他不懂得是什么意思。再比如说"便溏"，他听不懂，也不知道什么叫"便溏"，因此你用一些专业术语跟患者交流是没有意义的。在讲课的过程中，我们也要注意教大家怎么把专业术语变成普通人能够听得懂的话，这样大家才能够掌握问诊的技巧。

　　第四个，问诊不能用暗示性的语言。这一点非常重要，特别是有些人心理素质不是很好，容易对号入座，医生问什么他都觉得与自己的情况很像，就对号入座了。因此，有些暗示性的语言容易误导患者，有时患者没有这些症状，但听到你的暗示，就会把症状往自己身上套，变成有这样的问题。一旦这样套上去就可能给我们的诊断带来很多问题。比如，你问患者："有没有什么不舒服？"他说："没有。"你说："从来都没有什么不舒服吗？有没有头晕、头痛？"他可能就会说："有啊！有时候会有点头痛。"其实很多人都有过头痛，你平时会不会头痛？偶尔也有。因此，你这种问法，人家就会说"有"，当然也有人会说"没有"，还有些人会比较小心地说"好像有，又好像没有"。再问他："有没有其他什么症状，比如流鼻血，或者鼻子有什么问题？"他说："好像前几天鼻子有点塞，还有点血丝，流鼻血。"当然有时候感冒，鼻子塞，天气干燥偶尔也会流鼻血。你再问："有没有消瘦？"他说："没有。"你问："是没有去称还是没有消瘦？"他会说："有称，最近是比较瘦一点。"然后如果你综合一下刚才患者的"症状"——"头痛、流鼻血、消瘦"，可能就是鼻咽癌。因此问完后你就在那支支吾吾的，患者就会问医生："我到底是什么病？"你就会说："要再检查一下。"患者回家后上网查了一下，头痛、鼻塞、流鼻涕、消瘦，是鼻咽癌的症状，越看越像，其实其中的很多信息就是被我们误导了。因此暗示性的语言，是不能出现在问诊中的。

　　第五个，就是问完之后要核实一下症状的真实性。不是说患者故意骗医生，而是有些信息患者本身不理解，如果你不去核实他说出来的症状，可能就会出现一些偏差。比如说患者非常怕冷，你问他："是什么样的冷？"他说："就是冬天手脚冰冷，身上还可以。"他只是四肢末端冷，跟我们所说的全身怕冷不一样。又如，有的人说大便不正常，有的人说大便很稀，其实可能也不是很稀，他只是认为大便没有成形就是很稀，就是拉肚子。因此你必须要去核实，到底是什么情况，包括有无、程度、性质等等。有些人说身上就像针扎一样，这一般是刺痛，但有的时候也不是。昨天看了一个患者说背上像针扎一样，跟诊的医生就写刺痛，但仔细询问患者，他说："我背部对着空调吹着时就好像麻麻的针在扎一样，摸一下会觉得舒服一点。"如果是刺痛，它像针刺一样，但你摸时就会更痛，因为中医所说的刺痛跟血瘀有关系，所以患者描述的这个症状其实不是刺痛。如果你不去核实，患者说什么你就写什么，就很容易出问题，因此问诊要讲究方法。

> 林雪娟：非常感谢老师的指导，上述问题我们在临床中也时常会遇到，但经常被我们忽略了。今后在教学中，我们要提醒学生注意，同时在临床中也要尽量避免出现这些问题。

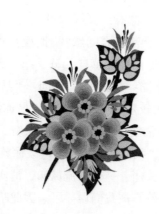

第二十八讲
问诊的内容与《十问歌》

闵莉：老师，问诊的内容有很多，需要详细询问并记录下来。《史记》里有一篇叫《扁鹊仓公列传》，其中仓公就是西汉的名医淳于意，他创立了中国最早的病历——诊籍，虽然内容比较简单，但也记录了患者的姓名、住址、症状等内容。现在临床病历上需要记录的问诊内容比较规范，请您给我们详细说说吧。

李灿东：是的。问诊的内容包括很多，第一个要问的就是一般情况。一般情况是什么呢？其实就是姓名、性别、年龄、籍贯、婚姻、民族、职业、单位、住址等。医生问这些内容很重要，为什么要问姓名，因为要建档案，你拿的处方和药都是有名字的，以后的随访也是需要名字的，就好比你去办卡需要一个 ID 号码。问职业是因为一些不同的职业与疾病的发生是有关系的，比如说长期从事跟粉尘打交道的工作就可能得矽肺。工作单位、住址为什么要问呢？因为联系方便。就像新冠病毒流行的时候，一趟飞机下来，如果有一例疑似病例，跟他同一趟飞机的乘客我们都要跟踪，要了解。如果不知道这些乘客的地址和联系方式，那就可能很麻烦了。要是知道这些信息，就可以提醒他们什么时候去测量体温，去做检查，这就比较方便了。因此从疾病防控的角度来讲，它也很重要。同样地，我们建立健康档案，跟患者联系，开展随访这都是必需的。那么性别，本来是不需要问的，一看就知道，但是有两种情况确实是不好说。一种情况，比如说小男孩，很小的时候，穿的衣服比较可爱，比较活泼，头发也是长长的，看过去可能跟小女孩差不多，这时就要问下小孩的性别。另一种情况，现在成年人，着装打扮更加多元化，男性也有戴耳环、留长头发的，因此我认为必要的时候还是要了解清楚他的性别。有些疾病是跟性别有一定关系的，有的病只有男性才会有，女性没有；有的病只是女性有，男性没有。比如说月经病，只有女性才会有，男性就没有；前列腺的问题只有男性有，女性没有。从生长发育来讲，男女生长发育的经历也不一样。按《黄帝内经》来讲：女性是以 7 岁作为一个基数，男性是以 8 岁作为一个基数，是不一样的。年龄也很重要，年龄跟疾病的发生也有一定的关系，而且不同年龄的人，他的一些生理参数、生命活动能力也是有区别的。

> 林雪娟：老师，您刚才提到《黄帝内经》以"女七男八"作为一个男女生长发育的年龄基数，这段原文出自《素问·上古天真论》。您可否具体地跟我们说一下《黄帝内经》的这个理论对临床诊病有什么指导意义呢？

李灿东：比如说男性四八，32 岁左右，他的生长就在一个高峰的阶段，而女性的高峰阶段则在四七，28 岁左右，男女有些差别。谈到疾病，像我们经常讲的"五十肩"，就是肩周炎，经常发生在 50 岁以后，当然现在年轻人也有，但它经常是在 50 岁以后发作。像"老慢支"，即老年性慢性支气管炎，一般是 45 岁以后出现，才叫"老慢支"，20 几岁时就不叫"老慢支"。再比如肿瘤，它的发病也一般跟年龄有关系。当然我不是说现在的年轻人没有肿瘤，现在肿瘤也有年轻化的趋势，但它的发病跟年龄有一定的关系。

另外籍贯、民族等与疾病也有关系，因为有些地方性的疾病，还有些家族性的问题，这些都可能和疾病有一定的关系。婚否跟疾病也有关系，比如女性在生育期，结婚以后如果有停经史，就要考虑到是不是怀孕了。如果没有结婚而停经了，我们就要考虑是不是其他的一些问题。我们的病历本上还有一栏"过敏史"。过敏史也很重要，也不能疏忽，有些药物食物容易引起过敏，比如青霉素过敏、食物过敏等等，我们要仔细询问。医生有时候随手就写无过敏史，其实有时候就是那么一点点疏忽，可能造成很大的麻烦，因此这个问题我还是希望引起大家的重视。如果患者说没有发现过敏，我们在病历上一般是写"未发现"，从专业角度来看我们不能讲"无过敏史"，因为没有发现不等于没有。以上这些问题我们都要去了解，记录下来。临床上我们要告诉患者，医生了解这些一般情况，对于诊断和治疗是有意义的。

> 林雪娟：总结一下问诊的第一个内容——一般情况，包括姓名、性别、年龄、婚否、民族、籍贯、职业、联系方式、过敏史等，这些信息对于临床诊治是很重要的。在了解了一般情况之后，我们就要进入问诊的一个非常重要的环节，就是问主诉。主诉是促使患者来看病的最痛苦、最亟须解决的症

状与体征，确切地把握主诉才能对疾病做出正确的诊断，可以说主诉的提炼是问诊的核心内容。因此请老师跟我们谈谈如何准确地把握主诉。

李灿东：好的。"主"就是主要的主，"诉"就是申诉、诉求，英语叫作"main complaint"，就是最主要的诉求，是患者最难受的、最需要解决的一个内容。我们也可以理解成主诉是迫使患者来就诊的动机。当然若是因为来了个名医，你顺便找他看一看的这种情况例外。通常情况下，我们到医院看病，是因为有难受、不舒服才去看。这个难受往往就是他感觉最痛苦、最亟须解决的问题，因此我们刚刚说主诉是患者来就诊的动机。这有什么意义呢？如果从专业的角度说，实际上主诉反映了患者当前矛盾的主要方面或者主要的矛盾。因为一个人的健康状况非常复杂，经常有这样或那样的问题。为什么要来看病呢？主要因为他有这么一个难受。这个难受可能在诸多的难受中是最关键、最主要的，或者是当前最迫切、最需要解决的。我们举一个例子来说：患者来看病，如果主诉是头痛，那他主要问题可能在头；如果主诉是胃痛，那主要问题可能在胃；如果他说他咳嗽好几天了一直没好，那主要问题可能在肺。

在日常生活中，如果我们不是去看病，而是自己问自己，或者是问家人健康状况的时候，首先也要询问主诉。比如家里有人不舒服，你首先会问："你怎么啦？你哪里不舒服？""早上起来头晕，想吐。"这就是患者的主要难受，因此一般来说，不管你是问家里人，还是在医院接诊患者，主诉都是患者最先告诉你的问题。虽然患者表达能力有差异，有的说了一大堆，前后说的都不一样，但是通常情况下，患者首先会把最主要的东西告诉你，这往往就是主诉的主要内容。

为什么要问主诉呢？首先，通过问主诉，可以了解疾病的总体情况，比如病位、病性。主诉通常由一两个或者三个症状组成，如果有好多症状，那就可能不是主诉了。主诉会提示患者的痛苦所在，跟病位和病性的判断都是有关系的。比如说头痛，如果风一吹或者天气转冷就会头痛，那说明头痛病位不一定在头，性质可能是属于寒的，是风寒，因此风一吹或者天气转凉就会头痛更明显。一般头痛作为主诉，我们还会再问另一个问题，就是"痛多久了？"或者"从什么时候开始痛的？"患者可能会跟你说："我的头痛好多年了，可能有8年、10年了。"你问他："痛了这么多年为什么现在才来看？"他会说："因为这两天特别严重，特别难受才来看。"说明这8年、10年的头痛是一种内伤头痛，现在因为各种原因引起头痛的加剧或者频繁。换一种情况，患者说："以往很少头痛，但是近两天头痛得厉害。"这种头痛最常见的有两个原因，一个可能是外伤导致血瘀，瘀血阻滞；另一个可能是感冒，感受外邪，例如风寒或者风热外感。因此主诉如果把握得好，就能抓住疾病主要的矛盾，这点很重要。比如患者主诉是"反复咳嗽 5 年余，加剧伴咳白痰 3 天"。由于咳嗽时间长了，可能就是一种慢性病，多是虚证。如果他最近突然间发作，可能是感受了外邪。痰是白的，说明它是寒证；若痰是黄的、黏稠的，一般是热证。如果是近期咳嗽，刚开始的时候还有发热，这可能就是急性的咳嗽，可能是因感受了外邪，属于外感咳嗽。

当然，现在在中医门诊的过程中，也遇到这样的患者，就是他来看病可能没有什么特别不舒服的地方，只是最近刚好有空，找个医生开一下药，调理调理，保健一下，因此可能就没有很明显的主诉。你问他："哪里不舒服？"他可能会说："没有哪里不舒服，只是想开点药调理调理。"还有一些是直接拿着报告单来找医生开药的，比如说体检的时候发现血脂高、尿酸高，或者血糖高等等。通常情况我们讲的主诉应该是患者的自觉症状，或者体检过程发现的一些明显的异样，我们称之为体征，诊断的结果不能当作主诉。例如，"肝炎 3 年""慢性萎缩性胃炎 5 年"均是一个诊断性结果，这些不能当作主诉。要把患者最难受、最亟须解决的症状作为主诉。患者在就诊过程中准备一些化验报告单给医生参考，这是一个好的习惯，但是还要告诉医生哪里难受，如果只是简单地提供化验单，而不管医生问什么，就回答"你不用管，反正我就是慢性萎缩性胃炎"，这样就可能误导医生，甚至让医生产生一种先入为主的印象，从而出现误诊。临床上主诉是非常重要的，通过主诉，医生就可以大致把握疾病的主要矛盾或矛盾的主要方面。

事实上，中医对病名的判断，有很多就是采用症状作为疾病名称的，《黄帝内经》中也有很多病名是采用症状命名的，这点跟现在西医用病理诊断作为结果是有区别的。我一开始讲到病证结合的时候就有提到过这个问题。作为患者来说，为什么找你看病？是因为他有某些症状。经过治疗，这些症状消失了，他就认为病好了，因此中医就用主诉作为诊断的结论。有人可能会认为这样不够严谨，对疾病本质认识不够深入、不够清晰，但这只是一方面。中医立足于整体，患者的某一个症状虽然不是直接反映了疾病的本质，但却反映了整体的身体状况，这也是中医的一个特点。比如说咳嗽，它可能跟肺有关，可能跟心有关，可能跟肝、胃也有关系。近期有研究报道有的咳嗽可能跟胃有关，是由胃食管反流刺激引起的。因为人是一个整体，所以我们希望更全面地了解病情，为疾病的诊断提供依据，这也是我们问诊很重要的一个环节。

陈淑娇：老师提到的一些问题是我们在教学和临床中经常忽略的，值得我们进一步学习和总结。问主诉之后就是询问现病史，它是问诊的第三部分内容。现病史一般是围绕着主诉展开询问的，主要是了解患者从发病到本次就诊时疾病发生、发展及诊治的情况，包括起病情况、病变过程、诊治经过、现在症状这四方面的内容。请老师再跟我们谈谈您对现病史的认识吧。

李灿东：好的。"现"，是现在，"现病史"就是从发病到现在疾病发生发展的整个过程和相关的情况，包括疾病发生、发展、演变的过程，以及目前主要的问题。中医讲辨证，就是要辨现在症，可能疾病发生的过程很长，十几二十年，但是我们辨证的依据是患者现在还存在的所有症状和体征，体征就是检查发现的征象。怎么去问呢？要围绕着主诉，进行有目的的询问，这样问诊才不会漫无边际。你抓住了主要矛盾，围绕着主要矛盾展开询问，就有一个纲，有一条线索可以展开。比如患者咳嗽，那么你除了问咳嗽以外，你还要问他"有没有喘？"因为咳嗽经常跟喘联系在一起。一般来说，如果是慢性气管炎，患者经常咳嗽，时间长了，就会有气喘。因此咳嗽和气喘是联系在一起的。你还要询问他"有没有痰？""痰是什么样子的？""是白的，还是黄的？""多不多？""是否容易咳出？"还要询问他"有没有觉得胸闷或者胸痛？"这些都是围绕着主诉来展开询问的。

具体来说，问现病史怎么问呢？第一个问的是发病，如"咳嗽是怎么来的？"患者说"很多年了"，这个是发病的时间，没有说到发病的原因。当然有的人说不出原因，有的人能说出来，比如说："一开始是感冒，感冒完就一直咳嗽，治疗又一直拖着，所以感冒后就一直咳嗽。"第二个是问："当时有没有去哪里看过？做过什么检查？"患者说："有拍过胸片，诊断是慢性支气管炎。"或者问："去哪里看过？说是什么问题？"接下来从发病到现在的这段时间的情况，你也得了解。如果患者说："有治疗过，好一点，但经常发作。"你要问："什么时候发作？什么时候好一点？"患者说："一到冬天的时候就发作，一到夏天就好一些。"这些病变的过程对诊断来说都是非常重要的。病变过程了解之后，你还得问他："这次是怎么回事？"患者说："这次是因为前几天突然冷了，出门衣服可能穿得不够，不小心又感冒了。"这就是这次发病的原因或是诱因。"你在其他地方看过吗？""有，当时因为感冒，我就去找医生看了。""医生有说什么吗？""医生说可能是发炎了。""有开什么药吗？""有开抗生素之类的药，好像好一些，但还是有咳嗽。"问完这些情况，你对疾病的过程就有一个大概的了解，初步诊断他是慢性咳嗽。这个咳嗽已经10余年了，一开始可能是由感冒引起的，经过治疗以后没有完全治好，拖了很久就变成了慢性病。这个病有个特点，就是着凉的时候、天气冷的时候会加剧，天气热的时候会减轻，可能就跟寒邪有关系。这次又因为着凉了，重新感受了寒邪，又出现了咳嗽，然后经过治疗，如抗感染治疗，效果不明显。要了解目前情况如何了，那就要问"现在有什么难受？"他就会告诉你，他现在还有什么难受，这就是现在症，是我们现在辨证的一个很重要的依据。

总之，现病史包括起病情况、病变过程、诊治经过、现在症这四方面的内容，大家都必须要了解。

> 俞洁：现在症是指患者现在出现的一些症状，它是我们辨证的主要依据，也是问诊的重点内容，同时也是患者比较关心的问题。因此，我们的《中医诊断学》教材将一些临床上经常出现的症状单列出来，成为一节"问现在症"。由于临床上患者的表现可能是多种多样的，为了避免遗漏，我们在教学和临床中经常用陈修园的《十问歌》来指导现在症的问诊，感觉很有帮助。老师，请问您是怎样理解这《十问歌》的内容呢？

李灿东：你说得很好。我们要求问现在症的时候要面面俱到。临床上常见有两种情况：一种是，有的患者看病的时候会跟医生讲很多，就怕哪里讲漏了，甚至有些人拿个本子把自己难受的症状都记好，然后再跟医生讲；另一种是，有的患者觉得很多信息跟疾病没关系，就只讲三言两语，有的医生比较认真，就会再问得比较全面一点，而有的医生可能就是患者说什么就是什么。为了尽量避免出现偏差遗漏，我们就需要掌握问现在症的内容。历代医家都非常重视问现在症，比如明代著名医家张介宾专门就相关问题拟了《十问篇》。后来这《十问篇》经过不断的修改，如清代福建名医陈修园就对《十问篇》的内容进行过修改，就形成了现在大家普遍在用的《十问歌》了。

《十问歌》的内容，"一问寒热二问汗"，第一问寒热，第二问出汗。"三问头身四问便"，第三问头和身体，第四问大小便。"五问饮食六胸腹"，第五问饮食，就是吃喝的情况，第六问胸和腹部的情况。"七聋八渴俱当辨"，七是问耳朵的情况，八是问口渴的情况。"九问旧病十问因"，"九问旧病"，就是问以前的疾病。我经常讲第一个给患者诊病的医生是最辛苦的，因为他要对患者全身的情况进行综合的询问，四诊合参，来做出一个诊断。而第二个医生可以从前面那个医生的诊治过程中汲取一些有益的经验，比如用这种方法治疗效果很好，他就可以顺着这个思路去诊治；如果患者服药后效果不好或者更难受，就说明这个思路可能不符合病情。因此了解既往的诊治情况，对医生的诊断是很重要的。旧病可以为我们对当前疾病的判断提供一个参考。"十问因"是要了解他的病因，就是为什么会生病，当然我们讲的病因是医生判断的结果，不一定是患者说的，但是患者说的可以为我们提供很有意义的参考。比如，患者说"我是因为吃了什么东西出现呕吐，肚子痛"，这与疾病可能是有关系的。还有一条"再兼服药参机变"，是指患者服药后的情况，也可以为我们的诊治提供一些参考。假设服了某药效果很好，说明之前的诊断是正确的，或者说是比较靠谱的。如果服了某药效果不好或者更难受，说明之前的诊断可能有偏差。接下来讲"妇女尤必问经期，迟速闭崩皆可见"，就是对女同志一定要问月经、带下、胎产的情况，因为女性的生理特点就是经带胎产，在诊治过程中必须询问。我们一些刚毕业的男医生不好意思问这些问题，就会造成一些大的疏漏。比如女性患者在怀孕以后生病就诊，如果我们不知道她怀孕，那么在用药的过程中就会出现一些问题。因为有些药在孕妇身上是不能用的，或者是要慎用的。我们要知道，孕妇除了问怀孕的情况，还要问月经的情况。例如停经了一段时间，可能一开始她自己并没意识到是怀孕，但是我们作为一个医生就要考虑到，她停经了一段时间，可能是怀孕了。我们在询问月经的时候，要注意询问月经的周期、量、色、质，有没有痛经等，这些内容都是我们诊断很重要的依据，因此说"妇女尤必问经期，迟速闭崩皆可见"。迟就是慢，月经后期；速就是快，月经先期；闭就是闭经，月经没来；崩就是崩漏，其实就是出血的意思，势急的叫崩，势如山崩，势缓的叫漏，就像漏水一样，滴滴答答，拖的时间很长。《十问歌》中最后一句叫"再添片语告儿科，天花麻疹全占验"。"再添"就是顺便再讲点儿科的事。过去称小孩子有四大证，叫惊、麻、痘、疳。惊就是惊风，麻就是麻疹，痘就是水痘，疳就是疳积，这些都是小儿科经常碰到的一些问题。儿科在古代叫作哑科，因为小孩不会说话或者表述不清楚，我们主要问带小孩来看病的父母或其他大人。那么为什么叫天花、麻疹呢？这里举两个例子，过去天花流行，病好了以后脸上会留下瘢痕，老一辈称之为"麻子脸"，有些老人家可能见过，现在很难看到了。天花和麻疹有个特点，就是患者得过之后终身免疫，也就是得过以后再也不会得了，当然这不能绝对化。因此在看小孩子的时候要问下之前是否得过天花或者麻疹。

　　以上就是《十问歌》的内容，虽然叫"十问歌"，实际上它还包含了问妇科和儿科的内容。我再帮大家复习一遍："一问寒热二问汗，三问头身四问便，五问饮食六胸腹，七聋八渴俱当辨，九问旧病十问因，再兼服药参机变，妇女尤必问经期，迟速闭崩皆可见，再添片语告儿科，天花麻疹全占验。"

　　《十问歌》一是提醒我们问诊的内容，二是提醒我们问诊的顺序。但是临床上我们也需要灵活应用，不能够一成不变。有些问题在问诊的时候还要注意一些问诊的技巧。举个例子，你问完患者吃饭怎么样，接着要问点其他的问题，再问大小便怎么样，不要问完饮食就接着问大小便，会让患者觉得很不舒服。另外在问诊的时候，我们不能简单地按《十问歌》去套问，还要结合主诉有逻辑地展开问诊。以上是我们讲的《十问歌》，它对临床仍具有一定的指导意义。接下来我们就围绕着问现在症的内容，一起来讨论一下具体的症状。

朱龙：问现在症中"一问寒热"，寒热是临床上最常见的症状，我们感冒时就有怕冷和发热的症状。老百姓看病时经常说"医生，我怕冷""医生，我手脚很冷""医生，我发热了""医生，我手心很热"等等。这些怕冷、发热、手脚冷、手心热等症状都是寒、热的不同表现形式，但是它们和中医所说的寒、热的概念还是有一定的区别。老师，您能否跟我们谈谈如何让大家正确理解中医寒、热的概念呢？

李灿东：问寒热，第一个就是要知道什么叫寒，什么叫热。寒就是怕冷，或者就是冷。冷有几种表述的方式？或者说作为患者他对冷有什么感觉？有的患者会说"我感觉很冷，冷得都发抖"；有的是手脚很冷，冷冰冰的；还有的是背上冷。这些都是不同的表现。当然，还有一些是通过触诊了解到的，例如我们摸一下患者的手很冰；还有一些是看到的，如嘴唇发紫也是冷的表现；还有我们所说的形寒肢冷，形寒就是看起来冷。如果一个患者衣服穿得很多，缩成一团，这当然就是冷的表现。比如说在炎热的夏天，我们大家衣服穿得都很少，突然有一个人进来穿着一件毛衣，这肯定说明他怕冷，当然，精神病患者是另外一回事。除此之外，可能还有患者会说，我一到冬天就难受，夏天就觉得好一些，这也是属于冷的表现，所以冷和怕冷有很多表现的方式。

中医学对冷的描述经常有这么两个概念：一个叫"恶寒"，恶就是厌恶的恶；一个叫"畏寒"，畏就是害怕、畏惧。这两个症状在中医学中是有很严格的区别的，但一般老百姓不知道这个问题，他觉得怕冷，就简单地说怕冷。实际上在中医学术语中，没有"怕冷"这两个字。真正受过专业训练的中医在病历记录中不会写"怕冷"，他都是写"恶寒"或者"畏寒"。

恶寒指的是患者觉得冷，通过加衣被或近火取暖也缓解不了，盖了好多被子还是冷。比如感冒的时候怕冷就是盖了被子还觉得冷。恶寒的人体温可能是比较低的，也可能是正常的，或者甚至是发热的，但患者自己觉得冷，这就叫恶寒。畏寒是患者觉得冷，但是通过加衣被或近火取暖可以缓解。比如说老人家怕冷，经常抱个暖水袋，或者衣服多穿两件就没事了，这就是畏寒；或者有的人说"我冬天很怕冷，夏天就好一些"，这也是畏寒。一般来说，恶寒是实证、表证比较多见，畏寒是里证、阳虚比较多见，因此这两者差别非常大，我们应该懂得区分。

第二个是热。我们说发热的时候，大家可能联想到另外一个词"发烧"。发烧是我们通常的一种表述，在记录中医病历时我们一般不写"发烧"这两个字，而是写"发热"。发热有什么特点呢？发热有这么几种情况：一种是体温升高。体温升高叫发热大家都理解，比如说我们用体温计量一下，39℃，这是发热了。生活中有时候我们也不用体温计测量，就用一只手摸一下自己的额头，再摸一下小孩的额头比较一下；还有些老人家直接用自己的额头碰小孙子的额头来感知；甚至有时候我们觉得某个人发烧了，是因为坐在他身边碰到他，觉得他很烫，这都是对发热的判断。第二种发热，是体温升高，患者自己也觉得热。比如说他觉得全身都很热，很怕热，一进房间空调开着，但体温仍升高，感觉身体里面非常热。这种发热，有时是全身的，有时是局部的，比如手脚心很烫，或者心口这个地方很热很烦，这都是发热的表现。第三种情况是体温不高，但是患者自己觉得热，就是自觉发热。还有个别的情况是体温低了，但患者自己还是觉得热，这些情况都是属于发热的表现。因此中医讲的发热实际上包含了体温升高和自觉发热两种。

林雪娟：了解了寒热的概念，我们就要开始寒热的问诊。问寒热包括问寒和问热。通常第一个要问的是寒热的有无，到底有没有怕冷或发热；第二个要问的是程度，严不严重；第三个就是要问恶寒和发热是不是同时出现，出现的时间，以及加剧或缓解的方式；除此之外我们还要询问其他的兼症，其他还有哪些难受。这就是问寒热的主要内容。根据寒热的有无，我们将寒热的类型分为四种，一种叫恶寒发热，一种叫但寒不热，一种叫但热不寒，一种叫寒热往来。

第一种类型是恶寒发热。我们感冒时经常就是一边发热一边还怕冷，老百姓一般也知道如果身体很烫，又很怕冷，这就是感冒发热了。这种情况就是恶寒与发热同时出现，简称为恶寒发热。有的人感冒可能发热厉害一些，有的人可能怕冷厉害一些，这跟感冒的寒热属性不同有关，因此我们经常跟患者说感冒时不能乱吃感冒药，要判断一下是寒还是热。生姜红糖水或者再加些葱白煮水喝，说是能预防和治疗感冒，我们自己也有这样的经历，效果还是挺好的。那么，为什么感冒的时候会出现恶寒发热的症状？寒热表现的不同与感冒的关系如何？有没有一些简单的治疗方法呢？接下来，能否请老师给大家讲解一下我们在教学中该如何阐述这些问题呢？

李灿东：好的。恶寒与发热同时出现，就是既感觉到怕冷又感觉到发热，两个问题同时出现，这是感冒时经常出现的一种特殊的表现。为什么会恶寒发热同时出现呢？这是因为外邪侵犯人体，这时候邪气在人体的肌表外围，人的正气奋起抵抗，这两者就会互相斗争，即邪正相争。这时邪正相争发生在人体肌表、肺系。为什么在肺系呢？因为中医讲肺主气、司呼吸，外合皮毛，与外在的肌表关系很密切，所以说肺系的一些问题，如鼻子塞、流鼻涕、喉咙痛经常出现在感冒时。因为感冒的表证和肺关系密切，当邪正相争发生在肌表，我们称之为表证。它表现为外邪侵袭人体，卫阳被郁不能温煦肌表，所以出现怕冷。又因为邪气跟正气斗争就会产生热，这就像打仗的时候，开火后火就冒起来，所以邪正相争就会发热。这样就会出现怕冷和发热两个症状并见，所以说恶寒发热是表证很重要的表现。其实我们很多人有这样的经历，感冒后发热又觉得怕冷。体温38℃、39℃，但是风吹来还有点怕冷，或者凉一点就怕冷，体温很高但是觉得很冷。

什么原因可以导致这种情况的出现呢？外来的邪气，比如寒邪、热邪侵袭人体，都会影响机体而产生表证，因此表证可以分成表热证和表寒证。中医一般将外来的邪气称为六淫，六淫有风、寒、暑、湿、燥、火六种。风为百病之长，为致病的先导，一开始生病都是风带来的，因此我们一般把轻的感冒称作伤风，就是风吹的。表热叫风热感冒，表寒叫风寒感冒。其实我们讲的风热感冒和表热证基本是一样的，风寒感冒和表寒证基本是一样的。

表寒证有三种情况：第一种情况，如果患者出现恶寒重、发热轻，怕冷很明显，发热不怎么明显。患者经常还伴有头身疼痛，头痛比较厉害，身上酸痛，通常没有汗。因为寒气凝滞后经脉不通，所以表现为身上的经脉不通，不通则痛；又由于寒气凝滞它就不会出汗，所以也没有汗。总之，患者表现为恶寒重发热轻，头身重，没有汗，看舌头和正常情况是一样的，即淡红舌、薄白苔、脉浮紧。临床上一般称之为表寒证或者风寒表证。这时候要解表散寒，中医代表方为张仲景的麻黄汤，由麻黄、杏仁、桂枝、甘草四味药组成，建议大家不要自己随便吃，因为毕竟是药。另外，还有一个很简单的方法，轻微的情况可以用葱豉汤，"葱"就是我们平常的调味品，葱白连根四到六个，"豉"是豆豉，就是以前我们农村做豆油的豆豉，要用淡豆豉，不能用咸的。淡豆豉一小撮和葱白一起煮叫葱豉汤，这是晋代葛洪《肘后备急方》中的一个方子。没有豆豉的时候，可以切几片生姜，放点红糖去煮汤，这就是葱白生姜红糖汤，可以治疗风寒感冒，很多患者服后也都有效果，特别是服后出点汗就更好了。

第二种情况，患者出现发热重、恶寒轻。发热，体温比较高，也怕冷，但是怕冷不是太明显，或者是相比之下以发热为主，怕冷不太明显。此外，还有喉咙痛，西医医生一看，扁桃体肿大，再加上很多人有汗，面红、舌红，脉搏比较快，叫脉浮数，这称为风热表证或表热证，就要辛凉解表，现在经常用的一个方叫银翘散。过去中医传统用的银翘散是把中药做成散剂，但是现在已买不到这样的散剂了，只能用现在市面上有卖的用银翘散的方子做成的中成药。我想跟大家说的是，除了银翘散以外，现在市面上经常看到的诸如板蓝根冲剂等这些中成药可能不太适合表热证。因为板蓝根是清热解毒的，表热证不是单有一个热，还有表证，所以板蓝根不太适合用于表热证。三九感冒灵、桑菊感冒颗粒等都是可以治疗风热感冒或者表热证的。治疗表寒证的也有一些中成药，比如之前说的正柴胡饮。总而言之，感冒药大家要分寒热购买，不要看到"感冒"二字就买，要分辨、判断是表热证还是表寒证。

第三种情况，有些人出现有点发热有点怕风，但不是很明显的恶寒，汗比较多，患者总觉得身体虚，风一吹就感冒。这种情况去医院看病，医院诊断说抵抗力比较差，免疫力低，因此就用提高免疫力的药，有时候也会注射免疫球蛋白。中医有个方叫玉屏风散，或者中成药玉屏风颗粒，广告说能提高免疫力，其实这不完全正确。恶风、发热、汗出，我们称之为表虚证，这个表虚证并不是真的身体虚，是相对于无汗的表实证来说，它有汗出，所以叫表虚证。它是由机体营卫不调产生的，因此我个人不主张随便用补气方药，如黄芪、党参、玉屏风散之类。张仲景有一个非常著名的方叫桂枝汤，由桂枝、芍药、大枣、生姜、甘草五味药组成，治疗表虚证效果挺好的，但是喝药有一些特殊要求，比如药要趁热喝完，出点汗效果比较好。

我曾经遇到过一个50多岁的女患者，前面经过一些治疗，其他的病都好了，就是免疫力低，风一吹就感冒，发热，流鼻涕。她每天都吃速效伤风胶囊，吃一粒就好一点。后来我给她开了剂中药，桂枝10g，芍药10g，大枣3枚，甘草3g，生姜加几片，并告诉她，喝完药后要出点汗，如果没汗就再喝点粥。过几天她来找我，说几块钱的药就解决了她好多年的问题。这个患者就是表虚证，并不是真正的虚。

总之，恶寒发热并见有表寒、表热、表虚三种情况。其中恶寒是表证很重要的症状，有句话叫"有一分恶寒，便有一分表证"，就是说只要出现恶寒，多数可以判断为表证。

> 陈淑娇：寒热的第二种类型是但寒不热，就是只有怕冷，没有发热。有时候我们在临床上确实碰到只有怕冷没有发热的情况，但是我们在写病历的时候很少写"但寒不热"这四个字，一般会根据患者的表现特征描述为恶寒或畏寒；再具体一点，会根据病程的长短，写上"新病恶寒"或是"久病畏寒"。刚才我们提到恶寒多见于表证，但这不是绝对的，有时候患者没有发热只有恶寒也可能是里证。这个问题有时学生理解起来有些困难，我们通常在教学过程中会举一些例子说明。老师，您可以跟我们谈谈您是如何讲解这个问题的吗？有什么简单的治法可以推荐给大家吗？

李灿东：但寒不热，是指患者只有怕冷，没有发热。最常见的有两种情况，一种情况是患者突然间觉得怕冷，可能是恶寒，但没有发热。之前说的"有一分恶寒，便有一分表证"，是指恶寒发热并见的情况，但临床也有些人只有怕冷没有发热，并伴有肚子冷痛，或身上冷痛。例如，关节痛的人怕冷，手指、关节冷痛，从中医来讲寒主痛，所以冷痛就是实寒证。又比如夏天很热的时候空调开很大，又喝冷饮，吃冰镇西瓜，吃完后肚子突然剧痛，拉肚子，这也属于但寒不热的情况。这种怕冷不是表证，是寒邪在里，直中胃肠，是一种里寒证。因此夏天很多人生病，不一定是热证，有时是因为贪凉喜冷，感受寒邪，是里实寒证，要用祛寒、散寒、温里的方法来解决。大家可能常用藿香正气水或藿香正气散治疗。藿香正气水常用于治疗寒湿或风寒湿引起的问题。因为它本身是温的，特别适用于夏天感受寒湿之邪出现的拉肚子、呕吐等症状。但不是肚子痛就可以用藿香正气水，假设拉出的大便是黄、黏、臭的，这是热证，用藿香正气水就不合适了。第二种情况是有的人长期觉得怕冷，比平常的人更觉得怕冷，衣服穿得比别人多，经常抱着热水袋，喜欢夏天不喜欢冬天，一般老人比较多见，这叫畏寒，通常是由阳虚引起的。阳虚是一种虚寒证，这时候我们一般用补阳的方法治疗。比如老人家觉得怕冷，可以补阳，用金匮肾气丸。鹿茸也是一种补阳药，但是用药要小心，一般一次用 0.3~0.5g，不要吃太多，有人吃多了会流鼻血。所以要尽量在医生的指导下使用。除此之外，我们还常遇到"老寒腿"的患者，冬天时关节冷痛，怕冷，这个可以参考我们说的恶寒，从实寒证去辨证。

第三十讲
寒热的问诊之二

闵莉：寒热的第三种类型是但热不寒，就是只有发热，没有怕冷。但热不寒很多时候可以简单地说成是发热。刚才我们谈到发热有两种情况，第一种情况就是我们经常说的体温升高，第二种情况就是体温不高，但是患者自己觉得全身或局部热，这都属于发热的范畴。临床上根据但热不寒的发热特点又可以分成三种类型，一种是壮热，一种是潮热，一种是微热。

第一种是壮热，也叫高热或大热，就是老百姓常说的发高烧。发高烧常见于小孩，因为中医认为小孩为纯阳之体，阳气较盛，一感冒发热体温就容易升到39℃以上，经常还伴满面通红，说胡话。年轻的父母看到小孩高烧就很着急害怕，不管三七二十一先抱到医院挂瓶，这在某种程度上也促成了抗生素滥用等问题。老师，您是怎样看待高热这个问题的？有什么好的治疗建议吗？

李灿东：壮热，也叫高热或大热。怎样叫发高热呢？就是我们说的身热灼手。现在有一个标准，发热在39℃以上我们就称它为壮热。这种患者有一部分自己会感觉到热，也有一部分不觉得热，但是他会不喜欢热，就是恶热。假设患者体温39℃，自己又觉得很冷，这种情况就归到前面讲的恶寒发热并见的情况中。我们讲的但热不寒，就是只有发热，体温39℃以上，甚至达到40℃以上。总体来讲，这种热辨为里实热证。里实热证除了发热以外经常会出现其他几个症状：第一个症状是面红，满面通红，小孩发热更常见满面通红；第二个是大汗，汗很多；第三个是大渴；第四个是脉洪大。中医称之为四大症：大汗、大热、大渴、脉洪大。这是里实热证的表现，常出现于小孩，因为小孩为纯阳之体，老人家比较少见。这种情况我们一般用一个很经典的方治疗，是张仲景的方，叫白虎汤，由石膏、知母、粳米、甘草这四味药组成。因此我们也经常称这种情况为白虎汤证，或白虎汤四大症。现在年轻的爸爸妈妈看到小孩子发高热，经常因为着急就先抱到医院挂瓶。我个人觉得这种情况用中药比如白虎汤治疗，效果是很好的。我有两点建议：第一个，我觉得小孩发高热要正确对待，一方面要引起重视，但也不能因为着急就滥用抗生素，这对孩子来说也未必有好处。家里可以准备一些退热药，小孩发热很高的时候适当可以吃一点退热药，如果不是非常高，不一定要吃退热药。第二个，可以采取物理降温，比如用冰袋、冰枕、酒精擦浴。0~5岁的儿童，推荐用30℃左右的温水擦浴。当然有感染时需要去挂瓶，也是很重要的，但是不要因为这个问题造成药物的滥用。这是但热不寒的第一种情况，叫里实热证，表现出来的是壮热，也就是通常所说的发高热。记得闻诊时谈到，谵语就是发高热说胡话，有的人热到一定程度时就会出现谵语。

> 闵莉：但热不寒的第二种类型是潮热。潮热就是发热有一定的规律，如潮汐之往来。我们知道潮水按时来按时退，有固定的规律。有的人发热是有时间性的，比如说他上午发热但温度不是很高，37.5℃或者38℃，到了一定的时间，比如中午12点，温度就升高了，到39℃甚至40℃；或者可能到下午三四点，温度就升高了。还有的人可能上午不发热，到中午后开始发热，到傍晚又会退热。这些都是潮热的表现形式，关键的一点就是它的发热是有规律的。临床上有些更年期的妇女有时会出现一阵烘热出汗，很多医生就认为这是一种潮热。老师，您认为这是潮热吗？您对潮热是如何理解的？有什么治疗的心得可以推荐给我们吗？

李灿东：潮就是潮汐，潮热就是发热有一定的规律，宛如潮水涨落往来，按时发热或者说按时热甚。引起潮热的原因有很多种，最常见到的有三种：第一种就是阴虚潮热，由阴虚引起的，阴虚的人总体来讲是因为人体阴阳平衡失调，体内的阴不够了，阳相对多了，因此表现出虚热的状态，并不是因为阳太多，而是因为阴不够了。从早上开始，阳气慢慢增多，到中午的时候阳气最盛，因此温度到了中午就开始上升。因此阴虚潮热大部分表现为午后发热。当然也有一部分人表现为早上有点低热，到了午后热度就更高了，到了傍晚或晚上以后热度又退下，第二天中午热度又慢慢高起来，这些都是属于午后潮热。除此以外，患者可能还会出现五心烦热，就是两手心、两脚心再加上额心或者心口热，感到烦躁发热；还有盗汗，即晚上睡着时出汗；而颧红，则是午后两颧红。这些都是阴虚的表现。午后潮热，颧红，盗汗，五心烦热，舌比较红，比较瘦小，苔比较少，叫作舌红少苔，脉是细数的，这些都是阴虚的表现。阴虚就要滋阴，要清热。有个中成药叫知柏地黄丸，就是六味地黄丸加上知母、黄柏，主要治疗阴虚有虚热。

刚才你提到现在有一个很常见的病症，就是有些女同志40岁到50岁更年期的时候会出现更年期综合征。由于有些女同志在这个特殊阶段会出现阵发烘热、盗汗，所以很多人会说这是阴虚，可能和肾有关系，就是肾阴虚。但是大家如果仔细对照一下我刚才说的内容，就会觉得这个和我刚才讲的阴虚症状不一样。更年期很多的妇女是在早晨天快亮时突然间出现一阵热，脸红，出汗，就一阵子，或者傍晚的时候热一下，然后面红。因此，第一，她不是午后潮热，她是天亮的时候突然一阵热；第二，她不是盗汗，盗汗是睡着时出汗，醒来没有汗，她是热一下，醒来就出一点汗，这不叫盗汗。因此大家要去认真分析，不要简单地生搬硬套。有些人说这是阴虚潮热、盗汗，吃点知柏地黄丸行不行？如果你是天快亮的时候热一下出汗，或者傍晚的时候热一下，用知柏地黄丸就不太合适。

第二种，叫湿温潮热。这是由湿热引起的潮热，这个潮热的特点是午后或者傍晚发热，这种发热一般表现出热盛。什么是热盛呢？就是这个人一整天都有发热，但是到了午后或者傍晚时温度更高了。除了这个症状外，他还会有身热不扬，就是手摸身体一开始不觉得很热，但是摸久一点就觉得很烫，这叫身热不扬，是湿热的问题。还有些人觉得身体困重，或者觉得胃口不好、恶心、呕吐，比如福建湿热较重，这些症状就比较常见。春夏之交很多发热的人都有这种特点，早上温度不高，中午以后温度就高起来了，然后到了晚上再退下去，同时观察一下可以发现他们的舌苔是厚的、黄的、腻的，这是湿温潮热的表现。这种情况在现代医学上感觉比较难治，因为湿热交缠，较难祛除，效果不是很好，但是中医采用清热利湿的治疗方法，效果还是很好的。

第三种，叫阳明潮热。阳明指的是阳明经，中医经脉有12条，手三阴、手三阳、足三阴、足三阳。手上有3条阴经、3条阳经，脚上也有3条阴经、3条阳经，总共12条。其中三阳经中有两条是阳明经，包括手阳明大肠经和足阳明胃经，因此阳明经属胃肠，胃肠热结在里面，就会出现潮热，我们称之为阳明潮热。其特点就是申时发热，申时是指下午3点到5点。因为有胃肠热结，所以会出现腹痛、腹胀、大便秘结，再加上申时发热，这就叫阳明潮热，这种情况要泻火、通便。张仲景有一个方叫大承气汤，由大黄、芒硝、枳实、厚朴组成，服药后很快就可以把热结清出去。我希望大家要掌握这个知识点，但是药物很峻猛，要慎用。

　　闵莉：但热不寒的第三种类型是微热。微热也叫低热，就是发热但是热度不高，温度在 37～38℃ 之间。低热形成的原因比较复杂，中医对持续低热有较多治法，效果也很好。老师，您能否跟我们谈谈中医是怎样认识微热的？治法都有哪些呢？

　　李灿东：微热就是有发热但是温度不高，体温在 38℃ 以下，也叫低热。低热形成的原因比较复杂，跟中医讲的气血阴阳失调有一定的关系。一种是阴虚，阴虚潮热的典型表现为五心烦热、颧红、盗汗，但也有一些人的表现可能没那么典型，而表现为持续的低热。还有一些可能因为气郁，其气不通，气郁化火，也可能产生低热。由于热郁在里面，因此除了热以外患者还会觉得烦躁，心情不好，老爱发脾气，有的还会出现胸胁、乳房胀痛、口苦、口干，这是由于郁热表现出的低热。还有一些可能因为血瘀，血瘀日久的患者在夜间也会有低热，表现为潮热或者长期低热不退。还有一些是由气虚引起的，这个不太好理解，气是属阳的，人体保持正常体温和气有很大关系，中医讲"气主煦之"，没有气当然就会冷，但是没有气或气少了，为什么会热呢？关于这个问题历代医家做了很多探讨，金元四大家之一的李东垣提出"甘温除大热"，他认为患者气虚时，脾气不能升清，上面的浊气不能降下来，导致阴火上冲。因此用补中益气汤，通过补气治疗发热，叫作"甘温除大热"。低热的内容比较零碎而且专业性比较强，因此我想给大家说的是，微热的概念比较复杂，一般见于内伤杂病，可能跟阴虚、气郁、血瘀和气虚有关系。我们在说到各种证时，都会提到几个很重要的兼症，单独一个症状不好判断是什么证，我们就需要根据兼症去判断，因此我们一开始强调整体观念、四诊合参就是这个道理。

　　朱龙：寒热的第四种类型是寒热往来，就是恶寒与发热交替出现，寒时不热，热时不寒。其实在我们在日常生活中有时也会见到这种情况，例如，胆囊炎、胆结石发作时就会出现寒战高热，冷一下、热一下；又如，民间俗称的"打摆子"，就是疟疾，也是寒战高热一天发作一次，或者两天、隔天发作一次。寒热往来的症状最早记载于《伤寒论·辨少阳病脉证并治》："本太阳病不解，转入少阳者，胁下硬满，干呕不能食，往来寒热，尚未吐下，脉沉紧者，与小柴胡汤。"张仲景认为寒热往来是少阳病，由热郁在少阳，枢机不利所致。也有人认为寒热往来是半表半里证的特征。老师，您能否给我们谈谈您对寒热往来的理解？

李灿东：寒热往来，简单地说就是冷一阵热一阵，患者既有发热又有怕冷，但是发热时没有怕冷，怕冷时没有发热，寒热交替出现。先是恶寒，有的人会盖好多被子，过一阵发热，再然后出一身汗，热就退了。第二天或过段时间又开始怕冷盖被子，然后又发热。发热的时候没有怕冷，怕冷的时候没有发热，这就是寒热往来交替出现。如果同时有寒又有热，寒热并见是表证；如果只有恶寒或者只有发热，即但热不寒或但寒不热可能是里证。什么时候会出现寒热往来这种情况呢？古人认为是邪气在半表半里，介于表里之间，不像表证单独存在，也不像里证单独存在。当邪气往内时，患者觉得冷，当邪气往外时，患者觉得热，邪正斗争的位置在半表半里，这就是寒热往来。

我们在日常生活中有时也会看到这种表现，例如，身上某个地方长了疖子红肿化脓，病情严重时就会出现这种寒热往来；又如，你提到的胆囊炎、胆结石发作时也可能出现寒战高热；还有像肺炎或其他一些病的早期也可能出现这种情况。从某种意义上说寒热往来可能是身体某个地方有炎症的一种表现，有时候可能是慢性炎症急性发作。出现这种情况时，若患者的体温比较高，或做血常规检查白细胞比较高，就应该引起重视。脓肿、胆囊炎、胆结石会出现这样的情况，经常会发生在炎症的早期，可以说是比较明显的。

另外，我们经常会听到，妇女在更年期时经常出现一阵冷、一阵热，这个冷热不像我们刚才说的炎症的冷热，它是一阵觉得热，脸红，或伴随出汗，过一段时间又觉得冷，我们经常会误解为潮热盗汗，其实不是，它是一阵冷、一阵热，属于半表半里证的表现。

半表半里要如何理解呢？人体从部位上分，有表有里，还有介于二者之间的半表半里。前面我们介绍过经脉在人体四肢内侧外侧各有3条，内侧是阴经，外侧是阳经。不管是手还是脚，在外侧的三阳经，前面的叫阳明，后面的叫太阳，中间的叫少阳。我们手外侧靠大拇指前沿的叫阳明经，靠近小指的叫太阳经，中间的叫少阳经。邪气在表时，病在太阳经；邪气入里时，病在阳明经。表在太阳，里在阳明，阳明就是胃和肠，中间在少阳。少阳在脚上叫作胆经，在手上叫作三焦经。少阳枢机不利，胆气不和，会冷一阵、热一阵。我主要想说的是，半表半里和胆有关系，所以胆经不正常，枢机不利时，会出现冷一阵、热一阵，胸胁不舒服，口苦。胆囊炎常出现类似症状，就是这个问题。另外当更年期出现一阵冷、一阵热时，也是胆经枢机不利，不要简单地理解为是阴虚。

　　还有一种情况，可见于疟疾。西医学认为疟疾是由疟原虫感染引起的。疟疾有的是一天发作一次，叫作一日疟；有的是两天发作一次，叫作间日疟。我们偶尔也会发现，有些人莫名其妙地出现疟疾的表现，但是检查没有查到疟原虫，证据不充足，但也可以参照疟疾来治疗。前几年我遇到一个患者，也是一阵子发热，不是整天发热，也不是潮热，是冷一阵、热一阵的表现，西医也没有确切诊断出是什么病。我们参照疟疾治疗，收到了比较好的效果。

　　以上是我们讲到的寒热往来的几种不同的形式。中医在治疗寒热往来时，如果症状不是很明显，有一个经典方叫小柴胡汤，由柴胡、黄芩、半夏、人参、生姜、大枣、甘草组成，这个药方的成药叫小柴胡颗粒或冲剂。大家如果有一些轻微的寒热往来的症状，可以尝试用一下，但是如果有明显的寒热往来，可能还是炎症的表现，就需要做一些检查，这样才有利于早期的诊断。

　　最后，我们总结一下，寒热的类型有四种：恶寒发热、但寒不热、但热不寒、寒热往来。大家要认真掌握。

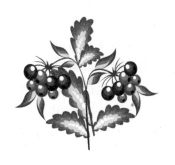

第三十一讲
汗出的问诊

俞洁：出汗是临床上经常见到的症状，绝大部分的人都有出汗的经历。例如，天气炎热时，我们觉得身上黏糊糊的，动一动满身都是汗；或者是剧烈运动后满头是汗。我们知道中医和西医对汗的理解是有一定的区别的。老师，您可以给我们讲解一下两者有什么不同吗？

李灿东：好的。中医和西医对汗的理解略有差别。从西医角度看，汗分显性的汗和隐性的汗。人在通常情况下，不论春夏秋冬身上的汗腺都会分泌汗液，皮肤都会出一些汗，这个汗起什么作用呢？主要是滋润皮肤，否则皮肤就会很干燥，甚至会脱皮。因此出汗首先是一个生理现象。很多情况下这种汗是眼睛看不见的，例如，天气炎热时，我们觉得皮肤黏黏的，但是看不见有明显的汗出，这叫隐性的汗，起滋润作用。还有一种看得见的汗叫作显性的汗。通常情况下，中医所说的出汗指的是看得见的汗，即显性的汗。例如，中医讲无汗，不等于说患者没有隐性的汗。当然，出汗还有另一个作用，就是可以排泄一些毒素和糟粕。汗都有些气味，这个气味就来自汗排泄出的一些尿素、代谢产物。汗对维持人体生命活动是很重要的，当然出汗也会排出一些盐分，因此出汗太多就要补一点盐。

林雪娟：人为什么会出汗呢？《素问·阴阳别论》中有一句话叫"阳加于阴谓之汗"，这是中医对汗产生机制的最经典的阐述。我们在教学中都会针对这句话详细解释出汗的机制。老师，您可否跟我们谈谈您对这句话的理解？

李灿东：《黄帝内经》说"阳加于阴谓之汗"。我们可以把汗比喻成水烧开后的水蒸气，水烧开后把盖子拿起，上面有许多水珠，这就相当于汗。怎么样才会有水珠呢？第一个就是要有热，就是有火，第二个就是要有水。水就是阴，火就是阳，所以阳加于阴谓之汗。水在火上烧开蒸发出来，就似出汗了。出汗一定是因为有一定的热量，没有热量就不会出汗。水再多，没有热量，盖子上也没有水蒸气；有火没有水也没有水蒸气，你把它烧干了也就没有水蒸气了。第三个，还和汗孔的开关有关系。汗孔可以理解为小水龙头，开关关死了汗就出不来了，开关坏了、松了、关不紧了水就一直流出来。因此出汗的机制和开关有关系，这个开关是什么呢？就是气，在体表的气，叫卫气。这个气由谁来管呢？主要由肺来管，叫肺主表，外合皮毛。当肺气出问题，这个开关就出问题，汗出就异常了。

王洋：可见，汗的产生和阳气、津液、肺卫之气、汗孔等都有关系，任何一方面出现问题，都会出现汗出的异常。临床上汗出的异常可表现为出汗的程度、时间、部位、颜色、质地等方面的改变。那么当遇到出汗异常的患者时，我们该如何进行询问呢？

李灿东：我们碰到出汗异常的患者要问什么呢？第一个问的是出汗的有无，到底有没有出汗。第二个问的是什么时候出汗，是白天出汗还是晚上出汗，即出汗有没有特定时间。第三个问的是出汗的部位，有人可能是全身出汗，有人可能是局部出汗，比如有的人手心脚心汗很多，其他地方出汗不一定多，有的可能是鼻尖出汗，有的是腋下或者胸部出汗……所以我们要问出汗的部位，因为出汗的部位和疾病有一定的关系。第四要问汗的颜色。汗有没有颜色呢？汗有时会有颜色。我们说汗血宝马，虽然我也没见过真正的汗血宝马，但是通过一些资料了解到，可能它出的汗就是红色的。我们人也是一样，有时候出的汗是黄色的，穿白色的衬衫时间长些，就会发现汗渍是黄的，还有的汗是黑色的。第五要问汗的质地。有的汗很稀，跟水珠一样；有的汗很黏，这是有区别的。以上这些都是我们问汗的主要内容，实际上其中大部分内容是针对汗出异常的人说的。当然，如果你问一个人有没有出汗，他说没有，这个没有出汗不等同于无汗，有可能是他觉得出汗是正常的，比如热的时候出汗，运动的时候出汗，不热的时候不出汗，不运动的时候不出汗，他认为这是很正常的，他就说他没有出汗，但其实他还是有出汗的。而我们讲的无汗，指的是病的时候没有汗。我们讲的汗出异常，包括没有汗和汗太多两方面。当然，出汗不仅和生病有关，还和人的状态有关，比如激动的时候、吃热食的时候、喝酒的时候、受到惊吓的时候出的汗，与汗出异常并不是一回事。

王淼：前面我们已经了解了，出汗的异常与阳气的盛衰、津液的盈亏、肺卫之气的强弱、汗孔的开阖等都有关系。那么，老师，您可否给我们具体讲解一下病理状态下有汗与无汗各有何原因吗？

李灿东：好的。第一种情况是无汗。一般来说，在疾病过程中没有汗的人有这么几种情况：第一个是开关关闭了，我们叫它汗孔闭塞，由感受外邪，邪气阻滞汗孔所致。第二个是没有热，我们先不讲是实证还是虚证，没有火就没有汗，因此寒证的人一般没有汗，这是我们判断寒热的一个依据。中医在诊断过程中非常注重寒热的辨别，"寒者热之，热者寒之"，就是寒的时候用热的方法，热的时候用寒的方法。一般来说，寒就没有热，因此就没有汗，表寒证就是没有出汗。还有一个是阳虚，就是阳气不够会生虚寒，相当于火力不够，我们烧开水的时候，火力不够，水就开不了，就没有水蒸气。因此不管是感受寒邪还是阳虚，可能都没有汗。另外一种情况是阳尚未虚，但水不足了，用中医来讲就是津液亏虚。人的津液就是正常的水液，津液亏虚的时候也没有汗。中医讲的血液就是营气加津液，因此有一句话叫津血同源，津液和血液是同一个来源，都来源于水。我们举个例子，拉肚子脱水以后一般就没有汗，哪怕兼有发热也没有汗，因为津液亏虚。由于损伤的程度不同，影响不完全一样。中医有两句话，第一句叫"夺血者无汗"，大出血和贫血一般没有汗，血不足的人一般汗少；第二句叫"汗尿同源"。尿也是津液，代谢多余的水液由尿排泄出去，尿液和汗液都是水液代谢排泄的两个主要途径。一般来说，汗出多的时候尿就少，尿多的时候汗就少，所以叫"汗尿同源"。我们刚刚讲的汗里面有氮，有一些尿素，所以汗会有一定的气味。因此，没有水或者血虚的时候汗会比较少，这就是我们介绍的为什么会无汗、少汗。

第二种情况就是有汗，或者汗比较多。病理状态下为什么会出汗？这是什么原因引起的呢？第一就是有热，热证经常会出汗。发热会出汗，当然有的人发热是没有汗的，如果汗出一下，邪气随汗排出，热就退了。我们见到的多数有出汗的情况都是热证。表证怎么区分表寒证和表热证？很重要的一点就是了解是有汗还是无汗。有汗一般就是热证，大热迫津外泄。但是不管怎么说，只要患者有出汗，就说明津液尚存，或者没有完全丧失，如果完全丧失就是完全没有水分，就没有汗。第二就是虚，就是开关坏了，关不紧。关不紧虽然不一定有热，但汗会自动流，就像水龙头关不紧自来水会自动流一样。为什么关不紧？就是管这个汗孔的不称职，从中医来讲，就是阳虚的时候，汗孔固摄无力，汗孔关不起来，汗就一直漏出去。第三就是汗孔坏了，它不是拧不紧的问题，而是开关的不正常，该开的时候不开，该关的时候不关，开关不正常就会出汗。我记得我们讲到寒热中恶寒发热并见时提到过，表寒证无汗，表热证有汗，而表虚证是营卫不和，有汗，这个表虚证有汗就是汗孔坏了，开关不正常。有的人认为表虚证出汗是体质差，该补，其实喝点桂枝汤就可以解决了。以上就是有汗无汗的原因。

> 陈淑娇：临床上异常出汗的表现有很多种，最常见的就是自汗和盗汗，这也是老百姓经常听到和说到的异常出汗。但是大部分的老百姓其实并不了解中医所说的自汗和盗汗的确切概念，以至于在就诊时张冠李戴，给医生传递了错误的临床信息。因此，医生在诊病时一定要核实清楚患者所说的症状，避免出现误诊。老师，请您给大家讲讲自汗、盗汗的特点及处理方法。

李灿东：好的。在临床上，我们经常会碰到出汗异常的患者，比较常见的有两种情况。第一种情况是白天经常出汗，或者是醒的时候经常出汗，稍微动一下就更厉害，我们称之为自汗。为什么叫"醒时"？因为每个人的作息时间是不一样的，只要醒的时候出汗，就叫自汗。特点是动则益甚，即活动加剧。这种人还经常会出现气虚的表现，比如神疲乏力，气短懒言，不爱说话，言语低微，人觉得很累，很疲劳。如果这些症状加上自汗，我们一般认为是气虚或者阳气虚导致的自汗。阳气虚和气虚有什么区别？阳气虚就是在气虚的基础上还伤了阳，所以有冷的特点，患者比较怕冷。对于自汗我们有几个比较好的方法，比如吃点黄芪或者党参，就是针对气虚。民间有一个很简单的方法，15~20g的党参加上15g的荞麦炖瘦肉吃，是一个很好的方法。另有中成药玉屏风散或颗粒，由黄芪、白术、防风组成，也是治疗自汗常用的方。

第二种情况就是夜间出汗，或者说是睡的时候出汗，就是盗汗。它表现为睡觉时偷偷摸摸出汗，患者不知道，醒的时候汗就止了。那么你怎么知道出汗了呢？有的人是醒来时发现衣服湿了，自己感觉可能是睡觉的时候出汗了；有的是父母亲发现小孩睡觉时出汗。盗汗一般是由阴虚火旺引起的，但小孩子多是因为热气比较盛才盗汗。阴虚火旺为什么会出现盗汗呢？中医认为阳气出入的过程与睡眠是有关系的，人睡觉的时候阳气入到阴分，当阳气跑出来人就醒了。一天中阳气的盛衰是和时间有关系的，早上到中午阳气越来越盛，到了中午阳气最盛，到了中午之后，阳气开始慢慢衰弱，这是一个过程。阴虚本来就有热，当睡觉的时候阳气入到阴分，两个热加在一起，热就更多了，所以就把汗逼出来了。当醒来的时候，阳气跑出来了，阴分中的热就少了，温度就降低了，汗就停了，因此这是阴虚引起的盗汗。盗汗怎么治疗？一般来说，我们经常采用滋阴清热降火的方法。火旺一点的，可以用知柏地黄丸，有一定的效果。当然，从实际的情况来看，有的人不仅是阴虚的问题，还有湿热在体内，因此经常还要加上清热利湿的药。

有同学会问刚刚不是讲阴虚没水了就不会出汗，怎么还会盗汗呢？这里有一个度的问题，当阴虚程度很严重，水都没了的时候就不会出汗了。学中医一个比较难的地方就是不能把所有东西都绝对化，它都有一个度的把握，不能简单机械地理解，应该动态地看待问题。

临床上还会见到有的人白天爱出汗，晚上睡觉也爱出汗。这种人既有自汗又有盗汗，我们就把它称为自汗盗汗。气阴两虚就会自汗盗汗。

林雪娟：我们在临床上还经常见到其他的一些出汗异常，比如有的人手心和脚心比较容易出汗，我见过一个患者严重到连写字时汗都会滴到纸上；有的人头汗特别多；有的人衬衫上经常出现黄色的汗渍；有的危重患者还会出现冷汗淋漓，我们称之为亡阳之汗。这些不同部位和性质的汗出异常，都提示着身体的某些病变。老师，您可以给我们具体地讲解一下吗？

李灿东：首先给大家介绍一下手足心汗。有的人发现自己的手心和脚心很容易出汗，不仅仅是握手的时候湿湿的不好意思，严重的连写字都困难，正像你刚才说的手心的汗都滴到纸上。这种情况的治疗，西医可以用外科手术的方法，虽然这不是理想的方法，但由于它实在严重地影响了生活，有时候手术也是不得已的办法。从中医来讲，可以用一些中药或者针灸治疗，有一定的效果，但有些人效果并不是很明显，也有一些人效果是很好的。通常情况下，人在紧张的时候有一点手心出汗是正常的，我们每个人应该都有这种经历，但是如果出汗太多，持续太久，就可能影响到生活学习，这就是一种病态。有很多患者出现手心汗的时候，一般还会有五心烦热，或者说可以把手足心汗和五心烦热联系在一起，我们在讲到阴虚的时候，提到患者有午后潮热、颧红、五心烦热，如果有这些症状，就是因为阴虚，阴虚生内热。还有一种原因比较常见，就是脾虚。中医讲，脾主四肢肌肉，因此四肢归脾管，手心脚心属于四肢。如果说一孩子手足心比较容易出汗，可能和脾虚有关，特别是如果孩子比较瘦弱，脸色比较黄，手心经常出汗，这可能就是脾虚。还有一些可能是因为热盛，表现为人火气很大，这就需要辨证。总之，一般的紧张激动，偶尔手心出汗不算病态，但如果持续很久，就是一种病态，需要我们去分辨。治疗上，有些病情很顽固，治疗效果不是很好，有些治疗效果不错。如果碰到这类患者可以建议去医院找专业医生看，很多人通过治疗可以得到缓解。

第二种常见的出汗就是我们经常听到的，有的人会有头汗，就像洗过头一样滴水；或者胸口出汗，其他的地方出的汗不多；或者可能在喝酒、吃一些辛辣的东西、喝热汤的时候汗就很多，甚至整个头都是汗。这种情况在中医来说跟上焦热盛、中焦热结有关系。上焦主要指的是心肺、胸膈，中焦主要指的是胃肠。

还有一种出汗就是大家可能会遇到的黄汗，汗的颜色是黄色的。例如，衬衫的腋窝处可见淡淡的黄斑，衬衫上的汗渍可能是多次积累形成的，但是也有些严重的患者，用纸巾擦汗会见到纸巾上有淡淡的黄色，这个叫黄汗。它跟湿热有一定的关系，因此我们碰到这种情况一般都会采用清热利湿法来治疗，比如说薏苡仁可以清热利湿，就可以用熬薏苡仁粥作为食疗，可能会有所帮助。

再有一种出汗叫作冷汗。在这里，我们应该要区分两个概念：第一就是通常形容的"吓得出了一身冷汗"，这是一种受到惊吓出的冷汗，是没有发热的；还有一种就是老爱出汗，没有发热的特点，因此我们觉得这是冷汗。经常天冷的时候，家长带小孩来看病，都会说："医生，我这孩子一直出冷汗。"这种冷汗就是指出汗而没有发热的情况。这种冷汗和我们中医讲的冷汗不是同一个概念。那么中医的冷汗指的是什么？是大汗淋漓，特别是疾病危重阶段的大汗淋漓，跟洗了水一样，同时人的神志比较模糊，这是阳气亡脱的表现，是危急重症，不能跟我们讲的"吓得出了一身冷汗"混淆在一起。这个概念上的差别，容易产生一些误导，进而导致错误的治法。我举一个例子，当阳气暴脱的时候，我们一般采用回阳救逆的方法，用附子、干姜、甘草等治疗。如果我们不懂，觉得和平常"吓得出了一身冷汗"是一样的，那就会失治、误治了。中医把这种大汗淋漓，呼吸微弱，脉微欲绝，神志模糊，四肢厥冷的情况叫作脱汗，又叫绝汗，是亡阳，即阳气要亡脱的时候出现的。还有一些人可能在亡阴的时候也会出现汗出很多，汗很黏、很咸，患者神志模糊，呼吸急促，全身发热，这也是一种危重症。这些情况在我们日常生活中一般碰不到。

林雪娟：疼痛是临床上经常遇到的症状。我们身体的各个部位都可以发生疼痛，例如头痛、胃痛、腰痛、腿痛等等。疼痛的表现也是多种多样的，例如，有的人是又胀又痛，有的人是又酸又痛；有的人是剧痛，有的人是隐痛；有的人白天痛得厉害，有的人晚上厉害；有的人喜按、喜温，有的人拒按、恶热。那么，这么多疼痛的表现，临床上我们该如何进行询问呢？

李灿东：疼痛是临床上最常见的症状之一，也是日常生活中常见的一个词语。比如说遇到很麻烦的事情，我们会说"头疼死了"，这显然不是真的头痛。这一讲我们要学习和讨论的是真正意义上的疼痛。那么，我们怎么去分析疼痛呢？第一，我们要了解的是疼痛的有无，不是所有患者都有疼痛。因此我们首先要问患者："有没有哪里痛？"例如，看到小孩早上起床脸色不是很好，就会问他："是不是有哪里痛啊"？第二，要问的是什么地方痛。第三，要问他怎么个痛法，是一阵阵疼，还是又胀又痛，还是像针刺一样痛，还是酸痛。然后要问他痛的程度，因为每个人对疼痛的耐受性差异非常大，有的人很会叫疼，一点点痛就大叫；有的人很痛才会喊出来；有的人会忍着痛，比如关羽，边下棋边让华佗刮骨，也没有喊一句疼。因此疼痛对于个体来说具有很大的差异性。再一个要问疼痛的时间，什么时候痛。有的人白天不痛，但是入夜就痛。疼痛的时间和疾病的性质有很大的关系，举个例子，血瘀的人在晚上的时候痛得比较厉害。还有要问加剧和缓解的因素，比如说稍微热敷一下疼痛就有很大的缓解，或者压着就舒服。这些就是我们问疼痛必须了解的情况。

朱龙：正像老师刚才所说的，临床上见到疼痛的患者，我们要询问他是怎么个痛法、疼痛的时间、加剧和缓解的因素如何，这些就是了解疼痛的性质。中医常说"不通则痛""不荣则痛"，这是对疼痛机制的阐释，也说明疼痛有虚实之分，而了解疼痛的性质对于判断疼痛的虚实有重要的意义。通常情况下，慢性的痛，痛的时间很长，程度不是很剧烈，绵绵的痛，这种一般是虚证。如果是急性的痛，突然间痛，程度比较剧烈，这种一般是实证。老师，您能否给我们具体讲解一下临床上常见的疼痛性质都有哪些？对于判断病性寒热虚实有什么意义吗？

李灿东：第一种叫作喜按。比如有的人痛的时候喜欢捂着，疼痛部位压一下可以缓解疼痛，这个叫作喜按，属于虚证。第二种叫作拒按，就是痛的时候不让人碰，很痛，自己的手也不敢去碰，这种痛一般是实证。因此大家通过观察就可以判断这是实证还是虚证。

第三种叫作冷痛。什么是冷痛？就是患者痛的时候带着冷的感觉，遇到冷的东西会痛得更厉害，遇温则缓解，或者说热敷会缓解。遇冷会加重，这个就是冷痛，一般是寒证。第四种叫作灼痛。灼痛就是痛的时候带一点烧灼的感觉，遇到冷的东西会缓解，遇到热的东西会痛得更厉害。灼痛一般是热证。患者痛的时候，你手摸过去，如果冷冰冰的，一般就是冷痛，是寒证；如果热热的又很红，一般就是灼痛，是热证。这是比较好判断的。

疼痛总的来说可以简单地分为喜按、拒按、冷痛和灼痛。疼痛如果是绵绵作痛，喜按，这个一般是由虚证引起的，比如说像脾胃虚寒引起的胃痛就是绵绵作痛，喜按。当然还有一种疼痛比较剧烈，按之痛甚，患者一般拒绝被按压，这种情况叫作拒按，一般是实证。还有一些疼痛表现出来的是冷痛，比如说胃痛的时候喝一点热水就会感觉疼痛减轻，或用暖水袋敷一下会缓解一点；遇寒则痛甚，如天气冷的时候，或者吃点冷冰冰的东西后会痛得更严重，这就叫作冷痛。冷痛是寒证的一种表现。还有一些疼痛表现出来的是灼痛，比如患处红肿热痛，用暖水袋敷，会越敷越痛；用冷水袋敷，会缓解一些。灼痛是热证的一种表现。

林雪娟：就是说，通过询问疼痛是喜按或拒按、冷痛或灼痛，我们可以判断病性的虚实寒热，这是很重要的。另外，老师举的例子也提醒我们在给患者体检的时候，要记得把手捂热才能放在患者身上，这是一个医生基本的素养。当然，临床上疼痛的性质不止这四种，常见的还有胀痛、刺痛、重痛李灿东：当然，疼痛还有其他一些表现方式。一种是胀痛，什么叫胀痛呢？就是患者自己觉得又胀又痛，或者表现出胀比痛更厉害。因此有的人说肚子胀得要炸裂了，这叫"攻冲作痛"。另外，胀在中医学含义有二：一是患者觉得胀但外观没有鼓出来；还有一种是患者觉得很胀，而且外观鼓鼓的。因此胀痛可能有时是患者感觉出来的，但不一定都有外观上的变化。胀痛有一个特点，就是疼痛的部位是比较不固定的，部位经常会变化。比如有时肚子中间会胀，有时突然变得右边比较明显，有时是上腹部胀，有时是肚脐胀，位置是会变的，当然不是说疼痛的部位会一直变，是指部位相对不固定。有时问患者哪里痛，他指的部位会有一点变化，这个特点叫作部位不定。第二个特点是经常会因为情绪波动加剧，心情不好的时候胀得更明显。当然也有一些在嗳气、矢气后会减轻，因为一般来说胀是气，打完嗝，气有出入，胀就会缓解。总之，胀在中医来说一般是由气滞不通所致。因为气是无形的，所以会跑来跑去。我们有时候肚子胀痛，会怀疑自己是不是长了什么东西，有点害怕。其实我经常说如果疼痛以胀为主，部位不固定，这一般是功能性的问题，不是器质性的问题，因此去做B超等检查不一定能看到什么病灶，因为部位不固定；如果是肿瘤这种器质性的问题，那它的位置一般是比较固定的。我想这点对减轻大家在日常生活中的一些顾虑有一定的帮助。

刚才提到胀有两种表现，一种是外观上胀起来，另一种是胀的感觉，这两者有虚实的差别。如果是虚的胀，一般是气运行无力而致气滞，因此它虽胀但是一般比较软，不会鼓起来。如果是实的胀，就会鼓起来，也比较硬一点。

胀痛的治疗一般用行气导滞的方法。中医理论认为胀痛的病位一般在肝，所以一般用疏肝理气，或者行气导滞的方法。当然我说病位一般在肝，并不是说一定是肝的问题，而是跟肝有密切关系，有的时候还和脾胃有关系。气的不通畅和肝的疏泄有关，因此疏肝理气一般会有效果。

再有一种痛是刺痛，这种痛和胀痛不一样，它像针刺一样，像刀割一样。当然这里面也有个体感觉的差异，导致对疼痛的描述不一样。有些人一点点痛就会表现得非常夸张，有些人痛得很厉害还可以忍受，这是个体差异。刺痛有几个特征：第一，刺痛一般是部位比较固定的，不会移动，这和胀痛是相对的；第二，痛一般来说是夜间更加厉害，叫入夜尤甚。为什么入夜尤甚呢？一个原因可能是晚上人的注意力比较集中。另一个更重要的原因是夜间的时候气血运行的速度减慢了，而刺痛一般是由血瘀所致，瘀血是有形的，阻在哪里，哪里就痛，因为不通则痛。

> 闵莉：胀痛和刺痛是临床很常见的两种疼痛。由于胀痛是由气滞引起的，刺痛是由血瘀引起的，因此我们要求学生要懂得如何鉴别胀痛和刺痛。通过判断胀痛和刺痛，我们可以分清病是在气还是在血。刚才您提到，有一些功能性的问题可能是气的问题，是无形的，做检查可能看不到什么问题；那么反过来说刺痛病在血，是有形的，做检查可能就会查出一些病灶。当然这些只是我们粗略的判断，请老师再给我们讲解一下其他一些常见的疼痛吧。

李灿东：还有一种痛叫作重痛。什么叫重痛？就是除了痛之外还有沉重的感觉。一些人表现为头痛很重，有时候患者会讲头上像戴了一个帽子，很沉，我们称之为头重如裹。还有一些人是感觉脚重，文学上形容跟挂了铅一样。为什么重呢？主要是因为水太多了，水湿停留，一般会表现出疼痛沉重酸楚。举一个例子，不小心淋雨感冒了，除了出现我们之前讲过的症状外，还有一些人会感觉到头重，这就是因为除感受了寒邪以外，还可能感受了湿邪。假设这个人还有关节酸楚沉重，或者腰酸楚沉重，一般也是因为感受了湿邪。

还有一种痛叫作窜痛，就是痛游走不定，跑来跑去，这跟风有关。它跟胀痛是不一样的，窜痛的部位是游走不定的。例如，关节痛有时在手，有时在脚，有时在左边，有时在右边，疼痛游走不定，一般碰到风会加剧，这是因为感受了风邪。我们把这种因为感受风邪引起的游走不定的疼痛叫作行痹。"行"是行走的行，"痹"通"闭"，痹者，闭也。闭塞不通，不通则痛，因此中医把一些疼痛，特别是以四肢关节的疼痛为主要表现的病证叫痹病。如疼痛会跑来跑去，叫作行痹，是由风引起的，像风一样；若疼痛像刚才讲的酸重疼痛，是由湿邪引起的痹痛，就叫着痹；如果是冷痛、疼痛很明显，是由寒邪引起的，叫作痛痹。有的人冷痛还兼有酸重，可能就是寒湿；有的人既有窜痛又有酸痛，可能就是风湿；有的人三者交杂在一起，就是风寒湿。当然，还有一些关节痛表现为红肿热痛，这个就是热痹。因此我们要活学活用。

还有一种痛叫作绞痛，就是疼痛跟刀绞一样。可能我们经常听到的绞痛有心绞痛或者肾绞痛。什么叫心绞痛？就是心痛，痛得很剧烈，痛得像被拧了一样。肾绞痛也是一样的。为什么出现绞痛？中医认为这是因为实邪，比如说瘀血、石头，或者蛔虫，堵在管腔，堵住就不通，不通则痛。心绞痛是因为瘀血阻滞心脉，心脉不通。肾绞痛是因为石头阻在肾或者尿管，所以肾结石的人表现为疼痛很厉害。另外，一些胆囊炎、胆结石、胆道蛔虫也是这种疼痛。它是实邪阻滞引起的，是实证。前面讲过实证导致的痛是拒按的，因此绞痛也一般表现为拒按。

还有一种痛叫作掣痛，就跟牵拉一样。一般发生在腹部胸部肌肉，有一种牵扯的感觉。这种疼痛一般是由筋脉受到牵拉引起的，筋脉挛急。中医讲肝主筋，因此有时肝有问题，就会表现出筋脉有一种牵扯的痛。有时我们睡觉睡到半夜出现抽筋，不一定都是掣痛，但抽筋也是一种痉挛、牵拉，跟肝主筋也有关系。

还有一种痛是我们经常听到的空痛，就是疼痛有一种空虚感。比如说头部疼痛有一种空虚感，或者胃痛有一种空虚感，吃一点东西可能会缓解，这是一种虚引起的疼痛。

以上这些就是临床常见的一些疼痛的性质，其中最主要的有喜按、拒按、冷痛、灼痛，因为它们对于判断寒热虚实很重要。另外，胀痛和刺痛可以判断出是气滞还是血瘀，游走痛和重痛可以判断风还是湿，这些有助于我们了解疾病的性质。

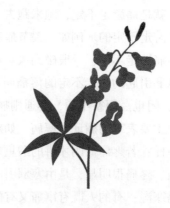

第三十三讲
疼痛的问诊之二

闵莉：前面我们讨论了常见的几种疼痛的性质。临床上问疼痛的性质和辨别疾病的性质有比较密切的关系，正如老师所讲的，冷痛是寒证，灼痛是热证，拒按是实证，喜按是虚证。除了问疼痛的性质以外我们还要问患者哪里痛，就是疼痛的部位，因为部位与判断疾病的病位关系比较密切。老百姓经常说"头痛医头，脚痛医脚"，是不是头痛就是头的问题呢？头痛的病位可能在头，也可能在其他部位，因为人体是一个整体，人体的局部问题往往是内脏功能失调的一种反应，所以一个部位的疼痛可能是不同脏腑的问题。临床上常见的疼痛部位有头痛、胸痛、胁痛、腹痛、腰痛等等，请老师给我们讲解一下临床常见的这些疼痛部位有什么特点，都提示着怎样的病变。

李灿东：好的。我们从上到下给大家介绍一下。头部的疼痛叫头痛。头是什么？中医认为，头是诸阳之会，阳气都集中在头部。不同性质的头部疼痛多与疾病有关系，比如说头部的疼痛在很短时间内发生，这是什么问题？一种可能是感冒了，感受了外邪；还有一种可能是受了外伤，比如不小心跌倒了，碰到地上或墙上。这种急性的头痛，一般就是这类原因。当然有些头痛是慢性的，时间比较久，那可能和身体里面的气血阴阳失调有关系。

另外，偏头痛也是头痛的一种，主要表现为头胀痛。头胀痛可能因为气滞，还可能因为肝阳上亢，肝火上炎，肝火肝阳向上冲，气往上冲，头部压力大，所以头就会有胀痛的感觉。如果头痛很沉重，像被什么裹住一样，就是头重如裹，可能就是有湿邪。如果头痛是空痛，即头痛有空虚的感觉，这种可能是虚证。那是什么虚？可能是髓海空虚，精血亏虚。如果劳累之后头痛头晕更严重，这可能是气虚，气血不能供养到头部，就觉得头痛。如果有的人头痛的时候，脖子也有点难受，或者叫颈部酸楚、僵硬，这有可能是颈椎的问题，跟长期伏案有关。

那么中医是怎么看待头痛的呢？其实中医诊治头痛的时候，将头分为几个部位：前面、上面、两边和后面。比如说头痛在前额、眉棱骨这个地方，中医把它叫作阳明经的头痛。临床常用于治疗头痛的药方里有一些引经药物，所谓"引经"就是除了一般的辨证论治以外，有些药可以把药性药效带到一个特定的部位，这个叫作"引经药"。白芷就是一种引经药，它是治疗头痛、止痛的药，同时也是很重要的阳明经的引经药。如果头痛是在两边，或者是两个太阳穴，或者是刚刚提到的偏头痛，是以两侧或单侧为主的头痛，这一般是少阳经头痛，中药里面经常用到的引经药是川芎。我们有一个非常有名的方，叫川芎茶调散，是治疗风寒头痛的方，药店里面可以买得到。如果头痛是在头顶，我们称之为颠顶头痛，属厥阴肝经的头痛，治疗也用一些引经药，比如说中药里的藁本、吴茱萸就是治疗颠顶疼痛的引经药。还有一些疼痛是在头后连项，我们称之为太阳经头痛，经常用的引经药就是羌活、葛根。

头痛，除了刚刚讲的可以由感冒、外伤引起以外，一些内伤也可以引起。比如神经血管性头痛，是由血管痉挛引起的头痛；也有一些头痛和颈椎病有关系；有些可能因脑部有肿瘤，占位性的病变也可能导致头痛；还有一些会影响视力，看东西会重影或者变形，就是歧视。从中医来讲，主要是按经络对几种不同的头痛进行分类。

俞洁：头痛部位与经络的关系是临床上很常用也很实用的理论。我们不仅在处方用药时可以根据这个特点来选择引经药，针灸的时候也可以据此来选穴，可以取得很好的疗效。当然，临床上我们还要结合头痛的性质及兼症来辨别头痛的病性。头痛往下常见的是胸痛，胸部主要有心、肺两个脏器。老百姓经常说心痛、胸痛，它们和病位有什么关系？接下来请老师再给我们谈谈胸痛及其他部位的疼痛特点。

李灿东：一般来说胸痛是心、肺的问题，至于说是心有什么问题，肺有什么问题，可以结合我们前面讲的性质来考虑。大家要特别注意的是，我们讲的这个心，一是指中心，一是指现代医学的心脏。有很多患者把心下胃脘部这个地方叫心窝部，跟医生说"我心窝痛"，会被医生误以为是心痛。《黄帝内经》说"木郁之发，民病胃脘，当心而痛"，民间往往把胃病当作心病，因此我们在讲心痛的时候常加上一个字叫"真心痛"。

再往下是胁痛，胁痛一般和肝胆有关系。比如胁胀痛，常常因为肝胆气滞；

胁刺痛，可能是血瘀。从现代解剖学来讲，肝在右边，但是从中医来说，两边的胁痛都和肝胆有关系，因为肝经是左右各一条。

接着是胃痛，胃痛主要是和胃有关系，和脾也有关系。不要把中医的胃和西医讲的 stomach 等同起来，他们有一部分功能是一样，但也有很多功能是不一样的。中医认为整个消化功能跟脾胃都有关系，我们经常说："有胃气则生，无胃气则死。"而西医说的 stomach 在特定的情况下是可以全切的，比如胃癌，就可以全胃切除，因此中医和西医胃的概念不能简单地对等。

> 俞洁：因此，我们在教学中一定要强调中医和西医的脏腑名称是不能等同的。其实有些中西医相同的病名也是不能等同的。中医和西医的理论不同，对脏腑功能和疾病的认识是不一样的。我们在进行中医诊治时，一定要用中医的思维来分析病情和处方用药。前面老师给我们介绍了头痛、胸痛、胁痛、胃痛，再往下就是腹痛了，老百姓常说为"肚子痛"。腹痛的范围很大，中医将腹部又分为脐腹、大腹、小腹、少腹等，进行病位分析。老师，您是如何给学生讲解这部分内容的？

李灿东：老百姓俗称的"肚子痛"的范围很大，我们怎么划分"肚子"这个位置呢？我给大家介绍一下。中医把肚子的大部分，肚脐的周围整个大的范围叫作大腹；集中在肚脐周围的叫脐腹，或者叫脐周；心窝部下面，就是凹下去的地方，叫胃脘；两边肋骨下面的部位叫胁腹；肚脐下面，正中间下面叫小腹；小腹两边叫少腹，分左少腹和右少腹。因此疼痛部位一般跟相应的脏腑有关系。

大腹痛和脾胃关系密切。胃脘痛和胃的关系比较密切，如胃脘部烧灼痛是胃热，冷痛则是胃寒。胁腹痛跟胃和肝胆有关，肝气犯胃，肝胃不和一般就会表现出胁腹部不适，如临床有些患者胃痛胃胀，表现出右上腹即右胁部疼痛，有时情志波动会加剧，有时打嗝后减轻。

小腹部这个地方跟膀胱有关系，比如说有些人表现出小腹急结、小便淋漓涩痛，这可能是膀胱湿热。同时小腹还跟大小肠有关系，如西医说的肠炎，若表现出来的是小腹疼痛，泄泻，大便黄臭，肛门灼热，这是大肠湿热的一种表现。除此之外，女性患者的子宫，中医称之为胞宫，位居小腹，因此一些妇科的病证也可以表现出小腹部疼痛。

少腹疼痛在临床上也很常见。女性的两侧少腹和卵巢、附件有关系，但中医主要认为两少腹和肝胆经关系比较密切，因为肝经"循少腹，绕阴器"。比如疝气时，少腹疼痛就比较明显，中医认为和肝有关；妇女痛经表现为两少腹疼痛的，也和肝有关。又如一些肠痈患者，肠痈其实相当于西医的阑尾炎。很多阑尾炎患者经常一开始是上腹痛、胃脘痛，然后表现为右下腹痛，因此西医称之为转移性右下腹痛。阑尾炎是常见的急腹症，它的诊断、治疗其实是十分重要的。那如何及时发现呢？一开始患者一般表现为右上腹痛，如果我们碰到患者短时间内出现右上腹疼痛，而且伴发热怕冷、恶心、呕吐、拉肚子，这种情况不要轻易诊断为胃肠炎，有时这是阑尾炎的早期症状，要非常小心。那怎么诊断呢？可以在右下腹麦克伯尼点处压一下，麦克伯尼点在肚脐与右侧髂前上棘连线外1/3与2/3交界处，如果这里有压痛的话，可能是阑尾炎。当然，可能有的人不压的时候也会痛，但是很多人是不压的时候没有痛，压一下会痛，并且伴有发热，短时间内发作的，大家需要注意有无阑尾炎，建议去医院就医。

陈淑娇：说到阑尾炎，老百姓都比较关心，因为西医对阑尾炎的治疗很多都是采用手术切除的方法，有一定的后遗症，如伤口感染、肠粘连等。其实阑尾炎早期用中医治疗效果是很好的，不良反应也少。中医称阑尾炎为肠痈，早在一千八百多年前张仲景在《金匮要略》中就专门记载有肠痈的诊断治疗。张仲景当时提出用大黄牡丹汤、薏苡附子败酱散治疗肠痈，特别是大黄牡丹汤成为后来治疗肠痈的经典方，临床每获良效。老师，您可否跟我们谈谈您在临床上是如何诊治阑尾炎的吗？

李灿东：就像你说的，阑尾炎过去叫肠痈，中医很早就对肠痈有了一定的认识，也有一些经典的治疗处方。大部分肠痈的患者在早期发现的时候经过中医治疗，效果是很好的，就不用做手术了。

阑尾炎在现代西医治疗方法中，手术治疗只是其中的一种，西医并不是都要切除阑尾的。对于单纯性阑尾炎，用消炎抗菌的药物进行治疗，效果也是很好的。当然，西医更倾向于一开始治疗的时候就采用手术切除，因为西医认为阑尾在进化过程中没有太大的作用，好像人不太需要这个器官。但是我总觉得任何一个器官保存下来，它总有一定的用处。西医认为把阑尾切除之后就实现了对阑尾炎的根治。如果没切除，尽管这次治好了，但有可能反复发作。阑尾炎有个特点，一般来说，发作时间短的时候手术比较好做，如果反反复复发作，变成慢性阑尾炎的时候，手术难度就比较大。因为反复发作，阑尾周围的网膜组织会慢慢移动过来将它包围起来，如果这时做手术，打开腹腔后，阑尾就不容易暴露，手术难度会增加很多，而且在手术过程中容易损伤到肠的黏膜引起肠粘连。因此如果阑尾炎疼痛超过 72 小时，我们一般不主张做急诊手术，因为它很难做。在前几年出现过开腹以后不能继续做下去的情况，因为阑尾被包裹成一团了。当然，阑尾被包裹成一团后，一般也不容易造成弥漫性的腹膜炎，危险也相对小一些，一般等阑尾炎好转 3 个月以后再开刀。也有人发现，如果不切除阑尾，它会形成慢性炎症，一直刺激机体，整个身体恢复会变慢。当然我的观点是如果时间太长，手术难度增加了很多，微创手术难度就更大了。

那中医如何治疗呢？除了一千八百年前张仲景提出的用大黄牡丹汤、薏苡附子败酱散治疗外，在 20 世纪 80 年代还有人提出用中西医结合的方法，不用开刀就能有很好的效果。但是如果阑尾已经化脓穿孔，我觉得可能还是手术处理更简单些，预后也更好些；如果穿孔了还进行保守治疗可能会得不偿失。如果能早期发现我们就保守治疗，特别对一些高考前或者高考时有什么事情，不能马上进行手术的患者，可以用保守治疗渡过难关，以后再考虑是否手术。因此早期发现很重要，大家要学会怎么辨别阑尾炎，尽早发现。阑尾炎在内科诊治时出现漏诊是很常见的事，因此除检体诊断和血常规检查外，最好要做 B 超等检查。

腹痛可能是我们日常生活中经常碰到的疼痛，我们可以结合前面讲的疼痛的性质做出一些判断。在现代医学中有个病名叫急腹症，它是一个急症，需要及时地处理治疗，有时甚需要外科解决。急腹症的病因很复杂，包括肠套叠、肠梗阻、胰腺炎、胆囊炎，还包括妇科的一些病，如宫外孕破裂、卵巢囊肿等。当肚子剧烈疼痛时，可以自己躺平摸一下肚子，如果是软的平的，那急腹症的可能性比较小；如果是硬邦邦的，按不了，而且按的时候很痛，这时候要注意排除急腹症。总的来说，如果腹部疼痛，按的时候感觉比较硬，或者某个部位有压痛，那最好去医院看一下。

王洋：上面我们主要讨论了身体前面部位的一些疼痛，很多人也有身体背面的疼痛。背面的疼痛主要有背痛和腰痛。老百姓经常说"腰酸背痛"，原因很多，可能是太过劳累，可能是腰背肌肉劳损，可能是感冒了，也可能是外伤所致，或者是内脏有病变反映在腰背部。老师，您可否跟我们谈谈您是如何辨识腰背部的疼痛的？

李灿东：背为阳，腹为阴。背部的疼痛有时候是前面内脏的问题反映到背上的，比如肺部的问题除了胸痛外还能表现出背痛，是肺的问题放射到背部。心脏痛的人疼痛能影响到背部，肝胆的问题也能影响到背部，当然这里也不排除有些人是背部的肌肉疼痛，也就是躯干方面的疼痛，不是内脏的疼痛。内脏的问题我们不在这里介绍。我们把背部躯干肌肉的疼痛叫作背痛，主要是肌肉、筋骨、躯干、经脉的疼痛。背部是阳经，因此背痛一般来说是感受了风寒湿邪，比如感冒的时候，感受了风寒湿邪，有时表现为背部疼痛、背酸楚。有些背痛是由虚引起的，比如气血不足，因为经脉失去濡养，所以会疼痛，例如一些久病的人，由于身体虚弱，长期卧床，也会觉得背部疼痛。因此，背部疼痛有虚证也有实证。总的来说，对于一个短期的背部疼痛，同时伴随有感冒症状，痛比较明显的，一般是感受寒邪或者寒湿之邪，感受热邪的人一般较少出现背部疼痛。另外一些虚证的人，如大家经常听到的骨质疏松患者，这些人可能会经常出现背痛、身痛，中医认为这可能是由精血、气血不足而产生的。

腰痛从某种意义上讲是背痛的一部分。腰痛主要是指从腰连到腰骶的这个部位疼痛，也就是腰臀部疼痛。中医有一个重要的概念叫"腰为肾之府"，腰是肾的府邸，因此腰酸腰痛经常是肾虚的一个表现。有些人的腰肌劳损、椎间盘突出从某种程度上说，跟肾也有关系。有些人除了肾虚以外，还兼有一些外邪阻滞，经络不通，多见于感受寒邪。

最后简单谈一下四肢关节的疼痛。我们通常讲的行痹、痛痹、着痹，有风、寒、湿的问题，主要表现出来的是肌肉、筋骨、关节、经脉受到外邪侵犯而产生的疼痛。行痹表现为游走性的疼痛，主要由风邪所致；痛痹表现为疼痛剧烈，主要由感受寒邪，寒凝经脉所致；着痹表现为疼痛重着，主要由湿邪所致。

问疼痛的内容比较多，大家需要知道疼痛的性质是有不同的，决定着我们疾病的性质；疼痛的部位不同和疾病的病位有关系。我们要把这两方面结合起来进行判断。

> 林雪娟：疼痛是临床上一个非常常见的症状，我们一开始谈到了疼痛的性质，不同性质的疼痛往往跟疾病的性质有一定的关系。接着我们也谈到了疼痛的部位，介绍了几个部位，如头部、胸部、背部、腰部等不同部位与病位之间的关系。我们老百姓经常说的"头痛医头，脚痛医脚"，是因为头痛在判断病位的时候起到了一定的作用。但是，正如老师所讲的，头痛的病位不一定在头，需结合疼痛的性质、病史进行分析，这点是我们教学中需要和学生强调的。

第三十四讲
头晕与心悸的辨识

陈淑娇：除了疼痛感之外，我们身体上还有一些其他的不适或难受，比如说头晕、胸闷，或者是某些地方有异样的感觉，我们把这些感觉归于身体某个部位的不适。其中很常见的是头晕。临床上有些人会说："医生，我头晕。"有些则会说："医生，我看东西会旋转，眼睛花，看不清。"甚至有些人会说："好像晕船那种感觉，头重脚轻根底浅。"这应该就是头晕和眩晕，二者应该是有区别的。

李灿东：对。这是晕与眩的区别。在讲晕眩的时候，有个相对比较专业的术语——眩晕。眩晕其实是两个症状，所谓眩就是目眩，就是眼睛看东西会花；晕就是头晕。因此眩晕就是头晕眼花，看东西有晕眩的感觉。症状轻的人眼睛闭起来症状会好一些，平常我们在坐车或坐船的时候经常看到晕车、晕船的人的眼睛是闭着的，很少头晕的人会眼睛睁得大大的到处看。症状严重的人在平时也会出现晕车、晕船的感觉，就是看东西会旋转或者是感觉自己在坐车、坐船一样，会晃，走路的时候会不稳，有的人晕得厉害时会恶心、想吐，有的人甚至会摔倒。

吴长汶：大多数人有头晕症状时，经常就会说是不是太"虚"了，或者是不是因为太疲劳了。对于眩晕的辨证，历史上也有"无虚不作眩"和"无痰不作眩"的说法。那么，眩晕的辨治原则是什么呢？

李灿东：头晕是临床上一个很常见的症状，如果出现这种症状，我们要对它进行分析、辨证。一般来说，头晕比较久的或病程比较长的，一般虚证比较多；头晕时间比较短的或者是新病头晕的，一般实证比较多。区分虚和实有时候很重

171

要。通常头晕的时候会想到，我老是头晕，会不会是虚呀？要不要补一补，吃点补的东西。我们民间的一些秘方很多是偏补的，但如果这个头晕是实证，比如感冒的头晕或者是火气大的头晕，这时候我们吃些补药或者是一些补的食物，可能病情会加重。因此，区别虚和实是很重要的。当然，还要分清它的寒和热。

我和大家简单介绍一下，临床上，或者是日常生活中比较常见的一些头晕的情况。第一种情况是患者觉得头晕，同时头痛、胀痛，而且有时候面色比较红。这种情况好比我们日常生活中，一个人血压升高的时候会出现满脸通红，有时候会觉得头晕、头胀、头痛，这多是由肝阳上亢所致，因此用些平肝潜阳的方法来治疗。第二种情况，如果出现头晕，同时伴有头痛、头胀，而且头痛很剧烈，头痛欲裂，头痛好像快爆炸一样，有的人还伴有面红、急躁易怒、口干、口苦，这一般见于肝火比较旺的人。它跟刚才讲的肝阳上亢有些类似的地方，也有区别。肝火上炎可能火气更大，因此表现出来的"火"的症状更明显。我们常说的带状疱疹，通常长在腰部，也有一部分患者是长在头上的，沿着头部的三叉神经分布，这种患者会出现头晕、头痛，头痛很厉害，有种烧灼感，有的甚至表现为头痛像要裂开一样，这往往是肝火比较炽盛引起的。

还有一种情况是头晕的同时，有种沉重或者昏蒙的感觉，这在前面讲过，叫头重如裹，就像戴了顶帽子，或绑了条布带。一般来说，这是因为痰湿阻滞，阳气不能上升，产生了头晕，因此我们采用化痰、通阳这两种方法治疗。像这种情况，如果简单地去补的话，会越补越糟糕。这几种情况是我们经常见到的实证引起的头晕。

当然还有一些因为虚证引起的头晕。头晕发生的时间很长，伴随有空虚的感觉，脸色看上去很差，没什么血色。一般来说这是由血虚引起的头晕。我们之前介绍的望诊中的望面色，面色苍白无华就是血虚的表现，这种患者如果出现头晕，是因为血虚。也有一些患者有慢性的头晕，或者劳累以后发作或加剧，这是气虚引起的头晕。如果同时有脸色不好看，劳累以后加剧的，这是气血两虚引起的，因此是虚证。

在日常生活中，中医对头晕有几个食疗的方法或偏方，大家遇到类似情况可以参考一下。有味中药——鱼首石，是黄瓜鱼鱼头里的那块石头，在鱼游的时候起平衡的作用。作为药物来讲，它能够治疗头晕，我们通常用15～20g的鱼首石来炖鸭头，鱼首石单纯煎汤没有什么味道，这是一个治疗头晕的偏方。再有一味药就是天麻，它是治疗头晕很好的药物，主要用来治疗风痰引起的头晕。患者有头晕目眩、头重昏蒙的感觉，身体一般比较胖，从辨证来讲这是属于痰湿阻滞引起的头晕。我们可以用10～15g天麻加50g瘦肉进行食疗，这是民间一个比较容易做到的、比较安全的治疗头晕的偏方。当然，如果头晕是由感冒引起的，用以上这两种方法就不合适了。

> 王淼：老师，有些民间单方药膳因为来源方便简单、疗效显著很受大家喜欢，刚才您介绍的鱼首石炖鸭头，是不是适用于所有的头晕患者呢？

李灿东：这个食疗方是针对"病症"的，就是说基本适用于各类的头晕，晕船、晕车比较明显的人，用此药膳也是有效果的，对于气血虚的患者也可以起到调理的作用。

> 俞洁：胸部感觉异常，有一种就是胸闷，好比一个长时间没有运动的人，突然跑了1000米的那种感觉，胸口憋，好像有一个石头压着。在心内科，冠心病的患者经常会描述：晚上睡觉时胸口闷，被憋醒，或者有时到商场买东西，天气热或者人很多时也会出现。老师，我们怎么去阐释胸闷的原因呢？

李灿东：胸闷就是自己感觉胸部有种闷塞、满闷的感觉。胸闷和胸痛实际上经常同时出现，如果胸闷主要以闷塞感为主，一般是由气滞引起的；如果胸闷又有咳嗽，痰很多，那可能是由于痰湿阻滞；如果胸闷的同时又有刺痛，可能是气滞伴血瘀。因此这些问题我们要结合起来考虑。

另外，胸部感觉异常还有一个是心悸，接下来我们来详细谈一谈心悸。首先要明白的是什么叫心悸。心悸，通常情况下就是患者自己感觉到心跳不安，心慌的感觉。患者自己会觉得心跳不安，但是外人往往是看不清、感觉不到的，是患者本身的一种感觉。

不同地方对心悸的表述不太一样，比如说在福州地区心跳不安就是心悸；在闽南地区如福建的泉州，心悸一般就叫"心窝头砰砰锤"；厦门地区的话就叫"心满满地疼"。也有一些患者说"我觉得心跳"，我就开玩笑地说，心脏当然在跳，心不跳就是一个生命要结束了。因此有时患者自己说心跳或者心慌，其实就是心悸。作为病历书写，不能把心悸写成心跳，有时会引起歧义。

心悸比较常见，每个人，特别是成年人，或多或少都有过这样的感觉。当然，更多的时候它是发生在一些疾病过程中的。首先要明白有多久了，是从什么时候开始的。比如说是从昨天开始的，还是很长时间都有这种感觉。其次就是要了解是偶尔发生的还是持续反复发生的，这对于我们判断身体健康状态和了解疾病有很大的意义。

> 陈淑娇：老师，您刚才介绍了什么是心悸，不同地方有不同的说法。中医一般把心悸分成惊悸和怔忡两种，老师能否介绍一下临床上这两种表现有什么不同吗？

李灿东：中医把心悸分成两种：一种叫作惊悸，一种叫作怔忡。什么叫作惊悸呢？就是因惊而悸，受惊了以后心会觉得怦怦跳，就是心悸。打个比方说有时候我们全神贯注地看书或者做事情，背后突然间被拍了一下，会觉得吓一跳，心脏怦怦怦，然后说："哎呀！我都快被你吓死了。"偶尔因为受惊感觉到心悸，这属于正常现象。但是如果变成非常容易受惊，比如有一点小小的声音，如有人咳嗽一下，你也会"啊呀"地叫；或者有时候开门"咿咿呀呀"的声音，别人都好好的，就你一个人"啊呀"被吓到了，这种情况就可能是病态的。虽然没有一个准确的度，没有办法规定得喊多大声被吓到才叫心悸，但是我们要有这种概念：偶尔发生的心悸是对外界刺激的一种反应，不是病态；经常反反复复发生的心跳加速，那就是病态。这是我讲的第一种情况，叫惊悸。一般来说惊悸是病情比较轻的，如果更严重一点，就会变成心跳得很剧烈，有时候就形容说好像心都快蹦出来了，感觉好像上到心胸下到肚脐都在跳，"怦怦怦"，悸动不安，这叫怔忡。怔忡是心悸的一种比较严重的症状。如果感觉到心跳得特别厉害，好像上跳到了胸脯，下窜到了肚脐，我们就称它为怔忡。

> 林雪娟：中医说"以形养形"，例如腰疼吃猪腰，头晕吃猪脑，关于心悸，闽北地区的民间经常有一个偏方就是猪心炖人参，据说有比较好的疗效。这个药膳适合推荐给大多数人吗？

李灿东：关于这个问题，首先我们要明白引起心悸的原因有哪些。前面跟大家讲过心悸发生在心胸部位，一般它的病位都是在心，跟心有关系。注意观察一下，有些人感到心悸的同时，身体感觉比较虚弱，比较没力气，气短，或者说老是冒虚汗，这种情况下的心悸一般是由心气虚引起的。对于这种心悸，药膳猪心加点西洋参有效。西洋参放多少呢？3g左右。西洋参炖猪心，喝汤吃肉，作为一种药膳，可以改善心悸情况，效果还是很明显的。但是也有一些心悸的人，除了感觉到身体的疲劳，没有力气以外，还有一个非常典型的特点就是受凉或者冷的时候，比如冬天时会发作，一般来说这是由心阳虚引起的。它和心气虚的区别就在于它有明显的怕冷或者是寒冷的特征，这叫心阳虚证。心阳虚能不能吃西洋参炖猪心呢？也可以吃一点，但是西洋参性味偏凉，因此这时候如果换成红参炖猪心可能效果更好，也可以加几个大枣，根据个人的体质和口感来调和一下。

> 朱龙：老师，心气虚或者是阳气不足都有可能出现心悸，有些人除了心悸外往往伴随着睡不着觉，有些人是合并心里害怕睡不着觉，有些人是合并心烦睡不着觉。在辨证和日常药膳调理方面我们要注意哪些事项呢？

李灿东：心悸睡不着觉有两种可能性，一种是因为心血虚，这个人老是觉得心悸，而且整个气色不好，面色淡白，它表现出因为心悸不易入睡，也有失眠的一些表现，一般是由心血虚引起的。还有一些因为害怕，心慌睡不着觉，这是由于心胆气虚，就是胆虚气怯。中医认为胆主决断，与人的勇怯有关系，有的人胆子小，心胆气虚，胆虚气怯，就害怕得睡不着觉。

除了这些以外，心悸有时候还会伴随出现心烦，手足心老是觉得很烦很热，时间比较长。这种心悸一般来说是因为心阴虚。我们之前讲过阴虚虚热，手心脚心热，还有心烦都是阴虚虚热的表现。这样的状况我们可以用一味叫作麦冬的中药，麦冬炖猪心就是比较好的一种滋阴药膳。中医有吃心补心的理论，但现在有些人认为吃动物内脏对人体健康可能不是很好，但是我个人认为一些虚损的患者可以适当用一些动物内脏。动物内脏叫血肉有形之品，可以起到一定滋补的作用。

> 王洋：中医常说取类比象，食疗时常用"以脏养脏"，那心悸时常用的动物的心，是单纯指猪心吗？那其他动物的心，比如说鸭心、鸡心也可以吗？

李灿东：这个问题你提得很好。一般情况下鸡心、鸭心也可以，但是我们平常用鸭心可能会多一点。这可能跟鸭心稍微大一点点有关，而且鸭子性比较平、比较凉，而鸡肉有些人群可能不适合。为什么呢？过去我们食物比较单一，南方这边肉食以猪肉为主，北方以羊、牛肉为主，应该也是同样的一个道理。这里要注意的一个问题是什么呢？从中医来讲猪肉的药性相对比较平和，而羊肉比较温，如果阴虚有虚火的人用羊肉，可能就会稍微偏热一点，鸡肉也是比较温的，因此大家要根据具体情况综合考虑。

> 闵莉：老师，中药治疗也好，食疗药膳也好，我们一直强调要辨证施治，因人而异，要根据实际情况，寒热虚实不同而干预。但是老百姓总是有"人参杀人无过，大黄治病无功"的心理，喜欢吃补药。我们在日常进行健康管理时要注意哪些事项呢？

李灿东：我们刚才探讨的这些可能更多地讲的是虚证。"虚则补之，实则泻之"，实证就不能用补的方法。大家可能会发现，有些人身体状态看上去整体还不错，就是身体比较肥胖，可能生活条件比较好，但是他老觉得心悸，俗话说的是胸闷，觉得好像闷得很厉害。给大家举个例子，我有个朋友，他40岁左右，有一段时间胸闷发作得非常严重，闷到透不过气，并有心痛，自己感觉到心脏快要停了，严重的时候他说自己感觉快死了，他就是这么描述的。有时候他一个人开车到外面，发作的时候他就停下来，坐在路边。按照他的话说，怕万一在车里面出事了，人家以为他睡着了不救他，如果他坐在路边倒下去，可能还有人救他。他当时就找了很多医生看病，因为他总感觉自己身体比较虚，医生听他说虚，家里经济条件又比较好，因此基本上给他开补药。越吃补药他就越觉得难受，最后发展到很严重的地步，他自己感觉已经有点绝望了，说年纪轻轻的就这样。他找我看病的时候，我说一定不能再吃补药了。为什么呢？因为他这个是属于痰阻导致气滞，气滞不通，痰和气互相影响。我们不是说过肥人多痰吗？胖的人一般痰比较多，这是一种无形之痰。生活条件好的人吃那些膏粱厚味，好东西吃太多了，消化不掉，就会造成堵塞。堵塞不是虚，如果按虚的方法去治疗或者说给他吃很多的补药，可能症状就会更严重。因此我给他开了一个方，就是用理气化痰的方法，吃完药后两三天，他就感觉好像整个变了一个人，和我再次见面的时候，还哼着歌，整个状态有很好的改善。这种情况的心悸我们称之为气滞痰阻，要从痰从气来理解，这是一种实证。还有一种情况，就是我们会碰到有些人心悸的时候，他会感觉到心痛或者是胸痛，有时候心悸和心痛同时发生，经常反复出现。再注意观察一下，这个人的脸色比较暗，比较黑，甚至脸上还有一些斑点，那就是血瘀，类似西医说的冠心病。这类患者是血瘀心悸，这种情况含丹参滴丸他就会感觉到缓解一些。这种患者经常是晚上心悸比较明显，因此如果心脏有问题，可以准备一点丹参滴丸，或者救心丹，含一下，人就舒服了。我们要做好患者的心理疏导，引导他们按照辨证结果进行个性化治疗，不要犯"虚虚实实"之误。

王森：您提到这个丹参滴丸，其实我们也很关心这个丹参滴丸，它的主要成分是什么？为什么会有这么好的作用呢？

李灿东：丹参滴丸现在是应用比较广泛的治疗心脏病的药，最主要的成分就是丹参。丹参是我们这几十年研究最多的活血化瘀药，可以根据自身不同的特点，运用中医的理论适当进行配伍。对于血瘀的患者，丹参可以起到活血化瘀的作用，还有一定的应急救急的作用。

如果一个患者出现心悸，同时还有脚肿、脸浮肿，这叫作阳虚水泛。阳虚了，水就泛滥，就影响到心，叫作水气凌心，用现在的话说，就是充血性心力衰竭。患者出现这种心悸，往往有心脏病病史，这是另一种情况。对于这种患者，我建议大家可以用现代医学的检查手段，特别推荐心电图检查。有人说我发作的时候不在医院，不方便去检查，去检查的时候又没有发作，发作了也查不出来，这种情况我建议做动态心电图检查，比较方便，费用也不是特别高。如果发现问题，应该及时诊断治疗，排除一些心脏的器质性病变，我们通过辨证给予很好的调理，往往可以达到非常好的效果。如果出现一些明显的器质性病变特征，从我的中医临床经验来看，我感觉治疗效果不是很好。

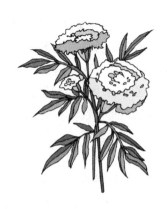

第三十五讲
胀闷的辨识

　　林雪娟：平时容易生气的女性会发现，在月经期前后经常会有一个胀闷的症状，或者在乳房，或者在上腹部，或者在身体的两侧，或者是"肝区"，或者在下腹部。而这些部位恰好就是十二经脉中肝经经过的地方。"肝主疏泄，调畅一身之气机"，那不同部位的胀闷与脏腑之间的关系如何呢？

　　李灿东：胀闷发生的最常见的部位是胸部和两胁，还有胃脘部和腹部。发生胀闷的部位不同，名称上也有一定的区别。当然不仅是名称，它表现出来的特征和症状也有不同。胸部的胀闷我们一般称之为胸闷，很少叫它胸胀，而两胁的胀闷我们一般叫它胁胀。胃脘，就是上腹部的脘腹这个部位的胀闷叫脘痞。肚子这个地方胀闷一般叫腹胀。根据部位的不同，我们有些习惯叫法，这里边也有一定的内涵。

　　第一个谈的是胸闷，它是一个很常见的症状，就是患者自己感觉到胸部堵塞，这是他自己感受到的一种感觉。通常情况下，胸闷的表现并不是很明显。当然也有一些人由于长期疾病引起胸廓变形，这种情况也会引起胸闷。胸闷主要和心肺的病变有关系，因为心肺居于胸中。引起胸闷的最主要的原因是气不通畅，气机不畅，产生一种堵塞的感觉，而导致气不通畅的原因又有很多。因此，把前面讲的这一段话梳理一下，可以这么理解，就是由于各种原因导致的心肺或者胸部气机不畅而产生的这种自觉症状，叫作胸闷。

　　气机不畅是个病机，它可以由很多原因引起。简单地说，偶尔感到胸闷不是病态，比如偶尔气压比较低，天气比较闷，我们也会有胸闷透不过气的这种感觉。但是今天所讲的胸闷，是经常地感觉到胸闷，这是一种病态的表现，是由气机不畅引起的，但它也有寒热虚实的不同。如果患者伴有心悸气短，没有力气，

178

没什么精神，状态不佳，这是心气虚的表现。因为气虚就好比力量不足，气不够，就会导致运行不畅，就像汽车，汽车要运行需要动力，动力不够会导致气的阻滞，这两个环节是相辅相成的。如果有以上这些情况，同时兼有冬天怕冷，这就是心阳虚，这其实和我们前面讨论的心悸道理是一样的。

> 陈淑娇：气滞，通俗一些就是气不通。气滞可以是实证也可以是虚证，好比马路上如果车很多，堵住了就是实证；车不多但是没有油也会堵住，这是虚证。这两种情况都会产生气不通、气滞，是这样吗？

李灿东：说得很对。还有一种情况就是胸闷往往会伴随咳嗽、气喘、痰多，像一些慢性支气管炎，老年人的"老慢支"，这些病往往是先咳嗽，过一段时间后发现有胸闷，很严重时也会出现胸廓的变形，西医称之为肺气肿。所谓肺气肿就是长期的慢性咳嗽，支气管堵塞，通气功能不好，气出不去，肺慢慢膨胀，整个胸廓就变形了。本来我们的胸是扁的，一般就是前后径比较小，左右径比较大。胸廓变形了，气可以吸进来，但呼出去很困难，因此慢慢就会胀。怎么胀呢？就是肋骨举上来了。正常情况下，肋骨是斜向下的，它举上来后胸廓就变圆了。西医有一个名词叫"桶状胸"，胸变得像水桶一样，这种情况经常也会有胸闷的症状。我刚才说的胸闷加上咳嗽、气喘、痰很多，一般是痰饮停肺的一种表现。至于什么叫痰饮，在后面辨证的时候我们会具体说。这个胸闷跟我们现代医学讲的肺气肿或者慢性支气管炎所出现的症状是比较相似的。

气虚、阳虚属于虚证，痰饮停肺是实证。为什么每一个症状都要分辨寒热虚实呢？实际上中医对人体状态的把握，非常重要的内容就是判断阴阳。《黄帝内经》里有一句话："善诊者，察色按脉，先别阴阳。"阴阳的判断是一个重要的方向性的问题，体现的就是寒热虚实。寒是阴的，热是阳的，虚是阴的，实是阳的。我们日常生活中怎么去养生保健呢？其中一个前提就是分清寒热虚实。我们前面给大家介绍中医治病的原则叫作"寒者热之，热者寒之，虚则补之，实则泻之"，如果我们在日常生活中不知道寒热虚实，那干预调整就是盲目的，就有可能变成雪上加霜或者火上浇油。本来该用凉的用了热的方法，该用热的用了凉的方法，这对机体的健康没有好处，反而会造成伤害。因此所有的方面我们都要区别寒热虚实，这也是中医很重要的一个特点，是中医的灵魂。有些胸闷、气喘的人出现高热，我们称之为壮热，兼有气促、咳嗽，痰很多很黄，叫痰热壅肺。讲到胸闷，我还想给大家讲一个例子。30多年前，我刚刚参加工作的时候，有位患者找我看病，当时他是 29 岁，我问他哪里难受，他说他就是感觉到胸闷。他原话还不是胸闷，而是说胸部堵堵的，好像很不舒服。我问他还有什么其他症状，他说没有，就是胸闷，感觉胸部堵堵的，透不过气来。我当时详细询问他的病情，问完之后发现只有胸闷这个症状，然后我看了他的舌头，把了脉，脉是弦的，舌象是基本正常的。我也用听诊器听了他的心肺情况，没有听到杂音或啰音。当时我比较年轻，没太在意，没有再仔细诊察，就说给他开一点中药。他问我："医生，我这是什么问题？"我说："你这个是胸部的气滞。"这个人说："我能不能去做一个透视？"30 多年前，那时候条件还不是很好，不像现在，那时候最常见的检查是 X 线透视。我心里其实还有些想法：我都和你说了，你还不相信我，还要做透视。但是既然患者提出了要求，我就给他开了一个单子，让他去透视。透完以后，他把报告单给我，把我给吓了一跳。为什么呢？因为这个报告单提示患者有 60%～70% 的气胸。

在我们的胸部，肺和胸廓之间有两层膜，气胸其实就是各种原因导致的空气跑到这个膜中。胸腔里面是负压，空气跑进去后就把肺部压缩了，肺部被压缩后，就没有通气的功能，整个胸腔里面都是空气，这是比较严重、危险的一种情况，绝大部分的气胸都是很严重的。初次遇到这种情况我也吓了一跳，因为当时我确实没有什么经验。我就建议患者住院，患者说他自己没什么症状，也没什么难受，开点药就可以了，没必要住院。他问我是什么病，我说是气胸。气胸在中医怎么治呢？在中医它属于气滞，因此我给他开了 3 剂中药。3 天以后这个患者再找我看病，第一句话就是："医生，我吃了你的药好了很多！"我当然很高兴，我说你再去透视检查一下，结果胸片显示气胸变成 70%～80%，比原来还严重。我跟他说还是住院吧，情况不是太好。他说自己已经好很多了，坚持不肯住院，让我再给他开中药。我又给他开了 3 剂中药，拿回去吃。3 天后他又来了，他跟我说这一次吃了药好像没有什么太大的效果。我心里很害怕，因为第一次感觉好了很多，可气胸反而更严重了。这次没有改善，我想可能比较麻烦。透视之后发现气胸是 20%～30%，很明显空气被吸收了，最后他的病就好了。通过这个例子我想表达什么意思呢？第一点就是现代一些仪器设备的检查可以帮助我们延伸传统四诊的诊察范围，我一直觉得中医要借鉴现代医学，不能认为中医绝对什么都行，这对患者是不负责任的。因此，我建议如果遇到这种情况可以适当进行一些检查，合理地应用现代仪器。第二点，我想说的是中医和西医对疾病的认识有区别。有些在中医看来是疾病的状态，在西医看来可能查不出问题来，检查发现各方面指标都是正常的，但是患者觉得难受。我不舒服找你看病，我告诉你哪里不舒服，你却说我没病，这是认识上的一种差别。也有时候西医诊察出来有病，而患者没有明显的症状，中医没有足够的资料去判断，因此这时就需要中医师仔细地辨证，同时也要注意借助现代仪器设备的检查。第三点，我想说医生是一个很特殊的职业，对于医生来说认真细致是很重要的。我当时也对他进行了一些检查，对患者用听诊器进行了听诊，但是我没有叫患者把衣服脱掉去视触叩听。脱掉衣服有时候可以帮助我们更好地诊病，但是由于当时天气冷，我没有这样做，只听了下肺部，没听到啰音，就认为肺部没有什么大问题，这样就造成了漏诊或误诊。还有一点，我要和大家讲的，就是作为一个医生，知识积累也是非常重要的。其实这件事情发生后，我受到了非常大的教育。因为当年上学的时候，我们没有专门学习过气胸这一概念，后来我回到宿舍翻开书，就发现书上写得很清楚，不明原因的胸闷、气促要考虑到气胸的可能。最后想和大家说的是，对于西医来说，有些疾病可能需要一些特殊治疗，像气胸，西医认为气排出来要借助外科的一些手段，但这位患者用中医治疗好了，虽然也可能不完全是中药的作用。这个例子对于我们医生来说是一种启发。

> 朱龙：气滞不通，还常引起胁胀，胁是指身体的两侧。胁胀往往和胁痛连在一起，经常和情绪波动有关，属于肝经病变，门诊经常会让胁胀的人泡一些玫瑰花或者佛手之类的花茶，有助于改善症状。老师，请您再给我们介绍一下胁胀的特点。

李灿东：胁胀也要辨寒热虚实。若胁胀的同时有胁痛，痛和胀同时存在，我们称之为胁肋胀痛。有些人可能只有胀没有痛，胀就喜欢叹气，觉得叹完气更舒服，叹气的专业术语叫作太息。闻诊的时候和大家讲过太息，喜欢太息叫作喜太息。这种人比较容易激动，易怒，动不动就容易生气，或者是闷闷不乐，可能和人的精神因素有很大的关系，因为各种原因导致心情不舒畅，这种情况一般是肝气郁结，它的显著特征就是和精神因素有关，尤其是女性患者在更年期时表现得更明显。有些人可能还同时出现乳房胀痛或者是月经来时乳房胀痛，两胁部胀闷，做检查可能发现有乳腺结节、小叶增生，它的表现特征就是爱生气。喜太息一般是由气结引起的。有时候治疗比较困难，药物是一方面，像柴胡疏肝散，但是单纯的药物治疗效果往往不太好，需要患者配合调整情绪。如果出现这种情况，建议大家要自己调整情绪。我碰到很多患者胁胀，喜太息，乳房胀痛，治疗效果很好，但是也有一些人效果不太好。有个典型的患者，年龄比较大，50多岁的女同志，治疗效果不明显。我说她好像整个人情绪不太好，整天闷闷不乐。

她说："医生，你不知道，我那老头嫌弃我。"可能是性格上不和，先生老是对太太不满意，使得她整天心情不好，俗话说清官难断家务事，但是作为医生，我们希望她能调整好自己的情绪，不要太计较，因为这是一个前提，如果这个问题不解决，我觉得这个患者是很难治好的。日常生活中我们希望大家不要给自己太多压力，有些人会觉得自己是不是得了癌症，要意识到这个病和精神状态有一定的关系，精神调节不能强作笑脸，心情舒畅不是靠装出来的。当然家里如果有这种情况，还是要互相谅解，减少情志因素的刺激，这对身体健康是很重要的。

> 俞洁：中医常说"百病皆生于气"，我们既往的研究也证实"女子多郁"，由心情郁闷导致的疾病很多，例如功能性胃肠疾病、功能性心脏疾病，尤其女性受情志方面的影响更常见，这些疾病的病根就是在情志上，我们要让自己的心情开朗，不要生气。

李灿东：说得很好！从某种意义上来说，精神方面的调节比吃药更重要。"百病皆生于气"中的"气"，并不是完全指生气的气，这个气主要是指气机，气的升降出入。气对人体功能状态的影响是很大的，气的运行通畅和人的精神因素有很大的关系，怒则气上。胁胀是很常见的一种情况。还有一种情况是黄疸。有些人胁胀可能会有胀痛，同时可能会出现黄疸。黄疸在讲望诊的时候跟大家介绍过，目黄、身黄、尿黄，即眼睛的白睛是黄的，皮肤是黄的，小便是黄的，这就是黄疸。有些人黄疸出现胁痛、口苦、舌苔黄腻，一般是由肝胆湿热引起的。有些慢性胆囊炎、胆结石的患者就会出现这种情况。胆囊炎的胁胀一般是在右侧，这种患者还会有厌食油腻、口苦等症状，需要寻找医生的帮助，必要的时候做一些检查。肝胆湿热引起的毛病，中医药治疗的效果还是很好的。过去经常听说的一个病叫急性黄疸型肝炎，是指患者有胁胀、胁痛、黄疸、厌食、疲劳等症状，中医治疗有很好的效果，可以用茵陈等清利湿热的药物，同时这种患者要注意饮食不要太油腻。有个方法可以简单地判断是否有胆囊炎，如果发现这种胁胀的情况，可以用自己的手在肋弓和腹直肌交界处按一下，肋弓就是肋骨的下沿，如果有明显的压痛感，或者深呼吸时屏气按压有疼痛，胆囊炎的可能性就比较大。当然究竟是不是胆囊炎还是要经过进一步的检查和诊断的。还有另一种情况就是有些患者出现两胁痛胀，由咳嗽牵引引起胸部痛，这是由悬饮引起的，相当于现在所说的胸腔积液，当然也是要经过检查确诊。总之胁胀也是比较常见的一种情况。

陈淑娇：还有一种胃脘部的胀闷叫脘痞。脘痞其实就是胃胀。脘，又称胃脘，就是上腹部；痞，指痞塞不通。脘痞，是指胃脘部胀闷不舒服，感觉有东西堵在那里，但是做检查没有发现器质性病变的情况。中医治疗胃脘部不适效果较好。老师，脘痞的中医辨治我们还需要注意哪些呢？

李灿东：上腹部，就是胃脘，它的位置是肋骨下面，中间凹下去的整个上腹部。脘痞的痞塞不通因为是无形的，所以一般是功能性的问题，而非器质性问题，从某种意义上来说和气滞有关，一定程度上和精神因素也有关系。这里主要和大家介绍脘痞的几种情况。第一种是患者觉得脘痞，伴有烧心的感觉，还有明显的饥不欲食，就是饿了但是不想吃东西，或者吃了不舒服，这种情况是胃阴虚的典型症状。第二种情况是脘痞时食少、便溏，这是脾虚的症状。第三种情况是脘痞发生在暴饮暴食之后，通常伴有嗳腐吞酸，打出来的嗝有种酸腐的气味，这是食积。食积理论上是由于暴饮暴食导致食物停滞在胃里。有的吃完以后几个小时，胃已经排空了，去检查发现胃里没有什么东西，但是患者还是觉得脘痞，这在中医来说还是属于食积。中医治疗脘痞效果还是比较好的，我个人推荐神曲10g泡开水当茶喝，效果非常好，现在也有一些中成药，如保济丸也可以吃一点。还有一种情况就是脘痞的同时吃不下饭，有呕吐感，舌苔比较腻，这一般是由湿邪困脾引起的。

闵莉：腹胀和脘痞都有胀满不通的表现，"脏寒生满病"，那腹胀是否都是受寒所致的呢？

李灿东：腹胀可以单独出现，也可能和我们谈过的腹痛相兼出现。腹胀也有寒热虚实的区别。寒证表现可能有吐清水，伴有冷痛。短时间内腹胀有可能是着凉或者吃多了凉的东西。热证的腹胀常常是由大便秘结不通引起的，摸肚子还会感觉到一粒一粒的，这就是热胀，兼有面红口渴的症状。虚证比较常见的是脾虚运化无力，东西停留在肚子里，气血不通，产生气滞，导致腹胀。脾虚的症状有纳少、便溏或泄泻。有些人还会因为气虚引起阳虚，就是脾阳虚。还有一些患者出现肚子胀，经常嗳气，嗳气就是打嗝，这是气滞的表现，是实证。

中医的辨证，除了对主症的辨明以外，还强调辨兼症，综合其他兼症的判断才是更可靠的，单纯的一个症状辨起来很困难，因此判断腹胀最可靠的还是结合其他兼症。除了这四大类，有的腹胀患者有时候会吐水，或者肚子辘辘叫，这一般是由痰饮引起的。还有一种现象在过去比较常见，现在很少见的，就是小孩子肚子胀得很大，面黄肌瘦，饮食不正常，发结如麦穗，这一般是疳积，是由寄生虫引起小孩子长期消化不良、脾胃虚弱造成的营养不良的表现。现在卫生条件、生活条件好了，大家体质增强之后，疳积较少见了。

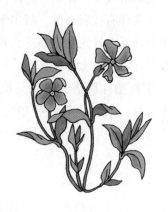

第三十六讲
其他身体不适的辨识

王洋：身重是指身体沉重，如负重物的感觉，属于患者的一种自觉症状，临床上此症多与湿邪相关，或由肺、脾、肾功能失调，水湿停滞于肌肤、骨节所致。然初习中医者常常一见身重便将其病因归咎于湿，其实身重的病因除湿邪之外，寒、热亦可导致，《伤寒杂病论》中已有较为详细的叙述，并因此而出现"活动不利""难以转侧"等伴随症状，临床上我们沿海地区的感冒也多见身重的症状。我们知道身体躯干及四肢大关节维系着我们的日常生活与运动，常见的身体四肢、躯干不适的感觉，除了身重之外，还有身痒、麻木、拘挛、乏力等等，临床上该如何一一辨识呢？

李灿东：身重，就是身体局部如手、脚、头部的自觉沉重感，主要和水湿泛滥有关。身重要注意和水肿相鉴别。水肿一般是水湿为患。水更接近液体，湿则类似于水蒸气，是介于液态和气态之间的一种状态，会充斥弥漫到全身，二者有严格意义上的区别。水肿可能是水湿或者水停的一种表现，身重是水肿经常伴随的一种症状。判断水肿除了患者自诉的水肿以外，很重要一个体征就是脚肿，医生按压患者胫骨前缘出现凹陷，有的人的水肿看起来不明显，但是在袜子勒痕处，多压几下，就会发现不太明显的凹陷印记，这一般是湿气较盛的表现。身重还有一个原因是虚，主要是气虚。气虚身体无力，就会出现沉重感；气虚不能运化水湿，也会出现沉重感，疾病后期出现身重也可能是由气虚引起的。

身痒指的是身体瘙痒，风疹、湿疹、荨麻疹、癣、疥疮或者其他皮肤病均会出现身痒。这里所说的不是具体的某种疾病产生的痒，而是常见的一种症状。从某种意义上说"肺主皮毛"，身痒和肺的关系比较密切，但是从外邪上来说，痒和"风"有关，因为风性主痒，中医认为，不管哪种痒均和"风"有关系。导致"风"的原因首先是"外风"，因为风善行而数变；其次是"血虚"，因为血

185

虚易生风。老人家到了冬天皮肤很痒，抓挠时皮肤一整片都脱落，皮屑很多，大部分是血虚化燥生风所致，当然也有可能是由寒邪或者干燥引起的。第三种常见的原因是"湿"，比如湿疹就是风和湿一起的，痒的同时出疹子或流脓。除了身体表面的痒，还有一些是无法说出具体部位的"痒"，这也是"风"引起的。一般来说皮肤瘙痒的人，饮食上要注意，要避免接含过敏原的食物，如螃蟹、虾等异种蛋白，或适当注意民间所说的花生、南瓜等，但这也并非绝对的。

麻木就是四肢或皮肤会麻痹，自觉皮下有东西爬而感觉异常的一种症状，有时候表现在皮肤表面，有时候表现在手或脚，属于比较常见的症状。比如，我们蹲久了，起来之后会感到麻，那都是正常的症状。一般情况下，麻木的症状别人是看不出来的。我在这里跟大家讲的"麻"是属于病态的麻木，是没有外在压迫，但还是会感觉到麻木的一种症状，并非是手或者脚长期保持一个固定姿势或是受到压迫而引起的麻木。麻也有虚实之分，如血虚、气虚、阴虚、阳虚等虚证，或者如风寒、血瘀、气机阻滞等实证，均有可能产生麻木。它们会有一个共同的病机，就是肌肤、经脉失去正常的濡养，没有足够的养分。实证是因为堵住了，气血运不过去，肌肤经脉失养；虚证则是气血濡养不足，肌肤经脉失养。下面介绍生活中常见的两种麻木的症状，以便大家在生活中能够更好地判断。第一种是面瘫：自觉脸麻不能动，发现口角歪斜，民间说法则是被风吹歪了，一般是因风痰或风邪阻络，是"风"引起的一种症状。第二种常见的是中风，就是半身不遂，脸也会麻。当然以上二者的区别就是面瘫的全身症状比较轻，除了脸歪以外，无其他症状，而中风常有脸歪伴随神志昏迷、半身不遂等全身症状。提醒大家：脸麻有时候也是中风的先兆。假设家里有人发现半边脸麻，对着镜子吹气，气往一边歪，抬起头睁开眼睛发现两边额纹不对称，那就有可能是"中风"，需要引起足够的重视。

> 吴长汶：麻，这个字很有意思，病字旁里两个木，木无法舒展被困住了，就产生麻了，肌肤失去了知觉，没有了疼痛与瘙痒的感觉。麻木在《黄帝内经》及《金匮要略》中均有记载，被称作"不仁"，隶属于"痹""中风"等病的范畴。《素问病机气宜保命集》始有"麻木"症名的记载。糖尿病和颈椎病的患者常常会出现手或者脚麻的症状，发生在四肢上的麻木被称为四肢麻木。那么四肢麻木和您刚才说的面麻在机制上是一样的吗？有时候我发现麻木也会和拘挛并见，如有的患者会出现右手拇指区域突然麻木，手腕处活动不利，伴有拘挛感，临床上该如何认识这些情况呢？

李灿东：四肢麻木也是很常见的症状。四肢麻木，不一定是四肢同时麻木，有时麻仅限于一侧，四肢活动是正常的，不伴有瘫痪，像一些关节痛伴见的麻木，诸如冷痛等，多半是因气血运行不畅引起的麻痹痛。若是能将经脉疏通则可以缓解和治疗麻木，中医针灸的方法在缓解麻木上可以取得很好的效果，但是其运用的是整体观念，不一定是哪里麻扎哪里。还有一种情况：麻木伴见肢体活动不正常，即肌肉萎缩而无力，这可能是由脾胃虚导致的，因为脾主四肢肌肉。总之，"麻"主要是因为不通，原因有很多。

"拘挛"就是我们说的抽筋。比如去游泳或爬山，经常出现抽筋的现象，这就是"拘挛"，病位在"经"和"络"，和肝脾关系密切。偶尔出现的"拘挛"一般来说不属于病态。寒会凝，会使筋脉收引，因此天气冷的时候也是比较容易抽筋的。阳虚则寒气凝滞，阳气比较虚的体质，这种情况下受环境的影响会比较明显，热敷可以缓解局部症状。还有一种情况是气血亏虚而导致筋脉失养出现的拘挛。也有一些半夜出现的腿部抽筋，搓揉能够稍微缓解，或是疼痛时请人帮助你按住另外一侧的相同部位，不要去按患侧，效果会更好，大家可以尝试一下。

还有一种情况就是四肢乏力的症状。若是因身体劳累而没有力气，不爱动，这在我看来是正常的。有些患者经常感到无力，不想动或是疲乏，多是气血亏虚或是湿邪困脾引起气血不能正常运行，阳气不能通而导致。人疲劳，懒得动，说话有气无力，活动后加剧，这就是气虚的表现；如乏力伴见面色淡白，则是血虚；两种情况同时出现，就是气血虚。这是比较容易理解的。比较难理解的是湿困引起的阳气或气血运行不通而出现的"乏力"，除了出现"乏力"这个症状外，还伴有身体沉重。如果此人较胖，身体看起来相对好而出现的乏力，一般不是虚证，多是由湿困引起的。对于这种湿引起的乏力，运动之后，气血运行流畅，人也会自觉舒服许多。我问过很多人，运动之后会不会加剧，患者说会，但是患者可以长时间去玩或者劳动，说明不是真正意义上的虚，这种现象在社会中是很常见的，不要随便用药。

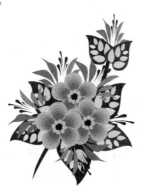

第三十七讲
耳与目的问诊

朱龙：眼睛和耳朵是我们了解世界、感知世界的感觉器官，对于整个生命活动和日常生活都是很重要的，因此我们在日常生活中或疾病过程中，对耳目的一些异常，感受会特别明显。中医认为，肾开窍于耳，耳朵是人体经络集中和汇聚的地方；肝开窍于目，五脏六腑的精气都上注于眼睛，成为眼睛视物的物质基础。问耳朵和问眼睛，不仅仅是了解眼睛和耳朵局部的变化，更是在判断疾病的过程中，了解人体脏腑、经络、气血等功能活动的变化情况。像我们平时也会出现耳鸣、重听现象，而且随着年龄的增长会越来越重。老师，您能给我们讲一讲临床诊疗时问耳目的技巧吗？

李灿东：问耳目包括问耳朵和问眼睛两个部分。我们常碰见的耳朵异常的情况有这么几种：一种是重（chóng）听，或者是耳聋，其实我个人理解的应该是重（zhòng）听会更恰当一点，为什么呢？因为所谓的重（chóng）听就是说耳朵的听力有所减退或者说声音的重复，而为什么我觉得应该叫重（zhòng）听，因为这个重（zhòng）通常是用来形容听力减退，比如说南方的闽南话、福州话，都把耳朵这个重（zhòng）理解成听力减退，在北方的普通话中也普遍都有这个意思。因此，讲重（zhòng）听也好，讲重（chóng）听也好，最主要的症状就是听力减退或听觉迟钝。引起重听的原因有很多，同样也分虚和实。听力严重减退或听觉完全丧失称为耳聋。耳聋和重听其实是同一种症状，他们的区别主要是程度的不同。

中医讲肾开窍于耳，就是说肾和耳朵的关系最密切。肾是脏腑之元，因此我们经常说肾无实证。老人家经常会出现耳朵听不见的情况，俗称"耳背"，我们与他们说话需要提高音量，因为老人家多有肾虚。重听、耳聋和肾的关系是最密切的。但是在临床上，很多人重听、耳聋并不是由肾虚引起的，而是由各种实证引起的，例如各种各样的病理因素，特别是肝胆火旺，或者痰火内盛，痰浊蒙蔽，或者风邪侵犯，当然风邪引起的耳聋，有个特点就是突然间发作。我给大家举个例子，有一次我的门诊来了位患者，约 40 岁，妻子陪同前来的。一星期前，这个患者的耳朵忽然完全听不见了，他十分着急。他太太则是代他来翻译的，同时我们发现这个患者脾气比较急，一种可能是他之前本身就是脾气急，再一种可能就是因为耳朵突然听不见影响情绪而导致的脾气急，同时伴有口苦、口干、易怒、面红、大便不通畅等症状，这是因"肝火内动，火邪上扰"，当时我就给他开了龙胆泻肝汤加减方。实际上，患者来找我之前，已经在医院挂瓶一个星期了，但是没有效果。当时他就问我是否需要做其他治疗，我说不用，先吃点中药看看。3 天之后，这位患者听力就恢复了。当然这个例子不是为了说明行医者水平有多高，而是要说对于肝火内扰引起的耳聋，中药的效果还是很好的。我建议大家以后遇到这种情况可以试着寻求中医的帮助。如果时间越长，病程越久，治疗效果就越不明显，刚开始实证拖得久了就成了虚证，补泻中药治疗还是有很大的差别的。

那么为什么肝胆的病变会影响耳朵呢？肾开窍于耳朵，脏腑与五官的关系密切。少阳胆经分布在耳朵，因此火顺着经脉到耳朵才会产生这种症状。我想给大家提醒两点：一是现在有些药物，对耳朵会有影响；还有一种情况就是慢性的重听，这种耳聋是由肾虚引起的，民间有些药专门用来补肾，效果不错。

> 王洋：老师，您刚才给我们讲了重听和耳聋，其实我们平时最常见的是耳鸣，像我有时候就会突然出现耳鸣，感觉耳朵有东西在鸣响，和"知了"的叫声差不多，有时候是一过性的，特烦人，那这个耳鸣又是什么原因引起的呢？

李灿东：耳鸣，顾名思义就是耳朵有声响。耳鸣可以表现为单侧，也可以表现为双侧，但不管是单侧还是双侧，我们都可以进行判断。判断耳鸣有个很重要的特点，就是看声音的性质。有的人表现出来的就是耳鸣如潮，有的人表现出来是耳鸣如蝉，首先得判断是哪一种。再一个就是病程新久，是慢性耳鸣还是病程比较短的急性耳鸣。一般突然耳鸣的，声大如雷，或用手捂着耳朵上面，感觉声音会更大，这一般是实证，可能就是由肝阳上亢或者是痰火互结引起的。第二种情况就是渐进的，多见于虚证，一般是由肝阴虚或肝血虚或是肾虚之类引起的。如果大家认真去判断，是可以区别开的。

还有一些耳部的保健按摩，如"鸣天鼓"，它实际上就是一种按摩的方法，我个人理解从治疗意义上讲它是一种保健的手法，当你出现耳部症状后用这种保健方法来治疗可能有点用处，但效果不是太明显。但在日常生活中做一些这种保健运动是有好处的，操作时用两个手掌捂在耳朵上面，第二指压在中指上，用第二指弹脑后两骨做响声。除了这个，中医的针灸方法对于治疗耳鸣耳聋也是值得推荐的。

对于有这些症状的患者，我还有一个提醒，就是睡前洗头，要等干了以后再睡觉。人在睡觉的时候，是阳气进入体内的时候，而如果头发湿湿的，湿气就会随着阳气进入人体，因此建议大家养成好习惯。

陈淑娇：眼睛是心灵的窗户，是人体非常重要的器官，眼睛出现的症状很多，表现出各种各样的感觉，如眼睛痛、眼睛痒、视物不清、目盲，或者是视物变形、视物重影等。像现在很多人要么盯着手机，要么盯着电脑，有时候觉得眼睛疲劳，有时候会出现眼睛痛的症状，因此在临床上目痛其实是挺常见的。

李灿东：目痛是患者自觉一边或者两边的眼睛疼痛，这种症状见于眼科的多种疾病，其原因也是很复杂的。有些眼睛痛完全是自觉症状，从外观上是看不出来的；有些不仅有自觉症状，外观上同时出现眼睛红肿等症状。

目痛有虚实之分。一般来说，疼痛比较明显，病程较短者，属于实证；疼痛程度较轻，病程长者，属于虚证。眼睛剧痛难忍，面红耳赤，属于肝火上炎，肝开窍于目，肝火上炎就表现为眼睛红、痛。同时伴有怕光，也就是羞明，不易睁眼，眼屎增多，属于肝经有火、有热。如果表现为轻微眼痛，微微发红、干涩，一般属于肝阴虚证，阴虚容易火旺，火热灼烧阴液，眼睛失去濡润滋养，容易干涩，此属于虚证。如果眼睛痛影响到头痛，甚至出现恶心、呕吐，或者症见瞳孔有云雾状、白色的遮挡物，即为白内障，若为青色或者绿色的遮挡物，叫作青风内障，黄色的称为黄风内障，这些在西医属于一种疾病，中医则根据不同的表现区分来看。中医理论认为肝开窍于目，其他脏腑通过影响肝脏也会影响眼睛，因此治疗时，也要根据不同的病因来考虑相应的治疗。

俞洁：老师，除了您刚才讲到的目痛，还有一种情况是目痒，其实我觉得目痒更常发生，针对目痒平时有没有一些保健方面简单易行的方法？另一方面，我发现目眩在生活中也很常见，最常见的就是蹲位起立时常常会觉得头晕目眩，我们知道这个主要和血压变化有关系，但是经常可以听到老人说觉得有点头昏眼花，还有一些中老年人会说眼前有小黑影飘动的症状，尤其是看白色明亮的背景时更明显，还可能伴有闪光感，这三者在临床上该如何辨识呢？

李灿东：目痒，即自觉眼睑、眼角、眼珠瘙痒的症状，轻者稍微揉揉即可，重者痒得难受。偶尔受风吹引起的目痒，揉擦以后缓解，这种情况不属于病态，若反复发生，有可能是疾病的表现，通常情况下目痒与肝、风有关系。

同样目痒也有虚实之分，痒的程度重，如虫行，同时伴有畏光、流泪，属于实证，多由肝火引起；痒的程度轻，眼睛干涩，属于虚证，多由血虚、阴虚引起，中医理论中血虚、阴虚容易生风。当眼睛起初很痒，痒的程度慢慢减轻，即为好转，不一定是虚证的表现，还有一种情况叫倒睫，就是睫毛卷进去，涉及眼结膜，它也会引起目痒。现在有好的方法，就是把睫毛拔掉，或者烫一下改变睫毛的方向。生活中有很多简单易行的方法可以治疗目痛目痒，如实证者，可以饮用菊花茶，并将泡过的菊花敷于眼周；虚证者，可以在菊花中加点枸杞子，方法同前。中成药中的杞菊地黄丸对于肝肾阴虚引起的目痒作用明显，但在实际治疗中，还需辨证用药。

目眩，即眼花，视物旋转、动荡，是眼疾中很常见的一种症状，轻者如坐舟车，重者站立不稳，不能行走，目眩常与头晕同时出现。老人眼花有两种情况，一种属于这一类，会晕会转，还有一种就是老花眼，这两者不太一样。眼睛前面有小黑点飞动，这叫飞蚊症，也属于我们讨论的范围。什么原因导致目眩呢？若症见头晕目眩、头胀、脸红、目赤，属于实证，由肝火上炎引起；若伴见面红、耳鸣、腰酸，属于肝肾阴虚。两者有明显的区别，若火盛明显，痛得比较剧烈，属实，为肝火上炎；若伴有耳鸣、腰酸，属虚，为肝肾阴虚或肝阳上亢；若头晕、胸闷、肢体沉重，属于痰湿，清阳不升；若伴见乏力、活动后目眩加重，属于气虚；若伴见面色无华，属于血虚。

那么什么叫目昏呢？就是视物昏暗，看东西模糊不清，多见于患有慢性疾病的老年人。其中虚证多见，伴有眼睛干涩者，由肝血虚、肝阴虚引起；伴有腰酸痛者，多由肾阴虚引起。老年人多肝肾阴虚，因此易患此病。在治疗上，肝肾阴虚者，用杞菊地黄丸；血虚者，用四物汤；肝血不足者，多食猪肝，以补肝养血，但高胆固醇者慎用。

陈淑娇：正确的食疗也是能起到一定的防治作用的。说到食疗，还有一种常见的症状叫"夜盲"，也就是中医所说的"雀目"，民间也有夜盲应多吃胡萝卜的说法，老师，这种做法科学吗？

李灿东：雀目是白天看得见，夜晚看不见，多由肝肾阴虚、精血不足引起，中药苍耳子炖猪肝疗效较好。另外，胡萝卜含有丰富的维生素A，可以多食用，有帮助。这里，还有个症状要参考目眩、雀目辨证，叫歧视，是视物变形，视一为二的一种症状，有些歧视与脑疾有关。我们现在讲的眼睛问题，主要还是从日常生活中总体上去谈，有些具体的可能是很专科的问题，需要眼科医生的帮助。

吴长汶：我们知道，睡眠是生命的必需，人不能没有睡眠。大家或多或少地都体会过辗转难眠甚至彻夜不眠的痛苦，若长时间睡眠不佳，对工作、生活都将造成一定程度的影响。但究竟是什么决定了是一夜安睡无梦，还是翻来覆去难以入眠，或者睡不安稳容易醒来呢？

李灿东：睡眠与所有人都有着密切的关系，是人体适应自然界昼夜规律变化的一种活动，是人维持身体阴阳平衡的重要生理活动，用现代话来说，也是人体休息的一个重要环节。睡眠与人体阴阳的出入有关，中医说人体内气的循行与阴阳的盛衰有着密切关系。目前我们很难用准确的语言来描述人体为什么会睡觉，为什么到时间就会醒来。按中医的理论说，睡眠是机体对自然的适应，是阴阳出入的一种变化，阴主静，阳主动，白天气循行在阳经，阳气盛就会醒来，晚上气循行于阴经，阳气少阴气盛就会睡觉。那么为什么会出现睡眠的异常呢？是由人体的气血阴阳盛衰、脏腑的功能改变引起的。我们可以从辨证的角度了解睡眠的基本情况，比如睡眠的时间、长短，入睡的难易程度，有无做梦或其他一些相关情况等。通过对上述几方面的了解，我们可以知道人体阴阳气血的动向。同时睡眠和五脏的关系也很密切。中医说，心主藏神，心主导人的各种精神、意识、思维等活动。虽然说睡眠与五脏的关系密切，但相对而言，睡眠与心的关系更为密切，因此中医把心和睡眠的关系看得更为重要，比如心事多的时候就会睡不着。

陈淑娇：睡眠方面的异常，一部分人是睡不着，就是失眠，还有一部分人是老爱睡觉，嗜睡。有的人只有其中一个症状；有的人同时具有两个症状，白天爱睡觉，晚上睡不着觉。老师能不能为我们从这两方面谈一谈？总体来说中医对失眠的治疗，一部分人效果很好，一部分人效果不好。这个治疗效果很大程度上与导致失眠的原因有关系，老师能否具体分析一下失眠的原因呢？

李灿东：首先我们讲一讲失眠，简单地说就是睡不着觉，准确地说就是经常性地不能获得正常的睡眠。如果这两天家里有事，或者一有考试就睡不着觉，待事情结束后则可呼呼大睡，这种偶尔出现的情况，不能算是失眠。不能获得正常的睡眠，就是不仅不容易入睡，而且容易醒，书中记载为时时惊醒、彻夜未眠、整夜做梦等，这种情况也算是失眠，中医称之为不寐。导致失眠的原因很多，失眠的人是很痛苦的，不失眠的人很难理解。

现在医学上有很多种安眠药，安眠药对失眠有很大帮助，可以避免由于长期失眠导致焦虑、烦躁等，但是安眠药有两点不好：一是服用后有依赖性，并且和正常睡眠后醒来的感觉不同，正常睡眠醒后神清气爽，而服药睡眠后醒来会觉得浑身不适；二是安眠药的有效量和中毒量之间的界限不明显，吃少了没效果，吃多了则可能会中毒。因此长期靠药物来维持睡眠不是一个好办法。

失眠主要是由于机体阴阳平衡失调，阴虚阳盛，阳不入阴，影响到心；阴虚、阴少、阳多或阳气不能入阴时就会出现失眠症状。失眠有寒、热、虚、实的区别，我们可以根据兼症去辨证。中医有一个"五神脏"的概念，五神脏就是中医认为失眠与五脏的关系密切，同时也与心脏的关系密切。失眠的情况有以下几种：一是老是睡不着，这种情况与心的关系密切；二是睡觉时间短，凌晨容易醒来，早醒，这种情况老人居多，与肾有关；三是心事多，数数也睡不着，这种情况中医认为与脾有关；四是睡觉不踏实，害怕，总惊醒，与肺有关；五是老是做噩梦，出冷汗，与肝有关。因此中医讲睡眠与心神有关，心神由心主宰。但失眠又与五脏有关，心藏神，肺藏魄，肝藏魂，脾藏意，肾藏志，神、魄、魂、意、志是精神活动的不同表现，分别与五脏相关，因此失眠会有不同的表现。在治疗过程中需要辨清寒、热、虚、实，同时结合它的病变部位进行调整。

朱龙：有些患者会通过睡前喝牛奶、睡前用热水泡脚等方式帮助自己更好地入睡，不过效果因人而异。有的人则选择运动来帮助睡眠，这也不失为一个方法，但都要有个度，如果过度可能就会产生其他的效果。

李灿东：是的，这里分享一下我个人治疗失眠的经验：百合、紫苏、夏枯草，可选2～3种，每种3～6g。睡前要少喝水，因此睡前服中药，药量尽量少一些，避免夜间起夜，影响睡眠。治疗睡眠的中药睡前1小时服用，效果会明显，同时要调节好自身的情志。中医还有一个理论，胃不和则卧不安，就是胃不舒服就会坐卧不安，饿的时候睡不着觉，饱的时候也睡不着，脾胃功能对睡眠也有影响。另外胆也会影响睡眠，如果胆气虚，不能疏泄时，睡觉就会不踏实，易惊醒。因此脏腑之间的关系是非常复杂的，这些因素都可能跟失眠有关系。

王洋：古语说"春眠不觉晓"，每到初春时分，想必有不少人变得特别好睡，而且睡醒后精神不佳，或者是一大早就开始犯困，俗称为"春困"；也有的老人家白天非常困，开着电视都能睡，一到晚上却又很精神；还有的人整天都想着待在床上，不想起来，说是困得慌。老师，这是什么情况呢？

李灿东：一种是春困，一种是懒。有的人很懒，不爱做事，坐在那个地方一下子就睡着了。当然从某种意义上讲，这也是人体的一种病理反应，就是指精神疲倦、睡意很浓，经常会不自主地入睡，有的人会经常感觉很疲倦，有时候说话说着说着就进入了睡眠的状态，我们称之为嗜睡或多寐。

这里有几个问题要注意。第一，就是刚才讲的春困，春天的季节，湿气比较重，这个时候万物生长，这是人体生理的一种反应，相对爱睡觉，所以叫"春眠不觉晓"。第二，有时候我们太过疲劳了，例如看足球看到三更半夜，第二天早上起来以后当然没精神，坐一会儿可能就会打盹，类似这种情况都不能作为病态来考虑，应该看作机体的一种自我调节。我们今天讲的嗜睡主要还是身体里面阴阳失调后产生的症状。失眠是因为阳多阴少，阳太多，所以睡不着觉，反过来说，嗜睡则相反，就是阴多阳少，因此阳虚阴盛的时候就想睡觉，这是因为阳主动，阴主静。嗜睡从某种意义上讲，它听起来跟失眠是相反的，一个睡得着，一个睡不着。但是有的时候生活中或者临床上也有一些人，这两种情况可以并见，例如有的人说他晚上失眠睡不着，然后白天一直打瞌睡。出现这种因为晚上没睡好而白天困倦打瞌睡的情况，我们还是把它放在失眠的范畴去考虑。因为这种情况它不是一种正常的睡眠，是一种病理状态，所以睡完以后，白天还想睡。我是比较主张按照自然规律，建立比较好的作息习惯。很多人说自己睡得比较迟，是什么概念？就是现在人所说的迟，一般是午夜12点，是一种不成文的标准，12点过后叫下半夜，因此经常夜里12点半、1点睡才叫作迟。但是原来我们讲的十二时辰，就是晚上 11 点到凌晨 1 点这段时间叫作子时，我建议大家不要太迟去睡觉，尽量要在 11 点以前睡觉。晚上 9 点到 11 点叫作亥时，要尽量在这个时间睡觉。再一个就是要养成早起的习惯，尤其是在春天和夏天要早一点起来，因为睡懒觉本身就是不好的习惯，而且对一些睡眠不正常的人，睡懒觉是更不值得提倡的。当然也有一些人是工作需要，工作性质的不同，经常昼夜颠倒，慢慢变成失眠。这是工作需要没办法，这种情况我也碰到过。有一个很典型的患者，他在高速公路收费站，都是晚上工作，白天休息，因此睡眠就非常不正常，白天老打瞌睡，这种是由昼夜颠倒导致的。

　　嗜睡同样要辨证。第一种情况是，如果觉得困倦嗜睡，头脑老是昏昏沉沉的，有时候感觉胸闷、腹胀、脘痞，身体比较困重，舌苔比较腻，这一般是痰湿困脾的表现。中医认为脾主升清，痰湿困脾后，清阳就不能上升，这种情况在实际生活中或是临床中都很常见。我再把症状描述一下，大家看看是不是这样一种情况：困倦嗜睡，头脑昏沉，胸闷，脘痞，腹胀，肢体困重，舌苔腻，人比较胖，老是爱睡觉，这些情况都是因为痰湿的问题。

　　我们讲嗜睡是阴多阳少，是阳虚阴盛的一种反映。痰湿是一种属"阴"的邪气，阴比较多，阳相对少，就出现嗜睡，因此一般胖的人比较爱睡觉。我常开玩笑地说胖的人就是"汤，糖，躺，烫"。汤就是喜欢喝汤，糖就是喜欢吃甜的，躺就是喜欢躺着睡觉，烫就是喜欢吃热的。比如说《西游记》中的猪八戒就爱睡觉，但却很少看到孙悟空在那里打呼噜。胖的人相比瘦的人来说更爱睡觉，这种情况就是因为有"痰湿"，这种情况属于实证不是虚证，不能使用"补法"。还有种情况就是有的人吃完饭困倦，想睡觉。通常情况下，大多数人吃完午饭后均会感觉有点困，想睡。从现代医学的角度来解释，可能是因为饱食后血液需集中在胃肠里去消化食物，相对来说脑部血液的供养就少，所以产生困意。从中医的角度来解释，饭后困倦想睡，而且形体比较衰弱，胃肠功能也不好，纳呆，少气懒言，不爱说话，没精神，这均是"脾虚"的表现，这种人我们平常也会见到。还有一种情况是在病情比较危重的情况下出现的：身体比较疲惫，意识比较朦胧。患者有时候迷迷糊糊的，不是很清楚，很容易睡觉，睡着后你喊他一下，醒过来过一会儿又睡着了，如果你再仔细观察一下，这位患者可能是比较怕冷的。这种情况在张仲景著的《伤寒论》里面有一个专门的名词叫作"但欲寐"，这种表现用我们中医理论来讲叫心肾阳虚，这是心和肾的阳气虚导致寒盛的一种表现。在日常生活中，有时候在家里会碰到一些比较爱睡觉的人，一般不属于这种情况，这种情况一般是在患者身上才会出现的。当然除了这些以外，还会发现一种情况，人在大病初愈后，经常也会觉得很疲劳，想睡觉。比如发高热、咳嗽，热退嗽止后，人还是感觉很疲劳，或是一些手术后的患者出现的疲劳嗜睡的情况，均是邪气过后，正气还没有恢复的一种表现，这也是疾病恢复的一种过程，等正气逐步恢复后，症状也会慢慢好转。

> 林雪娟：老师，那按照您说的嗜睡、昏睡和昏迷属于不同程度的意识障碍，那么从中医角度来看，嗜睡与昏睡、昏迷有什么区别呢？

李灿东：是的，讲到嗜睡，还得给大家讲一些必要的鉴别。嗜睡应该跟昏睡和昏迷两个症状区别开来，区别的要点就是意识是否清楚。嗜睡是指专门的一种症状，但是有些时候，有些人嗜睡同时伴有意识障碍，神志不清，这种情况属于昏睡。比如某个患者，他意识障碍，你去喊他，他不容易醒过来，或者醒来后没办法正确地回答问题，说话语言也出现错乱，这种昏睡一般来说是因邪气闭阻心神，影响到心神而产生，一般是病情相对比较重的一种表现。心藏神，跟人的精神意识有很大的关系。大家不要简单地认为他是嗜睡，更不能把他当成懒惰，因为这是一种比较严重的状态。第二种情况就是昏迷，精神意识已经丧失了，叫都叫不醒，也属于一种严重的现象。睡着跟昏迷是两个完全不同的概念，我们不要把昏迷当成嗜睡。

判断嗜睡或者昏睡，分轻重和过程两方面。比如一个人平常生活基本正常，老是爱睡觉，这当然不会是昏迷的患者，这从轻重可以判断出来；当然也有一种情况，他睡得很深，你去喊他喊不醒。而昏迷是无论你采取什么方法，他均不醒，即使醒来也是意识模糊不清，甚至意识完全丧失了。在实际生活中这两个是能够判断出来的，若是简单地把昏迷当作嗜睡，可能就会对病情判断错误。

> 俞洁：嗜睡是患者描述自己动不动就睡着，靠一下床就睡着，有时候坐着也睡着，还有的整天很困等，因此判断上不会困难。我觉得对于一般人来说，比较轻微的嗜睡，我们通过日常的调理如作息规律、户外运动等，可以达到一定的效果。

李灿东：是的，而对于症状比较明显的，日常调理效果不好的，我们可以寻求医生的帮助。爱睡觉很容易被理解为人很累，很累又很容易被理解为身体比较虚，因此有些患者自己，或是某些医生看到这种情况喜用"补"法，这样就会出问题。虚证有气、血、阴、阳的虚损，补药就有补气、血、阴、阳的不同，嗜睡整体是因阴多阳少而引起的，这时候即使是虚，也不应该过多地去补阴补血，而应该要补阳和补气，这样子才能达到阴阳平衡起到应有的效果。既然嗜睡是阴多阳少，那我们日常生活中怎么去补阳气？就是适当增加户外运动，动一动就能激发阳气，这对改善睡眠是有好处的。很多人说坚持运动后感觉精神状态好多了，就是这个道理。而比如怀孕的妇女，这时候气血很多都集中在胞宫来养胞胎，分布在机体其他地方的气血就减少了，整个机体活动的能力就显得相对不足，因此孕妇就会有一种比较困倦的感觉，这是机体的一种生理反应，也是一种自我调节。

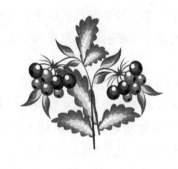

第三十九讲
口渴与饮水的辨识

俞洁：生活中，相信大家都有过口苦或者口淡的感觉，或者到了饭点肚子饿了但还是不想吃东西，像这些口味上的改变往往暗示着身体有恙，老师能不能具体介绍一下该如何辨识呢？

李灿东：问饮食口味包含三方面的内容：饮、食、口味。饮就是喝水的情况；食即食量、食欲、食后的感觉等；口味即平时我们口腔里的味觉变化。饮食是我们日常生活中营养的来源，是维持生命活动的动力。营养来源于两方面：呼吸和食物。饮食是人维持生命的源泉，对人的健康影响很大。饮食口味的异常也反映了我们身体的脏腑气血功能的状态。

口苦等口味异常，这些既可能是正常的生理现象，也可能是疾病中的征象。首先，脾胃在食物的消化吸收过程中占据很重要的地位。胃主受纳，如同锅把吃的东西装起来；脾主运化，将锅里的东西煮熟了并将营养运送到身体的各个部位。当然这其中还有身体其他脏腑功能的参与。其次，饮食物中水的输布与运化的过程，与脾胃、肾、三焦之间都有很密切的关系。五味论及口味的变化，与身体的脏腑功能与寒热有联系，通过问饮食口味就能知道脾胃与其他脏腑的病变。

闵莉：老师，您刚刚谈到这其中包括三方面，饮、食、口味，饮主要指的就是饮水的情况，口渴不渴、饮水量的多少、饮后是否缓解等，那么我们该怎么判断呢？

李灿东：问口渴与饮水的情况要涉及几个方面。第一，有没有口渴，这是与一般情况比较而言的。每个人都会口渴，例如话说多了、天气热了，这些是生理性的口渴，还可以是一些病理性的原因等。第二，口渴但不一定想喝水，我们要了解患者到底是不是想喝水，是口渴欲饮还是口渴不欲饮。第三，喝多少的问题，是多喝还是少喝。第四，是喜欢喝凉的还是热的，有的人喜欢喝凉的，有的人喜欢喝热的，还包括喝完之后的感觉。

若是经常口渴，比别人的次数要多要频繁，这是由什么导致的呢？可以简单地理解为是因为口腔的局部没有水了。例如我们住在八楼，没有二次供水，我们的口腔就像八楼的水龙头，可能会出现下列几种情况：第一种就是整个地方干旱，没有水，那么水龙头就会没水；第二种情况就是自来水管被堵住了，不通畅，虽然有水，但是上不去，也会缺水；第三种情况是压力小，只有一楼有水，有时候我们会用泵抽水，如果泵好了，就会有水。对照地说，口干喝水的情况可以有以下几种：第一种情况是，没有水就会口干，想喝水，并且想喝水的量会比较大，身体才会感觉舒服；第二种情况是，虽感觉口渴，但不喜欢喝水，会感觉喝完后不通畅，这是因为水管堵了，再加进去就会溢出来；第三种情况是，有些人仅仅是口渴时漱漱口就吐掉了，并不想吞进去。

> 林雪娟：老师，那我们怎么判定是压力不够引起的口干、口渴，还是因为堵住而引起的呢？又该怎么治疗呢？

李灿东：口渴和饮水的情况通常有以下几种表现：第一种为口不渴，说明津液没有损伤，是正常的。什么病理情况下口不渴？一般为寒证，或者不是热证的情况下，例如湿、气滞等。简单地说，口不渴就是津液没有损伤。第二种为口渴，津液受到损伤，即口渴想喝水且伴有发热、面红、汗出等特点，这是热证导致的口渴。那么热证口渴会出现什么特点呢？就是喜欢冷饮，温度低的凉物能短时间内起到暂时的降火作用，口渴喜冷饮为实热证。我记得以前提到过白虎汤四大症——大热、大汗、大渴、脉洪大，其中的大渴为口渴喜冷饮。有些人口渴水喝得很多，称为多饮；同时吃得很多，称为多食；还有小便也很多，称为多尿；而且通常情况下患者形体也会出现消瘦，这叫"三多一少"，中医称它为消渴病，就是现在一部分糖尿病患者会出现的症状群。有时候患者口渴想喝水又没有明显的热的症状的时候，可以建议患者做血糖或者尿糖的检查，因为一部分消渴患者会出现这些症状。中医对消渴是怎么认识的？它的根本病机为阴虚燥热，以口渴为主的叫上消，为肺热；以吃饭吃很多为主的叫中消，为胃火；以小便很多为主的叫下消，为肾虚。总的来说是由阴虚燥热引起的。有些人在天气热的时候出汗很多，或医生的发汗药用得较多，或者拉肚子太过，导致的身体水分流失太多，人体也会感觉口渴，这就是口渴欲饮，或者叫口渴多饮。

喝水作为人本身的生理需要，人往往会根据需要适当增减饮水量。有人不喜欢单一地喝开水，也可以适当喝点果汁、茶水等，但不可完全替代开水，尤其是糖尿病患者要注意摄糖量，因此具体还要根据身体的情况来选择。同时，如果身体不缺少水，而又喝太多水，就会导致肺、胃、肾的负担增加，反而对健康不利。健康要求根据自己身体真实的需求来调节喝水的量。

陈淑娇：口渴饮水与人体津液的盛衰和输布代谢关系非常密切，同时与很多脏腑的功能有密切的关系。一般情况下，口渴时人都会自发地适当多饮水，但也存在部分情况，即自觉口渴，可是却不想喝水，甚至饮水欲呕，与口渴多饮明显不同，老师能否为我们具体谈一谈呢？

李灿东：好，这是要给大家介绍的第三个内容，叫渴不多饮。口渴不太喝水或者喝得不多，这就叫渴不多饮，主要是因为人体的水液代谢障碍，它不完全是因为水不够。举个简单的例子，现代有一种病叫作干燥综合征，患者会觉得口干或者眼睛干、皮肤干、关节疼痛等，它是一种免疫系统方面的疾病。现在很多医生简单地认为干燥综合征是因为津液不足，主要采用针对补充津液的治疗，往往效果不是很好。其实在临床中我们通过观察发现，很多干燥综合征并不是真的津液不足，而是津液的输布障碍，不通畅，患者虽然口干，但是并不怎么喜欢喝水，喝的量也不多。

口渴但是不多饮可能是因为伤了一些津液，但是津液损伤不严重。比如说感冒初起感受到热邪，出现了口稍渴、怕冷、发热、喉咙痛等症状，这种情况下喝的水量不多，这是因为表热证，热邪伤津但是不严重。另一种情况，就是口渴以后，喝水很少，喜欢喝少量热饮，这一般是寒证或者阳虚，阳虚易生虚寒。我们冬天到外面，天很冷，虽没有伤津液，但喝一点热水或者热汤，身体中会感觉暖和一些，这就是口渴喜少量热饮。还有一种情况是因为堵塞，比如湿邪阻滞，湿不会伤津液，但表现出来的是口渴，不爱喝水，或喝完后不舒服，更严重的就是水入即吐，水喝进去就吐出来，我们称之为水逆，是痰饮阻滞所致，就是因为痰饮堵塞以后，胃肠功能不正常，胃失和降，水喝进去就吐出来，就像整个水管被堵住后，水灌进去就会满出来。还有一些人晚上会口渴，但是只喜欢漱漱口就吐出来，叫作但欲漱口不欲饮，这是在瘀血堵滞的情况下出现的。到底临床上是不是这一回事呢？几句话可能讲不清楚，但在张仲景的《伤寒杂病论》中记载，漱口不欲饮是瘀血的一种特殊的表现。如果大家发现夜间口渴不大想喝水，考虑可能是由瘀血导致的。这是"口渴不欲饮或者饮量不多"的内容。中医书中还经常提到两个情况，一个是热入营血，还有一个叫阴虚，这些人一般会出现口渴但喝水喝不太多或者不太想喝水，大家只要大致了解到，阴虚的人一般来说是口渴但是饮量不多，热入血分也容易出现这种情况，这就可以了。

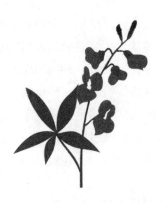

第四十讲
食欲与食量的辨析

朱龙：老师，您前面谈到脾胃的重要性，我想起来据说武则天到晚年的时候，面对着满满的珍馐佳肴，她一点都不想吃，她知道自己胃气将绝，就开始交代后事，这是不是说明了她已知道了胃气的重要性。类似的故事很多，比如说，"廉颇老矣，尚能饭否"；司马懿在诸葛亮生命最后的时候看他能不能吃饭，诸葛亮在饭桌下面加一个抽屉，让对方来的使者觉得饭量很大。

李灿东：这些故事都说明了食量、食欲与胃气、人的健康的关系。我们前面讲饮食，饮说完就讲食。食就是吃。什么叫食欲？就是进食的欲望，通常就是人体饮食的要求与进食的欣快感。什么叫食量？吃进去多少就是食量。饮食对我们身体的重要性是不言而喻的。吃的过程是什么样的？就是嘴巴吃进去，牙齿咀嚼完，然后到胃里去了。胃就像一个锅，第一个功能就是受纳，第二个功能就是腐熟，就是把它煮熟了。在受纳、腐熟的过程中，最重要的是火候的大小，而脾就像火一样把饭煮熟，互相的配合就构成了整个消化的过程。腐熟后脾就开始运化、运输，主要运化两个东西，一个是水谷精微，营养的部分被吸收，不好的部分即糟粕进入小肠排出去；另一个是运化水湿。脾胃功能在整个消化功能中是很重要的，脾是气血生化之源、后天之本。人刚出生时，肾是先天之本，出生离开母体之后是依靠脾胃这个后天之本来不断补充营养。通过了解患者的食欲食量，可以了解脾胃的功能及其身体状况，以及疾病的预后。中医有一个著名的理论，"有胃气则生，无胃气则死"。这里的胃气指的是脾胃的功能。脾胃功能好的人，一般来讲预后较好，如果脾胃功能不好，则预后较差。

陈淑娇：我们日常经常通过饭量多少来判断食欲的好坏和饭量的大小，而在饮食过程中喜欢吃什么，不爱吃什么，吃了什么会不舒服，比如有的人吃了酸的就会有反酸等不适，这些都可以大致了解一个人的健康状况，当然并不能很全面准确。

李灿东：是的。因此，我先和大家讲一讲在疾病过程中可能出现的几种情况。第一个叫食欲减退或者食欲不振，就是没有进食的欲望或食欲减退，通常情况下伴有食量的减少，这两者是相辅相成的。食欲减退中医称之为"纳呆"，有时候叫纳少，或者不欲食，一般来说多因为脾胃功能不正常。什么情况下脾胃功能不正常呢？一般是脾胃虚弱，这是第一种情况。

王洋：因此有时候生病的人也会不想吃，或者暴饮暴食吃多了，或者吃了某种食物后引起不适，总之看着东西，反而想吐不想吃，这也是脾胃功能受损导致的吗？

李灿东：是的。第二种情况就是湿邪困阻，五行中脾和湿都是属土，因此脾虚易导致湿邪困阻，湿邪也会导致脾胃虚，食欲减退，食量减少。在日常生活中精神因素导致的偶尔食欲减退，或者昨天吃多了偶尔出现食欲减退是正常的，不一定是脾虚或者湿邪阻滞。但是长时间出现这种情况就是身体的病变。我们中医经常提到食少、腹胀、便溏，食少就是吃得少，腹胀就是肚子胀，便溏就是大便不成形，稀稀的，这些都是脾虚的表现。第三种情况是如纳呆、食欲不振、腹胀、胸闷、恶心、呕吐等湿气较重、苔较厚的湿困脾胃的表现。第二种情况和第三种情况一个是虚的，一个是实的。那我们怎么知道哪种是虚的，哪种是实的呢？一般来说，虚证持续时间长，整个状态不好，症状不剧烈，腹胀只有一点点胀。实证的话胀得明显，时间短，伴随着湿，就是湿困脾胃。

治疗上脾虚明显的就要健脾，有一个中成药为香砂六君子丸，这是中医的一个传统方剂，有这些问题就可以吃。湿困脾胃主要为化湿，中医中主要是平胃散这些方药，可能做成的成药较少，我们可以通过医生寻求帮助。这种湿与一般的暑湿不完全一样。比如，夏季，胃口差，自觉嘴中黏腻的，这时候可以吃一点化湿的，如喝点藿香正气水或者吃一点薏苡仁。如果家人出现不想吃饭，食少，同时有寒热往来，胸胁苦满，两胁胀满不舒服，这是少阳即胆的问题影响到脾胃，例如一些慢性的胆囊炎、胆结石，可以提醒他们做相关检查以明确诊断。

林雪娟：我妈妈前两天说她不想吃饭，我问她为什么，她说中午吃了两块肉，然后就一直堵在那里，到了晚上就更加没食欲，这是属于食积导致的厌食吗？我看这种情况在小儿厌食当中也很多见，这种情况该如何治疗呢？

李灿东：是的，厌食就是讨厌食物，食量减少，就是比食欲减退表现得更严重一点，有时候我们称之为恶闻食臭，一般香喷喷的味道大家都想闻到，但是厌食的人就是不喜欢闻到食物的味道。厌食多是由食积或者食滞胃脘引起的，也有可能是湿邪困阻脾胃导致的。食积指的是饮食停滞，简单说就是，吃撑了、吃多了。吃很多不一定会出现食积，如果脾胃功能好的，吃几块肉不会觉得有什么问题，有些脾胃功能不是很好的人，虽然吃得不是很多，也会出现食积的表现。通常情况下，食积都有一个暴饮暴食的病史。你刚才讲到，妈妈多吃了两块肉，我觉得对她来讲，平常没有吃这么多的肉，多吃了两块就食积了，找到的原因就有"暴饮暴食"这个过程。还有就是厌食、腹胀、嗳腐吞酸，打出来的嗝都是酸腐的，叫作"嗳腐吞酸"，很臭，就像臭鸡蛋的味道，这些都是食积的表现。

中医讲的食积与胃内的潴留是不太一样的，西医的胃潴留讲的是胃内潴留不消化的食物，也许过了两三天，胃内消化完就没有潴留的东西了，但在中医看来只要症状还存在就是食积。中医看的是症状有没有解除，而不是胃里有没有东西。严重的人，也许通过胃肠检验，把胃里的东西抽干净了，但是食积的症状还是存在。用中医的方法治疗食积效果同样也是非常好的。如何预防食积？就是要饮食有节有度。这是根据个体消化功能来评定的，而不能单纯地完全按吃多少、吃什么来判断。

对于食积，我非常推崇一味中药，泉州的老范志神曲，这个药的效果好，而且很安全。我经常跟大家说，家里准备一些神曲，大人小孩都可以用。方法就是取10g，敲碎，煮水喝。如果家里有一个小孩不喜吃饭、食积，可以吃一些神曲，效果挺好的。

除此之外，肝胆问题也会出现食欲减退，其特点是除了饮食的问题还有一些肝胆的问题，如胁痛、寒热往来、口苦。现在的胆囊炎、胆结石都会出现这些症状，均是肝胆湿热的表现。此外，有一些女性在怀孕早期出现厌食、呕吐，这叫作妊娠反应，是一种生理现象。早孕反应并不是病态，药是不能随便用的，乱吃药对胎儿的影响较大。若是妊娠反应较严重频频呕吐的，中医称之为妊娠恶阻，属于一种病态，如果不治疗，就会吃不下饭，营养就会跟不上。妊娠恶阻建议大家去治疗，不然导致营养不良，会影响胎儿。

总之，在西医中厌食症是一种病，在中医中厌食是一种症状，这是两种不同的概念。中医和西医有些东西一样，但也有不同之处，中医强调辨证，与西医还是有很大不同的。

> 朱龙：有一种人吃得多，但是代谢也快，怎么吃都不会胖，有一种人喝凉水都会胖，这些都是脾胃消化吸收代谢的原因吧？对于一个吃得多又饿得快的人，大家常常会说他脾胃功能很好，这个"好"从某种意义上理解，是不是就是脾胃功能的亢盛？

李灿东：中医有一个术语叫"消谷善饥"。消即消化，谷即稻谷、水谷，善就是完善的善，饥指的是饥饿，消谷说的是很能吃，善饥就是很容易饿。简单地讲消谷善饥就是食欲亢进，进食量多，容易感到饥饿，可以通俗地理解成很容易饿，饿了想吃而且吃很多，然后又容易饿。

中医讲求的是一个度，任何东西都不能太过，太过头了就不正常了，并不是脾胃功能越亢盛就越好。胃就像一个锅，我们在煮饭的时候，怎样才能煮饭煮得快呢？就是火要比较大，火力比较猛时米饭就容易熟。胃火亢盛就会导致消谷善饥，这是由腐熟太过引起的。因此容易饿的人一般来说就是胃中有火。消谷善饥的人出现多饮、多尿，而且身体消瘦，可能就是我们之前提到的糖尿病的一种表现形式。当然可能会出现这样一种情况：有的人消谷善饥的同时大便又是稀的，本来胃火大的时候大便是燥结的，可现在是稀的，大便稀是因为脾的运化功能不好。胃的功能过于亢盛，而脾的功能又不好，胃强脾弱，二者不协调，就产生了吃得多但是能够消化吸收的东西却很少的情况，继而出现上述症状。

针对这样的情况，总的原则就是要调和脾胃的功能，有胃火就要泻胃火，脾虚就要帮助脾健运。健脾的东西可能会太温、太热，对于有胃火的人来说可能会产生一些负面的影响。但泻火太过又会进一步损伤脾气，导致脾更虚，因此需要适当地调节脾胃。

> 闵莉：临床还可以见到一些患者容易饿，可是吃下东西后，胃又有难受不适的表现，这是什么原因呢？

李灿东：这主要是因为胃阴虚火旺，一方面消耗着水谷精液，另一方面又不能受纳水谷，故表现为饥不欲食。原因相对复杂，第一，先天的因素，个体的差异；第二，在疾病的过程中，有些用药不当也会导致这种症状。我们现在有些人喜欢自己给自己用药，胃火太大，又喝了很多凉茶，就会产生这样的情况。这与饥不择食的概念是不一样的。为什么会饿？我们刚刚讲了胃中有火有热。为什么吃不下呢？因为它虽有热，但是它功能不好，这种火是"虚火"，饥不欲食是胃阴虚的一种特有的表现。胃阴虚会生虚热，如果是生了虚热，就会觉得肚子饿，但是消化却不太好，这就是饥不欲食。胃阴虚还会出现一般阴虚的症状，如口干、舌燥、大便干结，也有的人会出现嘈杂，就是胃里不舒服，有的人会出现干呕，也有的人症状不明显，只是经常感觉饥饿，但是不想吃。

胃阴虚在治疗上就要补胃阴，中医里面有几个方子比较常用。比如，玉女煎，其组成有熟地黄、枸杞子、麦冬、沙参等，有些还用生石膏，像这样一些养胃清火的药需要在医生的指导下服用。中药药膳中比较常见的养胃阴的药就是石斛、百合、白木耳等，这些都能起到一定的作用，可以作为此类患者日常的食疗。

王淼：您刚才说的石斛，现在有很多石斛，有霍山石斛、铁皮石斛等等，那我们治胃阴用哪种石斛较好呢？

李灿东：当然是铁皮石斛效果好，但是价格非常昂贵。我认为调理还是立足于细水长流好，调理与治病是不一样的。调理讲的是滴水穿石，一滴水滴下去可能看不见什么效果，但是久而久之石头就被滴穿了；治疗就如同移山填海，从这里搬过来填进去。因此调理的时候并不是立竿见影，马上见效就好，而是要根据自己的经济情况做日常调理。花了很多钱，就吃那一两次又有什么意义呢？尤其是在调理的时候，更加强调水滴石穿。很多朋友问我说："我中药该怎么吃？"我就告诉他，如果是作为日常调理，就不要急，最好吃完不要一下子感觉到有什么反应。他说："是，没什么感觉。"我说："没感觉就对了，有感觉就过了。"

陈淑娇：有句老话说"萝卜青菜，各有所爱"，这是正常的。但是接下来我们要谈的偏嗜是一种病理状态。我记得新闻就报道过有的小孩特喜欢吃头发，他吃的头发都被都在胃内都难以排泄，后来还是医生从胃内拿出一团难被消化的头发，我们可能很难理解为什么有的人会偏嗜异物。

李灿东：有些患者，特别是一些小孩特别喜欢吃某些食物，甚至会偏嗜一些异物，我们称之为饮食偏嗜，或者偏嗜食物。我们知道有些小孩子喜欢吃生米，有时候跑到米缸里去舔或者去咬，有些是喜欢吃泥土，这些都是不正常的现象。有些小孩子还会出现肚子痛，这个痛是在肚脐周围，又叫脐周腹痛。有些小孩子面黄肌瘦，有些小孩可能肚子大大的、四肢小小的，这叫疳积。小孩子嗜食异物可能是身体里有虫。这两者是互为因果的关系：因为偏嗜异物导致寄生虫感染，感染后又喜欢偏嗜异物。这种情况叫虫积。中药有很多驱虫药，中药的驱虫药也许没有西药的效果立竿见影，但我觉得中医有很多驱虫药还是比较安全的。如果小孩子有这些症状，可能身体里有寄生虫感染，可以用一下。虫驱掉以后，后期脾胃功能的调理，可能中药的效果较好，因此这两者可以结合起来。虫积是由虫引起的一种消化功能的异常，我们中医诊断这个疾病主要还是看一些征象，它不像西医一定要找到虫卵或者找到虫体才确认是虫的存在。中医看的是症状，比如偏嗜异物、脐周腹痛，甚至用一些实验性的诊断，比如肚子痛就喝点醋能缓解等这些征象，都可以按照虫积来治疗。

> 陈淑娇：老师，有的时候，老人会说小孩子脸上出现白斑，一块一块的，说这是有虫的白斑，是不是因为小孩子肚子里有虫？

李灿东：是的，脸上的白斑或者眼睛的斑都是虫的表现。虫积跟卫生条件有关系，但并不代表现在的小孩就没有虫积。因为虫积不完全是以有没有看到虫子作为诊断依据，还有就是刚才讲到的饮食偏嗜。有些女同志在妊娠的时候也是饮食偏嗜，喜欢吃酸的或者辣的，这是一种生理现象，不是病态的。只要没有太过头，就是正常的。

有些新闻报道说有些人喜欢吃观音土或者吃煤渣，你刚刚讲的包括吃头发等都是属于偏嗜异物。当然有些成年患者，他特别喜欢吃某种东西，比如特别喜欢吃酸的、辣的、咸的，这也属于饮食的偏嗜。如果是地区的差别，比如四川人、湖南人喜欢吃辣的，这是与他生活的地域、环境、气候条件有关系，一般不会引起疾病。这是人与自然的一种适应，不是我们说的一种病态。如果换一个地方，比如说在福州我也吃一些辣的，这可能就会出问题。因此我们要考虑到地域，如果不考虑到这个因素，则可能诱发或者导致一些疾病。

因地区的差异，一般来说喜欢吃辛辣的东西，包括辛辣、煎炸的食物等，都容易引起肠胃的燥热、积热。辛辣的食物不仅会产生热，还会损伤人体的津液，因此我们一般不主张吃太多辛辣的东西，但是一点点辛辣的是可以的。吃点辣也有好处，因为中医讲辛甘发散为阳，吃一些辛辣的可以帮助我们调动身体的阳气，驱除阴邪，但是吃太多就变成热了。第二个就是有的人喜欢吃太多的肥甘厚味，就是我们讲的吃了好料，一些高营养的饮食，这些东西吃太多就容易产生痰湿。我一直不太主张吃太多滋补的东西，滋补的东西对于需要的人来说很好，但是对于不需要的就太过了，现在人营养过剩的很多，这会成为一个负担。我们以前说过肥人多痰，胖的人、脂肪肝、血脂高，往往都是痰比较明显。经常喝酒的人容易产生湿热，醇酒容易产生湿热，这些偏嗜可能会导致一些疾病。当然，过食生冷容易损伤脾胃，像我们南方地区，比如福州喝凉茶的习惯，我觉得也要慎重。福州地区很多人让孩子喝凉茶，吃冷的瓜果，或者是食物温度比较低的，容易伤脾胃，不一定都要这么吃。我建议还是要因人、因时、因地制宜，在夏天喝点凉茶、绿豆汤等都挺好的，但冬天就没必要。这些与我们日常健康都是相关的，大家了解一下这些，对我们饮食调理也有帮助。最后，我想给大家再讲一个事。有些重病的人，本来没有食欲，或者很久没有吃饭，如果突然间想吃饭或者食量增加，那就要小心了，这是一种回光返照的表现，中医称之为除中。对于重病的人，本来胃气都没了，这时候他本应该是不想吃饭或者根本是没有食欲的，突然间跟家里人说想吃什么东西，这就是回光返照的情况。不要误认为说这个病好像快要好了，出现这种情况就不大妙了。有的患者在胃气严重损伤的时候，要尽量想办法，让患者吃一点点米粥或喝一点点稀粥，这对调理胃气很重要。

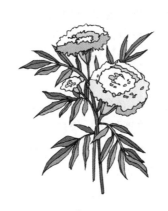

第四十一讲
口味异常的辨析

王洋：我们已经探讨了饮和食的问题，接下来想请老师谈谈口味的问题。从前面的内容可以知道，饮食与我们的脏腑功能密切相关，那么口味与脏腑有什么关系？

李灿东：口味异常，其实就是口中有异常的味觉。在正常的情况下，我们也有特殊的口味。有的人会觉得嘴里有些甜，有的人会觉得有些苦，口苦口甜都是口味。口味和健康有什么关系呢？首先，中医认为五脏合五窍，脾开窍于口，因此口味的变化和脾的关系比较密切。脾又是后天之本，通过口味能够了解脾的功能状态。其次，根据五行的理论，五味和五脏是对应的。比如说五行有木、火、土、金、水，对应肝、心、脾、肺、肾，又有酸、苦、甘、辛、咸，这是一一对应的关系。为什么会出现口味的异常呢？从某种意义上讲是由脏腑功能异常导致的。我们可以通过口味的变化了解脾胃的功能和其他脏腑功能的变化，但不能机械地将五味与五脏对应，简单地认为肝热就口酸、心热就口苦、脾热就口甘、肺热就口辛、肾热就口咸，不是这么简单对应的，临床上还要具体情况具体分析。

肝对应酸是五行的归类方法，较难理解，就是中医讲的木欲作酸。木不一定是木头，也可以是植物，植物放置日久后发酵了就会变酸。我们不能那么简单地定义，但是这样解释可能在一定程度上比较容易理解。那么心为什么容易苦？因为火一烧完就会变成炭，炭比较苦，大致可以这样理解。

王淼：我有个朋友，经常吐泛酸水，吃了甜的、糯米制品，或者太酸的，就会出现反酸的症状。根据这个归类方法，五脏阴阳寒热虚实有所偏倚时，是否就会相应地在口味上表现出酸苦甘辛咸的偏颇，比如口淡、口苦、口咸等？老师，您能否就常见的口味异常跟我们谈一谈呢？

　　李灿东：我们经常碰到的口味异常有这么几种。第一种叫作口淡，也叫口淡乏味，就是口中没有什么味道。患者有时候说："我味觉减退，嘴巴里淡淡的，没什么味道。"这实际上不是什么特殊的口味变化，就是味觉反应比较迟钝，一般都会伴有食欲减退，因为没什么口味，没什么味道，饭就不爱吃，这是由脾胃虚弱或者湿困引起的口淡。

　　第二种叫作口苦。有的人说"我嘴巴好苦"，或者"早上刚起床的时候口很苦，白天又还可以"。口苦在中医来说一般都是热证，而且是实热证比较多见。为什么呢？因为很多东西烧焦以后就变苦了，所以这个苦和热有关系。在五脏中，苦和哪些脏腑有关系？苦和心有对应关系，更重要的是还和肝胆有关。我们知道胆囊中储藏着胆汁，胆汁是怎么来的呢？是肝胆疏泄分泌功能产生的一种黄绿色液体，中药里面有些药像猪胆汁、牛黄等跟胆都有关系。胆汁一般是苦的，胆气上泛也会出现口苦，因此口苦一般是实热证，多是心火或者肝胆之火。

　　第三种情况是口甜（口甘），就是口中有甜甜的感觉。有的人会觉得口甜而且口会黏黏的，伴有食欲不太好，胃脘也不太舒服，舌苔是黄的腻的，嘴巴黏黏甜甜的，这一般是脾胃湿热的表现。

　　你刚才说的就是第四种情况，叫口酸，嘴里酸酸的。经常有些人口里吐出一些酸水并伴有胃痛，中医认为是肝火犯胃，肝影响到胃。有个症状叫作反酸，反酸就是打嗝、嗳气以后酸酸的，吐酸水。为什么会出现反酸呢？道理也很简单，过去家里没有冰箱，东西没吃完就放在筐里面挂起来，为什么要这么做呢？因为东西闷久了容易坏，天热的时候容易坏，现在冰箱其实解决的就是一个温度的问题。为什么把东西挂在梁上？就是为了通风不闷着，闷着或者太热都容易发酸，因此肝郁或者有肝火犯胃的时候就会出现反酸。肝属木，脾胃属土，两者是相克的关系，叫作木克土。当肝气太盛的时候就会克制太过，叫作木乘土，就会影响到胃，因此叫肝火犯胃。治疗要用疏肝泄热、辛开苦降的方法，常用方剂左金丸加减。左金丸组方非常简单，只有两味药，一个叫黄连，一个叫吴茱萸，剂量比是 6：1，比如吴茱萸 1g，黄连 6g，或者就是吴茱萸 0.5g，黄连 3g。此方往往能够很好地解决肝火犯胃的问题。其实中医只要辨证准确，用药上可以四两拨千斤，不需要一大包药。

王洋：我还听说过这样一种情况，就是嘴巴像含了盐一样，感觉很咸，患者去就医时被怀疑舌体感觉异常，但经口腔科检查后并无异常。这属于口味异常中的口咸，从五行与五味的对应关系上，这应当与肾关系较为密切吧？

李灿东：口咸和肾有关系，也可能跟寒证有关系，因为五行中寒、肾、水、咸都属于同一类，所以一般肾虚或者寒证的时候会出现口咸。大家可以这么理解，就是嘴巴老是出现口咸是肾虚的一种表现，当然不能简单地认为口咸就一定是肾虚。

每个病证各有其症状表现特点，临床要四诊合参，综合起来看问题，要从多方面了解人的健康状态，单凭一个症状很难做出一个准确的判断，不能单凭一个症状马上就对号入座。

陈淑娇：好的，我们在临床辨证时会牢记四诊合参，综合分析。老师，我曾经有过一种口中干涩的感觉，有次吃了不够熟的芒果，感觉涩涩的，有一点轻微的发苦，同时可能是糖分比较高，还有点黏腻的感觉，就想多喝水，这是否属于口味异常呢？

李灿东：这就是我们经常讲的口涩，类似于吃了生的水果，口中有"涩"的感觉，但你说的这个吃了生芒果后出现的口涩不属于病理现象。中医认为"涩"一般是因为干，是燥热或者是津液受到损伤的一种表现。

口黏腻就是自觉嘴巴比较黏腻，和之前的口甜类似，指的是口中黏腻，不太舒服，或伴胃口不好，一般是湿热的一种表现。这种情况在夏季比较多见，用一些清利湿热的药或食物如薏苡仁、六一散等，可能都会有比较好的效果。

口味的异常分类较细，虽然和五脏有对应关系，但是不能机械地对号入座。临床上最常见到的口味异常为口苦，其次是口酸，也称为反酸或吐酸水。

王洋：饮食口味对我们的健康是非常重要的。饮食者，人之命脉也，饮食口味的变化直接反映了我们机体脏腑气血阴阳的变化。老师，您刚才跟我们说了脾胃的重要性，我们经常说等到大家过了30岁或者上了年纪，或多或少都有一些脾胃方面的毛病，那我们在平常的生活中，该怎样更好地护理或者是保养我们的脾胃呢？

李灿东：在日常生活中，一方面我希望大家能够认真地去体会饮食口味表现出来的一些征象或者苗头，能够为自己的健康提供一些参考；另一方面不管是病态还是正常的人，都要时刻关注脾胃的功能。脾胃功能讲起来可能很复杂，但是表现出来的症状最突出的就是饮食口味的变化。在疾病过程中，如果患者的胃口不好，一定要想办法解决这个问题。中医有一个说法叫"谷助胃气麦补脾"，认为脾喜燥恶湿，胃喜润恶燥。面食和米饭，两者不太一样，水稻长在稻田里，麦子则生长在旱田里，因此大米有养胃的作用，对一些胃不好的人，有时候喝一点点粥或米汤，可能比挂瓶或者喝葡萄糖水效果更好。

吴长汶：嗯，这些都是通过很简单可行的方法来对我们的脾胃功能进行一个保护，同时要营养均衡，不要轻易暴饮暴食、过食肥甘厚味或过食生冷之品。但现在药物损害导致的胃肠不适也十分常见，许多药物会导致患者出现呕吐、腹泻等不适，影响食欲，人体胃气和正气受损，这也不利于疾病的康复。

李灿东：是的，我们在日常生活中一定要尽可能地防止脾胃功能的损伤。现在很多的化学药物有一个很普遍的不良反应就是胃肠道的反应，比如在化疗过程中会出现恶心、呕吐。还有很多药物本身会损伤脾胃，有些药物还可能诱发一些疾病，比如激素、治疗关节炎的一些药物可能会引起应激性溃疡或胃穿孔，因此一定要注意保护我们的脾胃。例如，有些药不能空腹吃就不要空腹吃。我也不主张经常喝凉茶，因为这有可能损伤脾胃的功能。

保养脾胃的方法很多，也很复杂。这里有几个基本的原则：第一就是饮食有节，这个节当然可以理解成一种节律，也可以理解是一种节制；第二是注意饮食的种类和数量，一日三餐基本保持有规律，荤素搭配均衡，杂食为主；第三就是进食的东西尽可能选择易消化的，以减少脾胃过度的负担；第四就是要求饮食不要偏嗜，因为偏食对每个人来说都是不好的。我经常跟大家说偏食的小孩子一般身体都不太好，因为生长发育不太好。

第四十二讲
便秘与泄泻的辨析

梁文娜：在临床中，还有一个问题是医生十分关注的，就是患者大小便的情况。几乎每个患者就诊，医生都会问其二便情况，很多患者的回答很简单，"正常"，医生也就不再追问。但什么叫正常呢？有的患者长期以来，甚至从儿时、年轻时开始，就是3~4日，甚至更长时间解1次大便，并且排便时间较长，少说也要蹲15分钟左右，但他们认为目前还是和以往的习惯一样，这就是正常。实际上，这就已经是一种长期便秘了，若医者没能正确地问诊，就会遗漏了这个重要的信息。老师，您能跟我们讲一下临床上问二便的重要性吗？

李灿东：是的，确实存在你说的情况。我觉得在人体的生命发展过程中，二便的情况非常重要，就是大便和小便的情况。过去很多老中医，比如福建有一位非常著名的老中医盛国荣教授认为人的健康就是三个字——吃、睡、拉，即饮食、睡眠和二便。二便是人体非常重要的生理现象，在疾病过程中，二便的情况对治疗或者诊断起到一个非常重要的作用。大便的形成、排泄和人体内脏功能的关系是非常密切的，比如说脾胃的受纳运化、肾的温煦、肾之主二阴、肝之主疏泄条达、肺之主宣发肃降的功能，以及肺与大肠相表里等。小便也是一样的，虽然它是从膀胱排出来的，但是它和水液的代谢是密切相关的，因此它和肾、脾、肺还有三焦都有密切的关系。通过观察二便也可以了解身体内脏的功能和疾病的寒热虚实变化。

俞洁：因此，二便在反映人体生理功能中有着十分重要的作用，那么我们在临床上要怎么问诊，才能够充分把握二便在采集病史、协助诊断的过程中传递出的信息呢？

李灿东：问二便应该问什么？其实就是了解它的次数、气味、性状，还有它的颜色和量、排便时间以及排便的感觉，是否有疼痛或者尿频、尿急等。首先我们要了解一下正常的大便是什么样的。一般来说健康人每天排一次大便，成形而且是通畅的，每次排便的时间以 3～5 分钟为宜，而且里面没有黏液、脓血或不消化的食物。如果按照这个标准对照，我们有很多人都达不到。但实际上一天大便两三次或者两天才排一次大便，这属于个体差异，未必都是病态。如果大便隔天一次，且长时间都是如此，没有特殊症状，我个人认为不应该把它当作一种病态。这虽是个人的观点，其实也是长期在临床观察得出的一种看法。我们有很多的人不明白这个道理，过度去关注这个问题的时候就会给自己造成困惑。通常情况下大便应该是成形的，但是也有一些人会出现大便不成形，如果没有其他问题，也不应该当作一种病态。

排便次数的异常包括便秘和泄泻。什么叫便秘呢？很多人可能简单地将其理解为大便秘结，或者理解为大便好几天才排一次，大便很干、很硬。但是这种认识还是不够全面的，便秘其实除了大便秘结以外，还包括几点：第一是排便时间的延长，说得简单一点就是蹲的时间很久，拉不出来；第二就是便次减少，可能好几天才排一次；第三就是便质比较干燥、很硬，或者排便时间不延长但是排便很困难。以上这些都叫作便秘。我刚才讲的这几种情况可以独立存在，不是说便秘就一定要把这几个因素都凑在一起，有的人可能只是表现出排便时间延长，有的人表现出便次减少，有的人表现出来的只有大便是干的、硬的，这都可称为便秘。很多人总感觉便秘主要是一种热证、一种实证，因此一便秘就认为上火了，就喝点凉茶或者吃些苦寒的东西，其实便秘也分虚实寒热，需区别对待。

林雪娟：便秘不一定是所谓的上火，不可理所当然地一味降火，还需根据寒热虚实进行辨证论治。我们说大肠主传化糟粕，大肠主津。那么便秘是否就是大肠的功能失调引起的呢？如同前面所说的，便秘也有寒热虚实之分吗？

李灿东：从发病过程来说，便秘和很多脏腑都有关系，当然主要与大肠关系最密切。在中医理论中，小肠的主要功能是升清泌浊，大肠的主要功能是排泄粪便，它还有水分重吸收的功能。

便秘如何区分寒热虚实？通常情况下，如果是热证的便秘，他的大便一般是比较干且硬，并伴见"热"象，类似于前面提到的日晡潮热，或称阳明潮热，肠燥热结。表现出便秘的同时还伴有潮热，伴见腹部痞、满、燥、实，即肚子胀、肚子痛、大便拉不出来等这些症状，这种情况属于热结的便秘。若采用泻火通便的方法，效果就比较好。第二种情况，就是寒凝引起的便秘，表现为大便不好拉，冷的时候特别是冬季，或吃凉的食物的时候更明显，这就是寒结便秘。有一味中药叫肉苁蓉，它本身是补阳的药，同时还有通便的作用，因此对于寒凝、阳虚引起的便秘效果就非常好。这类患者如果去吃很多泻药，像大黄、牛黄解毒片或者牛黄上清丸等寒凉药物，不仅不能缓解症状，而且可能会使便秘更严重。

虚证的便秘主要是什么呢？一个是津液亏虚，我们将其形容为无水行舟，肠道就像河道，河道里没有水，船就搁浅了。它表现出来的特点是大便很干、很硬，有时候拉出来一粒粒像算盘珠子一样的大便，但是它没有明显的热证的表现，像刚才讲的日晡潮热等这些症状相对少见。它的主要特征是大便干结，伴有口干、爱喝水等，这就是津液亏虚、肠道失润引起的便秘。这种情况一般在什么时候出现？在人体脱水的情况下，比如出汗很多，或者是各种原因引起津液亏虚的时候。这种由肠道津亏引起的便秘，除了要增液以外，还可以服用一些蜂蜜，因为蜂蜜有润肠的作用。

王洋：老师，您刚刚说到津液亏虚，肠道失润引起的便秘，我就想到我们有时候泄泻，就是拉肚子的时候，到最后好像就会出现便秘的情况。听了您刚才说的，我觉得是不是就是因为我拉肚子导致津液亏虚，到最后泄泻止住的时候就会出现排便秘结，拉不出来呢？

李灿东：对，有一定的联系。还有一些其他原因导致的津液亏虚也有可能出现这种情况。很多老年人习惯性便秘，有一部分也是属于津液亏虚，因为老年人年纪大了，津液不足，肠道失润，故而出现便秘。还有一种是由血虚引起的便秘。血虚是什么？血主要是津液与营血，血与津液的关系是非常密切的，比如说妇女产后或者是一些出血的患者，会因为血虚导致肠道失润，出现便秘。它与我们之前提到的津液亏虚引起的便秘的区别就在于它有血虚的表现，即有色淡的特点。有一味中药叫当归，它既能够养血又能够通便，可以用于治疗血虚引起的便秘。

王淼：还有一种患者，老年人也挺多见的，就是大便的时候很吃力，费很大的劲才能排出便来，甚至排便过程中还会有乏力、汗出的表现，然而观其便质，并不是羊屎样干结的大便。

李灿东：这就属于虚秘的另一种，称为气虚便秘，表现为大便不会很硬、很干结，但是排出来比较困难，有的人形容它为"没力气拉出来"。有时候我们形容排便用力叫"努挣"，就是很挣扎，很用力，经常排了很久排不出来，并伴有气短、疲劳、乏力甚至头晕目眩，均是由气虚肠道传导无力引起的。气虚需补气，用一些补气药肯定会有很好的效果。

闵莉：大家对便秘的辨识更加清楚了，那么李老师能不能为我们介绍一下在日常生活中要怎么进行调理？

李灿东：便秘首先需分清寒热虚实，对于大便比较干燥的，不管是虚证还是实证，我们可以用一些润肠的食物或者药物，比如像黑芝麻、杏仁、桃仁等这些油脂比较多的食物，以起到润肠通便的作用。对于大便不是非常干燥但是排便非常困难，表现出来就是要用力努挣的，多因机体阳气不足所致，我们可以用一些补气的药，类似于黄芪、党参，可以帮助改善这些症状。

市面上用的一些泻下药，我建议大家在使用的过程中要慎重，泻下药如果用得太多可能会形成依赖，久而久之就会导致无法停药，一停药就会变得更严重。泻下药只是一种应急用的药物，不能长年累月地使用。下面谈谈我们经常提到的几种泻下药。第一种叫番泻叶，泡水喝有很好的效果而且不良反应较小。现在像西医做肠镜等检查的时候，术前均需做一些清肠的准备，会让患者吃一点番泻叶煮的药汤，使大便排泄干净，这是可以的。但是番泻叶不能每天吃，更不能长期服用。第二种就是大黄，用于通便一般是用生的大黄，而且煎药时需后入，后入的大黄泻下作用会比较强。同样的，大黄不能作为单味药长时间应用，而经过配伍可以发挥很好的作用。第三种是比较常见的中成药，叫麻仁丸，药店里有卖，这也是一种治便秘的常用药，但是这个药相对来说适用于慢性便秘，也不宜养成一个长期服用的习惯。除此之外，还有一种大家经常听说的西药叫开塞露。若大便很干燥，排不出来，把开塞露直接从肛门注进去，主要是起到润滑肠道的作用，但从长远来讲其治疗效果可能不那么明显，有些人用了太长时间以后也会产生依赖。总而言之，我认为排便是一个很重要的生理过程，在日常生活中遇到大便异常的一些问题，需要正确地对待。

王洋：前面老师谈到大便的次数异常可分为便秘和泄泻，关于便秘，主要可以表现为排便次数的减少、大便质地的干硬、排便时间的延长等方面。接下来我们要谈的泄泻，则以排便次数增多，粪便稀溏，甚至泻如水样为主要表现，从字面上我们就可以感受到，"泄"和"泻"，都含三点水，大便如水一样泻出，还是比较浅显的。泄泻多发于夏秋季节或饮食不洁之时，常伴有不同程度的腹痛，尤其是儿童多见。老师，您能否为我们系统地介绍一下泄泻呢？

李灿东：泄泻简单地说就是拉肚子，或俗称"拉稀"。既然是拉肚子，当然要以大便稀作为一个基本的判断依据。如果大便次数很多，但是大便是成形的，或者大便是干的，就不能称为泄泻。因此，不管大便拉几次，只有便质是稀的时候，才叫泄泻，有些中医书上称之为"便溏"。这个"溏"字，是一个三点水加一个唐朝的"唐"，便溏其实就是大便很稀，不成形。有时候我们可能看到大便呈糊状，这也是便溏。便溏和泄泻是什么关系呢？轻的叫便溏；严重的就是便质很稀，甚至泻下如水的称为泄泻。当然，除了刚刚讲的便质很稀，泄泻患者次数偏多，当然，有的人次数多一些，有的人次数少一些，情况不一样。一般来说大便次数与病情轻重有一定的关系。

陈淑娇：我们前面谈到的便秘，需分寒热虚实来辨证论治，在辨识泄泻的时候，我们也应当根据不同的表现进行寒热虚实的判断吧？

李灿东：是的，泄泻也应分寒、热、虚、实。有一种泄泻起病比较急，比如昨天还好好的，今天突然就拉肚子，或因昨天晚上睡觉腹部受凉，起床就拉肚子，便质就比较稀，像水一样，而且大便臭味不是很明显，经常伴有肠鸣、腹痛，这种情况一般是属于寒湿泄泻，就是由阴寒、寒湿引起的泄泻。初起病时可能有的人会有恶寒发热、头身疼痛的症状，主要特点就是大便很稀，没有太多的臭味，也不很黏，腹痛，肠鸣，或者有怕冷、发热。对于这种类型的泄泻，有种药效果非常好，就是"藿香正气水"。如果急性肠胃炎表现出来的症状和我刚才讲的这种特征类似的话，也可以用此药去治疗。

王洋：藿香正气水确实效果十分显著，包括在夏天比较热的时候，夜晚突然下雨降温，淋雨着凉后拉肚子，喝点藿香正气水症状就好转了。我们前面说的是大便臭味不明显的泄泻，还有一种泄泻是大便很臭的，而且还经常伴有发热，特别是小孩子，反复发热、泄泻，大便质黏，又黄又臭，这应该属于湿热泄泻吧？

李灿东：这是湿热泄泻，也是突然间发生的，但是排出的大便比较黄、黏且臭，而且肛门经常会有烧灼感，有的人还伴有发热，经常反复发作。中医有一个方叫作葛根芩连汤，对于湿热泄泻效果很好。如果症状不是很严重，可以吃一点黄连素片，黄连本来就是清热燥湿的药，因此湿热引起的泄泻用黄连素片也是合适的。这种情况如果喝藿香正气水就不合适了，因为藿香正气水是属于温热性质的。

王淼：老师，那暴饮暴食也会引起泄泻吧？我有个朋友，常常聚会回去后就会拉肚子，他一直不理解到底是他的脾胃太弱，无法耐受外面的油水，还是吃得太多太杂了。

李灿东：会的，第三种常见的泄泻就是由暴饮暴食引起的，表现为肚子痛，泄泻，泻下的东西臭如败卵，就像臭鸡蛋的气味，或者伴见嗳腐吞酸的症状。这是由食积导致的，可以用神曲来治疗。

以上是我们平时经常碰到的比较急性的三种泄泻。除此之外，有些人经常出现的食少、腹胀、便溏，就是大便老是不成形，食欲不振，胃口不是很好，吃的东西比较少，肚子胀，这是怎么回事呢？这就是脾虚的典型症状。

闵莉：老师，临床上还有一种情况，就是有些人在清晨五六点钟的时候肚子痛醒来，去上厕所，发现拉肚子了。关于这种情况的泄泻应该怎么认识呢？

李灿东：这种泄泻就叫"黎明泄泻"，或称为"五更泄泻"，就是每天早上天快亮大约五更的时候肚子痛，拉肚子，拉完就好了。一般来说，这种人平时还伴见怕冷或腰膝酸软的症状，中医认为这是脾肾阳虚的一种表现。我们碰到周围有些人经常天没亮就去拉肚子了，就是这种情况。因为这个时候阴气最盛，阳气虚的人就容易拉肚子。有的人虽然没有那么典型的阳虚的表现，但是每天早晨这个时间就要拉肚子，就要考虑脾肾阳虚。不过还有一种情况，患者脐下腹痛，想上厕所，泻完以后腹痛缓解，常因精神因素或者是情绪波动时加剧，中医认为这属于肝脾不和，肝郁脾虚。这种患者现在非常常见，类似于西医的"肠易激综合征"，甚至有些慢性结肠炎的人也会表现出此类症状。虽然它的病位是在肠，但根本原因是肝脾不和。因为肝是属木的，脾是属土的。木克土，当脾虚的时候，肝气太过就会侵犯脾胃，从而出现这种特殊的表现。肝气的问题经常和精神因素有关系，因此说精神刺激，或者情绪波动，尤其思想负担比较重的人经常会出现这种问题。还有一些人稍微吃不小心就会拉肚子，其实也跟这个病有关系。我个人感觉中医在治疗这方面问题效果还是很好的，可以采用痛泻要方治疗。其组成是陈皮、芍药、防风、白术，这四味药组合在一起治疗这个病有很好的效果。

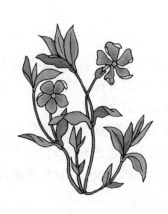

第四十三讲
便色与便质的异常

俞洁：之前我们主要谈了便秘和泄泻这两大常见问题。那么在临床中，我们比较关注的还有便色的问题，常常会问患者大便什么颜色、有没有黑便等。老师，您能不能跟我们谈谈关于便色的辨识呢？

李灿东：前面讲的是便秘，其实还有两方面内容和它是有关的，即便色的异常和便质的异常。一般来说，大便颜色比较黄、比较深，而且比较臭的，多属于热证，如大肠湿热证；大便颜色比较浅、比较淡，或者比较稀的，多属于寒证。如果患者大便呈现白色、灰白色，泄泻，或者便秘，这种情况下可能会出现黄疸。现代医学认为黄疸与胆红素代谢障碍有关，胆管因阻塞导致胆红素没有排到大便中去，因此大便呈灰白色。中医认为这种情况和肝胆有关系，肝胆的功能不正常，胆汁不能正常排泄，进一步影响到脾胃的功能，继而出现大便灰白色。还有一种是在排便的过程中出现黏液脓血便，大便有血就叫"赤"，有黏液就叫"白"，因此我们称之为"下利赤白"。痢疾的患者经常会见到这种情况。

朱龙：除了大便的次数、颜色，您还提到便质也需要注意，那么便质的异常如何辨识呢？相信不少人都曾在自己的大便中见到过未消化的食物，比如玉米粒之类的，这种便质的异常意味着什么呢？

李灿东：便质异常指的是大便的质地出现异常。正常人的大便应该是成形的，不燥不稀。但实际上除了我们刚才讲的便秘和泄泻以外，还有一些特殊的便质，比如"完谷不化"。什么叫完谷不化呢？就是大便中夹有没消化的食物。细心的人会发现，有时大便中会有一些蔬菜或者其他食物，还没有消化完全就排泄出来了，这就称为完谷不化。这种症状常见于两种情况。第一种情况就是长时间泄泻伴完谷不化，大便比较稀，兼有怕冷、腰膝酸软等症，一般是由脾肾阳虚引起的，属于阳虚的一种。阳虚为什么会完谷不化？因为阳气不足了，类似于锅中无火，很多东西没煮熟、没消化，而直接排泄出来。第二种情况是急性的，由食积引起的，多因暴饮暴食而来不及消化或是消化不完全。这种情况可以吃一些神曲，效果挺好的。

还有种常见的便质异常称为"溏结不调"，"溏"就是不成形，"结"就是秘结。大便有时候干有时候稀，有时候便秘，又有时候拉肚子，或者是大便先干后稀，这些都属于"溏结不调"的范畴。"溏"和"结"两种情况交替出现，通常是因为肝郁脾虚，或者仅仅是因为脾虚。

> 王洋：在临床中，我们还经常要患者观察是否有解黑便，黑便其实就是大便中有血，但出血的位置离肛门较远，所以呈黑色，这种异常属于便血。请老师谈谈，便血在临床上常见于什么情况？

李灿东：是的，第三种情况称为"便血"，便血就是大便里面有血。中医把便血分为两大类，即远血、近血。远、近讲的就是出血的位置到肛门的距离。出血的位置离肛门比较远的称为"远血"，出血的位置离肛门比较近的就称为"近血"，相当于西医的"上消化道出血""下消化道出血"的概念。比如胃、十二指肠出血属于上消化道出血，离肛门比较远，中医称之为远血；如果在肛门周围，因肛裂或痔疮引起的出血，就称为近血。远血的患者，便血一般是黑色的或者是棕褐色的，出血时间短、量比较少的时候可能是棕褐色的，时间长、出血量多的时候就呈现黑色，甚至像柏油或沥青，黑得发亮。长期胃病的人如果发现大便颜色发生此类变化且伴有头晕、心悸，或者冒冷汗时，要注意出血的可能。这种出血的特点是什么呢？就是先便后血，前面排的是粪便，后面大便中有血，有的甚至整个过程中都有血，都是黑得像沥青柏油一样的。那么如何判断出血量有多少呢？一般来说，少量出血肉眼是看不出来的，只能从显微镜下检查，只要出血量达到5mL左右，显微镜就能看得清楚；如果出血量达到60mL左右，大便颜色就会有变化，肉眼可以观察到，因此当我们发现排便颜色有变化的时候，估计出血量已经达到五六十毫升以上了。当然如果出血量较多，它可能来不及经过胃液等的消化，直接就排入肠道了，这种情况就直接可以见到大便伴有鲜血。远血是因为脾不统血即所谓的"脾虚"。脾有统血的功能，就是统摄血液在血管内运行，不让它跑到血管外面。所以，脾如果虚了，就不能统摄血液，血就跑到外面来了。远血就是由脾虚不能统摄血液引起的。

吴长汶：近血最常见的病因就是痔疮吧？大便时痔疮患者可出现鲜红色血液。从中医角度而言，近血多是由什么引起的呢？

李灿东：什么称为近血？近血就是出血点在肛门附近，血的颜色一般是鲜红色的。近血一般在痔疮、肛裂或一些肛周疾病等情况下出现，有时便秘的时候更为明显。它的特点是先血后便，即先滴几滴血，然后再排出大便。从中医的角度来看，近血经常是由湿热引起的。热邪迫血妄行，或者是肛裂引起出血，或是痔疮破损了以后出血，所以在大便干结的时候比较容易出血。不管是远血还是近血它可能都和身体有一定的关系，说明身体某部位有出血，可以是突然出血，也可以是慢性出血，如果量比较多，甚至是很危险的，所以，这是需要引起重视的，一定要明确病因，及时取得医生的帮助。还有一种情况就是一些胃肠道的肿瘤，它早期的疾病信号其实就是大便里面有少量的血液。因此如果确诊不是由痔疮或者肛裂引起的便血，就要引起重视，有些肿瘤早期发现还是很有意义的。

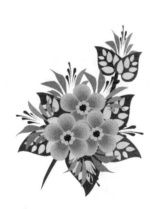

第四十四讲
小便异常的辨析之一

王洋：小便作为人体新陈代谢的液体排泄物，与肺、脾、肾以及膀胱的气化功能关系密切。现代医学中，尿液检查可以提示很多疾病，有重要的协助诊断的作用。正常的小便是怎样的？其实我们很多人一说到关于小便的疾病，就会有类似小便发黄、刺痛、带血、泡沫多、疼痛、分叉、浑浊等描述，甚至有的人还会说："如果我晚上睡不着，就会频繁上厕所。"在临床问小便情况时，患者的答案多是模糊不清的，我们应当怎样去问小便呢？要患者观察小便的哪些方面呢？

李灿东：小便是一种生理现象。问小便的内容一般包括问小便的量、次、色、质和排尿时可能出现的异常感觉。在通常情况下，一个正常的成年人每天的尿量在 1000～1800mL，因个体的差异或者气候、季节条件而增减。夏季或者运动过后，因汗出多，小便相对来说较少些；冬季因排汗量少，小便就多一些。喝水的量和小便也有关系，有时口渴但因工作繁忙没有及时喝水，也会出现排尿少。此外小便量还和年龄，以及其他一些因素有关系，但只要在一定的范围内，我们都可以认为是正常的生理现象。小便本身也是我们机体排出代谢产物的一个主要渠道，因此小便如果太少，身体健康就会受到一些影响。有些人尿量可能达2000mL 以上，有些人少一点，可能不一定能达到 1000mL，但总体来讲还是要有一定的尿量。什么叫尿量增多呢？就是小便比平时的量要多。多多少？当然没办法说一个很准确的数字。因为通常情况下这要和自身做对比，即要"以常衡变"，对比之前情况来说突然变得特别多，或者说和周围同龄人在同样的情况下明显多很多。有的人可能会这样描述："我小便特别多，和我在一起工作的同事，或者是周围的人，他们做一样的活，吃的午饭也差不多，可是他们的小便好像没有我这么多。"

林雪娟：因此，对于小便的询问，首先要明确什么是正常小便。您刚刚谈到了一般情况下一个正常成年人每日的尿量，并且尿量还受到饮水、排汗等方面的影响，那么一天排小便几次属于正常呢？

李灿东：通常情况下，一般的人大概白天排小便 3~5 次，白天次数较多，晚上一般 1~2 次吧，甚至不用起夜，这都是属于正常的范围。大家在判断自己健康状态的时候，不要非常机械地按照这个次数，简单地认为，如果一天 6 次超出了正常范围的 3~5 次，就属于不正常的，其实只要在这个范围内保持一个度，都是可以的。如果次数特别多或者特别少，均属于一种病态。

闵莉：如果小便量或次数增多，都属于病态吧？这提示着什么问题呢？

李灿东：小便是我们人体水液的一个很重要的组成部分。小便的多和少说明一个什么问题呢？一种可能就是它是否有水。如果水少，小便就会少。第二个可能就是开关坏了，指的是小便的控制功能有了故障。中医认为这种小便多的症状主要有两种情况：一种情况是因阳虚寒证，阳虚会生虚寒，寒不会损伤津液，因此寒证的人比较容易出现小便较多；第二种情况就是我们经常讲的消渴。我记得我们前面说过糖尿病的患者很多在后期表现出消渴。"三多一少"说的是什么呢？就是多饮、多食、多尿、身体消瘦。多饮、多食我们前面谈到了，多尿就是尿量增多。消渴病的"三多"在不同的阶段所表现的出症状、主诉可能不一样。有的人口渴比较明显，喝水喝很多，一般称为上消；有的人可能表现为饭量增加，吃得很多，很容易饥饿，中医称之为消谷善饥，称为中消；也有一些表现出来是小便比较多，称为下消。下消一般是肾的问题，肾阳虚了以后，开阖失常，小便就可能很多，类似于开关坏了，因拧不紧，水一直往外流。

尿量减少就是尿量相对比正常或者和自身平时状态相比有明显减少。一种情况是身体里水少了，可能尿量就相对减少了。第二种情况是因为"开关"坏了，打不开，水就出不去。尿少当然最直接的原因就是津液损伤，人体的津液受损伤，如汗出得多的人，一般来说他的尿量就少，因为汗也是由津液化生来的，中医认为"汗尿同源"。另外一种情况，就是呕吐或者泄泻时，体内水分、津液就从吐和泻中排出去了，所以小便也会少。一般拉肚子的人尿都会比较少，当其小便多起来以后，腹泻也就改善了。因此中医治疗腹泻有个理论叫"利小便而实大便"，指的是通过利小便而达到止泻的效果。此外，发热、高热患者，热邪本身就会蒸腾、消耗水分，就像锅下面火很大，水就很容易烧干。例如，出现的"白虎汤四大症"，即大热、大汗、大渴、脉洪大的这种情况时小便就少，中医称之为"热盛津伤"。小孩子发高热时很容易出现这种情况。

> 王淼：嗯，这就是当各种原因引起津液亏虚时，小便也会相应地减少，这也属于人体自身的一种调节机制。那么第二种情况"开关"坏了，该如何理解呢？

李灿东：第二种情况的小便少，是因为"开关"坏了。关得太实了，打不开，水就储存在里面了。什么原因引起的呢？人体整个水液的代谢跟肺、脾、肾、三焦关系非常密切。肺、脾、肾或三焦功能发生障碍的时候，水在身体里面停留而出现"水液停聚"的水肿，水液就会泛滥到肌肤里面。我们一般称这种情况是尿少身肿，或者是尿少浮肿。

> 王洋：您刚才说不管尿量多还是尿量少，都提到一个比喻——"开关坏"了。那这个"开关"它主要是指我们身体的哪一个脏器的功能呢？

李灿东：这个"开关"，与肺、脾、肾都有关系，但最主要指的是肾。中医认为"肾主二阴"，主二阴就是控制大小便，开阖失常指的就是它控制二阴的这个功能出现异常了。肾就是人体水液代谢的总开关。怎么判断是不是肾的问题呢？关键就是观察所出现的兼症。比如我刚才讲，消渴是因为肾虚了以后，开阖失常而出现"三多一少"的情况。如果是肾引起的水肿，它一般是下半身肿得比较明显，而且这个病一般拖得时间比较长，我们在辨证时需结合全身出现的症状以及舌脉情况综合分析。

> 俞洁：之前您谈到过，正常成年人一天排尿3～5次属于正常，那么如果多于5次是否就属于小便次数过多呢？我记得有一个朋友就出现过这个毛病，而且他因为这个问题都不太敢出门，因为他随时要知道哪边有厕所，随时可能想去上厕所，这就属于小便频数吧？

李灿东：小便的频数，顾名思义指的是小便次数增加，时时欲便，老要去上厕所，有时候形容为"频频登厕"。我个人临床观察，有一部分人尿频是和他们自己的情绪、精神状态有关系的。有的人平时小便的次数还挺正常，但是一旦要做什么事，比如考试，或者要坐长途车，担心临时尿急找不到厕所，越是紧张的时候，就越是要上厕所，这都跟精神因素有一定关系。

> 陈淑娇：确实，精神紧张时上厕所的次数会明显增加。同时我也发现老年男性尿频比较多见，我们常说的"尿频尿急尿不尽"就经常见于老年男性。

李灿东：是的，我们如果注意观察一下就会发现：老人或是小孩，小便次数会相对比较多。老人家到了一定年龄以后，肾气开始逐步虚衰，逐步走下坡路了，很多人就老是要上厕所，或者夜尿次数增多。小孩子肾气未充，还没有发育完善，小便次数也比较多。

常见的小便频数有这么几种情况。第一种情况称为尿频、尿急、尿痛，就是小便次数很多，小便一直很急，排尿时会痛，而且小便一般比较短、红，或者黄，医学术语称为尿短赤，或是小便短黄。我们中医有一个名词，叫作"淋病"或"淋证"，这和西医的性传播疾病"淋病"要相鉴别。西医学上讲的淋病是由链球菌感染引起的一种具有传染性的疾病。中医把尿频、尿急、尿痛，均称为"淋"。在中医术语规范以后，它不是一个证、症状，而是隶属于一种病，所以我们有时候叫它"淋病"，类似于西医讲的泌尿系统的感染，比如肾盂肾炎、尿道炎、膀胱炎，多是因为湿热蕴结在下焦。下焦这里主要是膀胱和肾。湿热蕴结在膀胱，影响到膀胱的气化功能，就会出现一直要上厕所，但是小便量又不是很多，只是次数多，小便量比较少，而且经常有急迫感，排尿疼痛的症状。有的人痛得很厉害，甚至小便时还会排出一些像沙子，或者石头出来，我们又称之为"石淋"，相当于西医学上的泌尿系统结石；若是小便排出时伴有出血，我们称之为"血淋"；也有一些小便排出来很浑浊，像米泔水，或是有一些沉淀，我们称之为"膏淋"。这些均属于"淋病"，病位主要是在膀胱。

> 闵莉：老师，您刚才说到小便可能排出石头，或沙子，或者浑浊像米泔一样，或者是有颜色像血一样的，那它们都是怎么形成的呢？怎么会有石头呢？

李灿东：湿热蕴结日久会变成砂石，类似于海水经过煎熬了以后会析出一些盐分，主要是因为湿热在体内，特别是蕴结在下焦，时间长了就结成了砂石。那么为什么会出现血呢？有两种原因：一种是石头或者沙子本身损伤了尿道，尿道被划破后出现的出血；还有一种情况是热本身会迫血妄行而出现的出血。湿热蕴结以后，小肠泌别清浊的功能受到影响，就会出现米泔水样的小便，在诊断的时候也可以参考现代的一些检查如尿常规等，可以发现小便里面有一些白细胞，或者红细胞，或者残渣、管型等，一看报告单，西医就知道这是属于哪种原因的泌尿系统的感染。

从中医角度来说，一般对湿热引起的尿频、尿急、尿痛，经常选用八正散加减，或是我们现在临床常用的中成药三金片。民间最常用车前草或者是玉米须代茶饮来治疗泌尿系统感染。一般来说泌尿系统感染女性较为多见。为什么呢？因为女性尿道比较直、比较短，尤其年龄大了以后更多见一点。另外如果确诊属于淋病，或者有这种症状的时候，建议大家适当地多喝水。

> 林雪娟：您刚才说到女性容易得这个病，这由器官本身这种生理特点决定的。我们怎么防治呢？中医经常讲治未病，治将来有可能发生的病，那在预防方面我们有哪些好的手段和方法呢？

李灿东：防治方面，首先当然就是注意卫生，因为既然讲了它是一种感染，很多是从尿道口感染的，所以应该注意卫生，当然有些是通过血液循环，血行感染，那是另外一回事。还有去游泳的时候，要注意水干不干净，有些感染是游泳过程中出现的，因此如果水源不干净的时候，尽量避免游泳，这样可以起到一定的防治作用。其次就是适当多喝水，尤其是在夏天的时候，多喝一点，对防治这个病是有好处的。

第四十五讲
小便异常的辨析之二

王淼：老师，还有一类人的小便频数表现为夜尿多，特别是老年人，一个晚上可能要起来2～3次，都不能睡个安稳觉，这是不是主要也和肾有关系，开关关不住了？

李灿东：这是一些老年人或者是久病的患者出现的小便频数的一种，但是这种小便频数一般量多色清，夜间次数增多，我们称之为夜尿频数，是由于肾阳虚，肾气不固产生的。如果老年人因为生理性的衰老，肾气逐步虚衰后比青壮年小便次数多，它不一定是很明显的病态，也可以等同于是正常的，但是如果小便次数明显增多，有时候晚上频繁起床甚至影响睡眠，这就属于一种病态。如老年男性常见的前列腺肥大、前列腺炎就属于这种情况。

前列腺肥大，其实也是人到一定年龄以后出现的一种变化。这种变化我们不要一听是炎症就一定要吃消炎药，因为前列腺有一个屏障，类似于血脑屏障，一般的药物难以通过。前列腺炎一开始的时候多是因肝郁气滞，可以通过疏肝理气进行调理；久病多因年老肾阳虚衰，可以通过温补肾阳或者益肾固肾进行治疗。中医有一个方子，称为"五子衍宗丸"，其实是5种带有"子"字的中药，对治疗肾虚所致的尿频有比较好的效果。当然日常生活中也可以适当服用一些补肾的药物，如鹿茸、海马等。小孩子有时候也有小便频数的问题，我推荐可以吃一些猪小肚，就是猪膀胱，加上莲子20～30g，也会起到很好的效果。

梁文娜：嗯，我们说到小便的疾病好像还有一种，这个字还不太好念，叫作癃闭，这是一种什么样的症状呢？

李灿东：癃闭和小便频数是相对的，癃闭其实就是小便尿不出来。小便点滴而出，排尿不通畅，称为癃；如果是点滴不通那就称为闭。这两者在程度上是有区别的。一种情况是水龙头坏了，另一种情况就是水龙头堵了。类似前面谈过的前列腺肥大，因为前列腺太大压迫堵住了尿道，有的人可能出现排尿不畅，还有的人可能出现小便次数增多。因此同样一种原因在不同人的身上可能表现不一样。癃闭本身也有虚实的不同。实证一般来说是湿热下注或瘀血阻滞，或结石堵塞，导致尿道不通，膀胱气化不利就产生了癃闭。湿热下注是湿热在下焦凝聚不散，瘀血内阻就是血块堵住或是外伤瘀血阻塞。以前农村农民挑担子脚踩滑了，常常骑跨在田埂上，造成骑跨伤，就会出现这种情况。还有一种情况就是结石，结石掉下来堵住尿道。这些原因都可能导致尿道不通而出现癃闭。这些情况一般属于实证。因膀胱里是有尿的，所以患者小腹都胀得很大。还有一些是虚证，就是老年人气虚或者肾阳虚，膀胱气化功能减退，不能化气行水，膀胱里面的尿可能不是那么多，这种情况比前面一种要严重一些，主要是由老年人虚损引起的，若是继续发展下去可能会导致水肿。因堵而引起的癃闭，现有的导尿术可以比较好地解决这个问题。若是由虚证引起的癃闭，有时候病情虽然不是那么急，但是往往治疗上会比较麻烦，效果也较差。因此，但凡遇到小便不好的情况，无论虚实，建议大家都要到医院寻求医生的帮助。

林雪娟：老师，您之前提过有些患者会有尿痛的症状，您能否详细地介绍一下如何辨识排尿感的异常呢？

李灿东：排尿感的异常大概有以下几种情况。

第一种情况是小便涩痛，排尿的时候会觉得尿道灼热疼痛，像烧灼一样，有的痛得很厉害，像刀在割，称为"涩痛"。涩痛是由湿热下注膀胱引起的，因此它经常和尿频、尿急同时出现。

第二种情况称为余沥不尽，指的是排尿以后感觉还有小便点点滴滴不尽，一般是由肾阳虚引起的，老年人或者久病患者常见。如果是肾虚，当然要补肾。当然也有可能是气滞导致的，要根据情况辨证论治。

第三种情况是小便失禁，就是经常出现小便不能控制。有些是在神志清楚的时候，小便不能随意控制，这种叫作小便失禁，比如在打喷嚏或大笑的时候；还有些产妇在生完孩子以后也会出现这个问题，这些情况多是因为气虚，特别是肾气虚，膀胱约束无力导致的。膀胱本来类似于一个有弹性的气球，排空的时候膀胱很小，小便多了就会鼓胀起来。膀胱自身有约束能力，尿液不会随便流出来。但是当肾气亏虚时，膀胱约束无力，小便就会自己流出来。当然有些人突然间情志失控时也会出现小便失禁，这也是因为肾气不足。另外，外伤造成尿路损伤时，也会出现小便失禁。

> 闵莉：其实还有一种小便失禁。我有一个朋友，她是从小就一直遗尿，几乎是每天早晨5点都要垫个什么单子或布，这种常年遗尿是什么情况呢？

李灿东：小便失禁和遗尿不一样。我们刚才讲的小便失禁是不能控制，神志清楚或是神志不清的时候都有可能出现，比如中风突然昏迷时就可能出现。通常讲的遗尿就是在睡觉的过程中不自主地排尿。3岁以下的孩子经常会出现遗尿。老年人有时候也会遗尿，因其肾气不能约束，开关坏了。年纪小的是因为肾气未充或者先天禀赋不足。这在一定范围内，都是一个比较常见的现象。当然如果出现一些小孩子长大以后或者上学了还经常遗尿就是病态了。遗尿是什么问题呢？一是肾气不足，膀胱失去约束。另外，可能和一些家长的习惯有关系，没有帮助小孩建立起一个良好的小便的条件反射。例如，有些家长心疼孩子，冬天的时候不把孩子叫起来把尿，让他有尿就尿在尿布上，这样对孩子建立一个条件反射是不利的。因此通过日常的一些调整，这样的患者也可以达到一定的效果。

> 朱龙：溺爱孩子不一定是好事，这让我想到书本上提到的宋代一个非常著名的儿科医生钱乙，他讲过一句话："若要小儿安，三分饥与寒。"

李灿东：是的，有些孩子到长大了还经常会尿床，这些有的是因为病态，但我从个人临床体会来说，我觉得还要进行一些心理上的辅导。有些孩子越紧张，就越有心理负担，甚者到上大学还会出现这种情况，影响孩子的自信。

> 梁文娜：老师，我们谈了小便量和频次的异常，那么尿的色质异常如小便浑浊等要如何辨识呢？

李灿东：尿的异常包括有色的异常和质的异常两方面，小便没有颜色我们一般不叫它尿白，而是称之为小便清长。小便清长多见于寒证，寒不会损伤津液，小便不会浓缩，因此不管是实寒还是虚寒，小便都是清长的。如果老人家夜间尿多是清长的，那就是虚寒证，尤其是肾阳虚。如果小便偏黄，一般是因为热，多伴有尿短的症状，称为小便短黄。小便量少叫作短，黄指的是小便颜色。如果小便像茶水的颜色我们称之为尿短赤，就是小便很"红"。"小便短赤"不要理解为出血，一般也是属于热证，凡是分泌物、排泄物颜色比较深的均属于热证，比较浅的是寒证。还有一种是小便中有血，称为尿血，就是颜色比较红，甚至有的人尿中有血块。什么原因呢？第一是尿道破了；第二是因为热，热迫血行。热的情况分两种，一种是热伤膀胱，另一种是心火亢盛。心和小便出血有什么关系呢？中医认为心和小肠相表里，我们前面说过小肠有很多功能是和小便有关系的，与西医讲的消化器官小肠是有区别的。因此心火大的时候会移热于小肠，就会出现小便里有血。当然小便有血也有可能是由虚证引起的，此时会伴有一些气血虚的表现，如面色无华、面色淡、少气懒言等，有的甚至肌肤上出现紫斑，这些均是因为脾不统血。现在有一个名称叫作"运动后血尿"，多是和中医讲的脾不统血有关。临床也有一部分肿瘤患者会出现血尿，比如肾癌、膀胱癌。因此建议大家出现血尿要去医院做一些必要的检查。

小便浑浊，在临床上也分为虚实两方面。虚证表现为小便像米泔水一样，小腹部会有坠胀感，面色比较淡白，人没什么精神。这种一般是中气下陷的表现，多因脾在中焦，脾气不能升清，浊气不能下降，精微物质上不来，就从小便排出，中成药补中益气丸治疗此类病证的效果还是可以的。实证表现为小便浑浊像脂膏一样，经常伴有尿痛、尿急，同时出现一些其他实热的症状，比如舌苔比较黄腻，这种情况也可以称为"膏淋"。

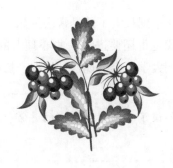

第四十六讲
问经带与问小儿

吴长汶：经带是特殊的问诊内容，主要针对女性的生理、病理特点，在妇产科病证的判断中十分重要，专业性比较强。因为女性有月经、带下、妊娠、产育等一些特殊的生理、病理特点，和男性是有区别的，并贯穿了女性从青春期开始的相当长的一段时间，所以经带是了解女性健康的很重要的组成部分。在了解女性生理、病理情况时，问月经和带下是必不可少的，老师能不能就经带问题谈一谈呢？

李灿东：月经就是女子发育成熟，子宫规律性出血的生理现象。一般女子从二七即 14 岁的时候开始月经初潮，一般指的是虚岁。周期大概是 28 天左右。现在女孩子月经初潮普遍提前，有的 9 岁就来了，这可能和现在的环境因素、饮食因素有关系，类似于大家现在说的性早熟。在我看来，不一定要把这种现象当成真正的性早熟，或者当成一种疾病来对待，有时一些过度诊疗反而会给孩子造成负面的影响。

那么什么时候绝经呢？按《黄帝内经》上来讲，就是七七 49 岁，女性的生命周期是以 7 岁为一个周期，所以是七七 49 岁的时候"天癸绝，地道不通"，月经就停了，就称为绝经。怀孕和哺乳的时候，月经也会因生理需要而停潮，因此过去诊断怀孕的很重要一点就是停经与否。从 14 岁到七七 49 岁，若月经正常来潮，每次 3~5 天，28 天为一个周期，是属于正常的月经，量从具体来说是 50~100mL，颜色一般是红色的，没有血块，这是正常月经的一种情况。月经量太多会损伤血液，引起血虚。因此，问月经第一个就是问初潮的年龄；第二个就是问月经的周期，行经天数，颜色，质地，有没有血块，月经是稀的还是黏稠的，月经的量如何，还有就是行经时是否伴有腹痛、腰痛等。这些是询问月经时要问的主要内容。

陈淑娇：初潮、周期、行经天数、色质、经量、是否有何伴随症状，问月经时要考虑的问题还是相当多的。那么临床常见的一些月经异常的主要类型和原因是什么呢？

李灿东：下面我们就来谈谈常见的月经异常的情况。月经是一种出血，有时候月经会提前，提前一周以上，连续两个周期或以上，称为月经先期。若是月经先期伴月经量比较多，一个原因是热，热迫血妄行；另一个原因是气虚，气不能摄血，就会出血。怎么知道是因为热还是气虚呢？要根据其他的一些伴随症状，比如若是由阳气比较盛的"热"引起的，一般此类患者平时比较急躁易怒；若是由虚热引起的，一般伴有五心烦热、潮热、盗汗等症状；如果是因为脾气虚，气虚不能摄血，就会伴有一些气虚的表现，如神疲乏力，动则益甚等。崩漏指的是没有在正常行经的期间出现出血的症状。其中来势凶猛，量很多的称为崩中；来势比较弱，量很少，经期拖得比较长的，称为漏下。什么原因会导致崩漏呢？一般是因为血热或气虚不能摄血。第二种情况是月经延后一周以上，连续两个周期或以上，我们称之为"月经后期"。还有一种情况是月经量很少，比平时少，有时在行经期会出现一些血块。这种情况主要是因为气机阻滞或是瘀血阻滞。当然这两者也可并见，称为气滞血瘀。要根据平时的症状来判断。第三种情况是因为虚，血虚或者肝肾不足，月经量就会很少，经期就会推后。这些都是产生月经后期、量少的原因。除了月经后期和量少以外，痛经也是常见的月经异常的一种情况。痛经指的是月经期肚子痛，可兼见腰酸腰痛，通常是由气滞血瘀或者血虚冲任不足引起的。

朱龙：好的，老师谈的这几点基本上把最常见的月经异常情况都涵盖了，更详细的还是要向专科医生请教。那么除了月经，带下问题也是女性常见的，特别是带下异味、色质改变等，临床经常遇到。老师，带下异常要怎么辨识呢？

李灿东：带下是女性阴道的少量分泌物，是正常的情况。当它出现色、质、气味异常的时候称为病理性带下。通常讲的"白带"和"带下"的概念是不完全一样的，白带是带下的一种。"带下"根据颜色的不同，有白带、黄带和赤白带等。白带指的是白色的分泌物，黄带指的是黄色的分泌物，赤白带就是白色分泌物中带有血。一般来说，带下颜色是白的，比较稀，没有异味的属于虚证、寒证；如果带下是黄色的，比较黏稠，异味比较重的，一般属于实证、热证；赤白带就是分泌物带有血液，一般伴有脉络损伤出血。需要提醒大家的是出现赤白带要引起大家的重视，有些妇科肿瘤早期会有此表现，要及时去检查，早点治疗对预后还是比较重要的。

女性在进入49岁后会经常听到的一个名词——更年期综合征，或称为围绝经期综合征、绝经综合征。这是特定时期发生的生理变化，是身体内分泌的一些变化使身体状态发生变化。女性进入40岁到绝经后一年是特殊的生理阶段，我们称之为围绝经期。绝经后指的是月经停了以后，这些概念的内涵有些交叉。大部分女性在这个阶段，可能或多或少会出现一些不适表现，如急躁、爱生气、爱叹气、口渴、注意力不集中、疲劳等。希望大家不要过多地去干预或者采用雌激素治疗，因为激素类的不良反应会比较明显，导致此类症状拖得时间很长，有些女性将近60岁时这些症状还很明显，因此不主张大家去补肾或者过多食用营养品。不仅仅是西药，还包括中药或中成药也不要滥用。还有一些女性朋友到了50多岁，如果某次月经未按时来就很紧张，担心若是绝经会衰老得快。其实到了49岁月经有时无法规律而至也是一种生理现象，要顺其自然地对待。一般在49岁左右绝经是正常的，也不是说越晚绝经就越年轻，身体就越好，不要有这样的误解。绝经推迟与年轻、长寿是两回事。绝经时间和人的个体是有关系的，当然身体越好，生育期就越长，有这个可能性，但我们不要把绝经的早晚当作身体是否健康的标志。

> 梁文娜：女性最常见的两大问题——月经和带下，老师已经为我们做了比较系统的介绍，一方面要提高认识，引起重视，另一方面又不可过于敏感。谈完女性的经带问题，接下来老师能否为我们介绍一下如何询问小儿的情况呢？小儿生长发育未完全，有许多其自身的生理病理特性和常见病，在问小儿时，有哪些问题需要我们格外注意呢？

李灿东：问小儿也是专科性比较强的。在这里我主要和大家讲一下我们应该注意的几个问题。一是了解小儿出生前后的情况，有些先天性的疾病和他以后的生长发育有关系，因此要了解一下出生前后的情况。二是询问预防或接种的一些情况。小孩子的病是比较特殊的，我们经常讲的儿科四大症——惊风、麻疹、水痘、疳积，惊风和疳积前面讲过了，水痘和麻疹是儿科的传染病，麻疹是很多小孩都会得的，现在有了疫苗接种以后，有的人是终身都不会得了。因此也要了解小儿预防和接种的一些情况。三是了解小孩子的喂养情况，这对判断某些疾病也是很重要的。小孩子脏腑比较娇嫩，抗病能力比较弱，很容易受外界邪气的影响，或者脾胃比较弱，消化功能不完善，容易出现伤食、呕吐、泄泻等症状，我们在询问过程中要特别询问这些内容。小孩子的生长发育本身就是一种特殊的阶段，类似于新车的磨合期，机器很新，但各个部分配合得还不太协调，所以说明书上会说车不能开太快，小孩子也一样的，各部分配合得还不协调，要特别注意容易受到一些病理因素的影响。

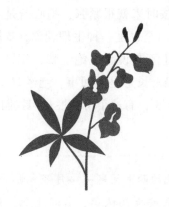

俞洁：李老师，我们前边和您学习讨论了望、闻、问三诊，还有一个切诊。古人称"切而知之谓之巧"。这个巧有精巧的意思，也有技巧的意思。是否可以理解为通过一定的学习和练习，可以掌握这门技巧呢？

李灿东：可以这样理解。讲到切诊，先简要和大家讲一下切诊的含义：切，原意是靠近，指医生用手指或者手掌对患者身体的某些部位进行触摸按压，目的是了解其健康状态，为诊断提供依据。从严格意义上说，只要是医生用手触摸按压患者某一部位的诊断方法，均可称为切诊。当然，在《黄帝内经》，或者更早时候的古籍中，切诊主要指的是脉诊。

闵莉：用手触摸按压以了解患者健康状态的方法就叫切诊，它包含两部分：一部分是脉诊，或者称为摸脉或诊脉；另一部分是对其他部位的触摸按压，我们称之为按诊。在临床上，脉诊的运用较为广泛。摸脉可以了解到患者很多的信息。甚至有些患者看中医，第一件事就是把手伸出让医生诊脉。老师，您可以跟我们讲解一下诊脉的脉是指什么吗？

李灿东：中医认为"脉者，血之府也"，脉是血居住的地方，血的府邸。因中医摸脉的地方就是桡动脉搏动的地方，很容易被人误解为脉就是脉管或是血管，实际上脉和血管还是有区别的。为什么这么说呢？因为除了脉管的概念之外，中医的脉更像是河道，河道里面的水就是脉中的血液。河道里的水为什么能在河道里运行，不会溢出来发水灾呢？因为有堤坝。保障血在运行的过程中不会溢出脉外的堤坝是气，这里的气指脾气，脾气能统摄血液，使血正常运行不会溢出脉外。因此从这个角度讲，血管和脉既有相似的部分，也有区别。中医认为血液是由津液和营气共同构成的。我们吃的水谷精微、营养到了脉里面就变化成红色，成了血液。《黄帝内经》有句话叫"中焦取汁，变化而赤，是谓血"，当然也不能直接说中医讲的营养就是血液。

> 王洋：人是一个整体，血液在脉管中流动和全身脏腑阴阳气血的功能息息相关，全身脏腑阴阳气血出现异常，就可以反映在脉象上。老师，请您具体讲讲脉诊的原理吧。

李灿东：好的。狭义的切诊就是我们刚刚谈的脉诊，又叫号脉，指医生用手指对患者身上特定部位的动脉进行切按，即对跳动部位的脉进行切按来体察脉象的这个过程。脉诊的原理包含几方面的内容。首先脏腑参与了整个脉搏形成的过程。中医认为心可推动血液沿着脉管运行，心脏为什么会搏动？中医认为宗气贯心脉就能行气血。肺吸进来的清气和脾运化过程中产生的水谷之气，两部分合在一起称为宗气。宗气贯入心脉进而推动血液沿着脉管运行到身体的某一部位并形成跳动。除此之外，脾能生血，血是由水谷精微化生的；脾能统血，统摄血液，使血液不会溢出脉外。脾在整个血液的生成运行过程中起到了一个非常重要的作用。肺促使宗气形成，是心脏搏动的动力来源。肝藏血，肝有储藏血液、调节血量的功能。肾藏精，精能生血化血，精血同源。因此脉搏的情况能够反映人的整个功能状态。

> 林雪娟：只有了解脉搏形成的基本原理，我们才能进一步探讨脉诊的相关内容。我们可以用一句话总结您刚才所说的内容：脉搏是五脏共同参与产生的，体现了脏腑的协调、和谐，而脉象形成的物质基础就是气血，动脉是我们体察脉象的一个部位。老师，您说这样概括对吧？

李灿东：对。关于诊脉的部位，随着历史的发展，其有不同的认识。最早的诊脉是诊全身，叫遍诊法，又称为全身诊法。遍诊法把人分成上、中、下三个部位，分别对应着头、手和足。上、中、下即头、手、足三部，又均分为天、地、人三候，因此一共诊九个部位，称为三部九候法。三部诊法源自东汉末年张仲景的《伤寒杂病论》，主要诊三个部位，分别是位于颈部的人迎脉、位于手部桡动脉处的寸口脉和位于足背的趺阳脉。三个部位互相参考，叫三部诊法。寸口诊法就是目前经常看到的中医摸脉的方法。寸口在手腕，按解剖来讲就是桡骨茎突内侧的桡动脉搏动处，手腕展开有一条腕横纹，横纹向肘关节内侧相当于一寸左右的地方，称为寸口。寸口诊脉最早见于《难经》，有时候直接称为独取寸口法。寸口诊脉将寸口从远端到近端分成寸、关、尺三个部位，每部探查的部位又分为浮、中、沉，因此同样有三部九候。综上所述，脉诊的演化过程经历了从最早的诊三部九候脉，随之诊人迎、寸口、趺阳脉，到现在的寸口诊脉。

> 王淼：现在诊脉都只诊寸口，您是如何理解这"独取寸口"的呢？

李灿东：中医脉诊的发展过程是一个从繁到简的过程，以便于临床上使用。为什么现在诊脉只诊寸口？寸口是不是就能反映脏腑的一些功能状态？首先中医认为，寸口或者称为气口，是属于太阴的。太阴主要指脾或者脾胃。《素问·五脏别论》说："胃者，水谷之海。"脾胃为后天之本，在人体中很重要。胃能够容纳我们吃进去的东西，脾能够运化，五味从口入胃，通过脾运化为水谷精微以养五脏六腑，五脏六腑的气味并见于气口，也就是寸口，所以寸口能够反映出其功能状态。其次，脾和肺同属太阴，称为足太阴脾经和手太阴肺经，经气是相通的，功能也是密切联系的，且寸口本身就是手太阴肺经通过的地方：手太阴肺经，起于中焦，下络大肠，还循胃口，然后到缺盆，就是锁骨上窝，沿着上肢的内侧前缘到手拇指的末端少商穴，它的支脉从手腕后桡骨茎突上方分出，到食指末端商阳穴。在循行过程中，经脉经过寸口。通过这种联系，我们能够通过寸口脉了解到肺的功能状态。肺主气司呼吸，肺朝百脉，或者叫百脉朝肺。五脏六腑的经脉均通过肺进行气体的交换，因此各脏腑的功能状态、病理变化都可以影响到肺，反映于寸口。再次，寸口诊脉简便易行，因为古代的衣着跟我们不太一样，很多地方都有衣服覆盖，若是诊颈部要解衣领，诊足部需要脱鞋，临床上就很不方便，而手腕暴露在外，相对比较方便，所以寸口诊脉逐渐就成了我们诊脉的理想部位。

> 吴长汶：寸口诊脉是中医历史和临床的发展筛选流传下来的。中医对这小小的一寸地方进行了分区，寸口的不同位置分别和不同的脏腑对应，虽然对应的关系历代有些不同的论述，但基本上达成共识的是以下这种划分的方法：寸口从腕横纹向肘关节方向被分成三个部位，分别称为寸、关、尺。最靠手指这端的称为寸，中间叫关，最靠肘关节的称为尺。寸、关、尺分别代表不同的脏腑，而且左手和右手所代表的不一样。

李灿东：对，因此中医诊脉，两手都要诊。虽说两边是对称的，但是就在这么一寸的位置有所区别，两边跟脏腑的对应关系是不同的。左寸对应的是心，比如说左寸比较细、比较无力，可能是心血不足，有可能出现心悸或者睡眠不好；左关对应的是肝；左尺对应的是肾。简单地讲，左手寸关尺的顺序分别对应的是心肝肾；右手的寸候的是肺，关候的是脾，尺候的是肾。为什么肾对应的部位有两个？左尺候的是肾，右尺候的也是肾，有何区别呢？古人认为肾是人体阴阳的根本，因此左手主要候的是肾阴，右手候的是肾阳。肾分阴阳，肾阳又称为命门之火，因此右手诊脉的部位有时候称为肺脾命，命就是命门。寸口诊脉的脏腑分候是这样划分的，这也是大家比较认同的。历代的医书，如《难经》《脉经》《景岳全书》《医宗金鉴》等，在脏腑的分候上会有一点区别，但是大的框架都一样，都是寸部候的是上部心、肺，关部候的是中部肝、脾，尺部候的是下部肾。

朱龙：能通过三个手指所按的寸关尺的细微变化，来辨别是心有问题还是肝有问题，需要日积月累的实践和经验总结，老百姓也因此认为脉诊是很神奇的。

李灿东：从《难经》以后，最近这一千多年来我们主要诊脉的部位都是寸口，历代医家通过不断的实践探究，在临床实践过程中积累了非常丰富的经验。脉诊技术的积累是一个长期训练和实践的结果，普通老百姓都感觉到号脉有点神秘，其实通过中医一些科普知识的学习，大家可以慢慢揭开脉诊的神秘面纱。大家知道脉诊在某种意义上讲，已经成为中医的一个象征和代名词。电视上看到中医诊病，经常会展现出中医诊脉的镜头，诊脉显得非常重要。但是很多人也提出了质疑，这么一个小小的部位，还要分寸关尺，脉象又有那么多种，诊断疾病好像很玄乎。比如悬丝诊脉，手上绑一条几米长的绳子摸上去也能够诊脉；又比如形容一位老中医很厉害，就说他看病不用说话只凭摸脉就能诊病，包括前面提到的仅凭诊脉就知道什么地方出问题，这些让人们感叹的同时也受到了许多质疑。

实际上中医脉诊到底有没有意义，这个问题也争论了两千多年。一些医家非常强调脉诊的重要意义，比如清代名医徐灵胎认为"虚实之要，莫逃于脉"。还有扁鹊，扁鹊有一本书叫《难经》，我们前面提到的诊脉"独取寸口法"就是源自《难经》。司马迁是这么评论扁鹊的，认为他是喝了长桑君即他师父给他的三剂药，配合上池之水，眼睛有了透视功能，能够尽见五脏六腑之癥结，只不过拿诊脉为幌子而已。司马迁认为扁鹊诊脉可能是个摆设，他能成为神医主要还是通过透视的功能。而福建清代著名医家陈修园先生说："方书论脉愈详，而指下愈乱，何苦夸大其言，以人命为戏乎？"意思是书上写得越详细，手指摸下去越乱，没必要夸大其词，把它说得神乎其神，把人命关天的事情拿来开玩笑，说明陈修园对此存在一些质疑，但是他并非完全否定脉诊。

　　总而言之，我个人觉得如何看待脉诊取决于两个问题，一是医者是否能够认真去体会，二是能否比较合理正确地看待脉诊采集的信息。至于刚才讲到的悬丝诊脉，我个人觉得有可能只是一种摆设。过去讲究男女有别，认为男女授受不亲，男性医者不能随便接触女性的肌体，因此给王公贵族里的女眷看病有时就用悬丝诊脉。也有传说认为孙思邈给皇后看病的时候，有人故意刁难，把绳子绑在凳子腿上，让孙思邈去摸，而孙思邈一下就识破。这些也许是后人流传的故事罢了。我相信随着大家对脉诊逐步加深了解以后，对于这些问题会有越来越清晰的判断。

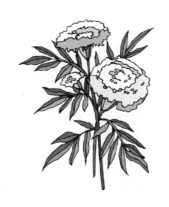

第四十八讲
诊脉的方法

　　俞洁：脉诊可以候全身脏腑气血阴阳的变化，它的前提是诊脉的方法必须规范。方法如果不规范，诊出来的脉就没有意义。我甚至跟一些朋友说，看中医的时候，只要注意一下其诊脉的方法是不是规范，大致上就知道该医生诊脉的水平怎么样。而规范的操作其实比较容易掌握，通过大量的练习就可以学会诊脉的方法。

　　李灿东：是这样。规范的脉诊方法包括时间、体位、平息、定三关、布指、指力、指法几个要点。首先是诊脉的时间。时间有两个概念：第一个是什么时候诊脉；第二是诊脉的时间要持续多久，就是摸脉到底摸多久。关于什么时候诊脉合适，按照《黄帝内经》记载就是"诊法常以平旦"。平旦就是清晨，清晨诊脉最合适。早上刚起来的时候，还没有活动、没有进食、没有说话，这个时候阴气未动，阳气未散，阴阳还是处于比较平静的状态，受到的干扰比较少，因此诊脉比较准确。

　　但是假设诊脉时间仅仅是平旦的话，医生上班的时间就要改成早上5点半上班，6点半就下班，一天也看不了几个患者。事实上，这是不现实的。"诊法常以平旦"这句话给我们最重要的一个启发是什么？就是诊脉必须在心平气静的时候才能诊得准确，要尽量在内外环境比较平静的时候，人体的气血经脉受到干扰比较少，脉象诊出来才能够比较准确地反映我们机体的脏腑经络和气血的运行情况。

　　朱龙：是，如果去看中医，不管是什么时间，在去诊疗之前，患者需要让自己先平静一下，就诊时医生也要注意这一点。临床跟诊时，我发现老师很注意这个问题。

李灿东：对，特别是对于一些疾走远行的患者，或者是刚好有什么急事忙完跑来诊病的患者，先让他休息一会儿，然后再诊脉。有的患者好不容易挂上号，跑过来很紧张，气喘吁吁地说："医生我要赶着上班，你先帮我看一下好不好？"这个时候看病，诊脉会受影响。遇到这种情况，我经常交代患者先在边上稍微休息一下，等其平静的时候再诊脉，这样才比较准确。

俞洁：如果患者情绪比较激动，医生也要进行安抚，使其平静下来。只有内外环境均平静的时候，才能判断出我们身体最真实的情况。

李灿东：的确如此。那么诊脉诊多久？摸脉是不是摸得越久越好？当然如果有时间有条件的话，诊得久一点可能体会得更仔细。《黄帝内经》中对于诊脉的时间有一个非常明确的说法，叫五十动。

医生诊患者脉搏的时候，持续的时间需要患者的脉搏跳 50 次之久，相当于现在的 1 分钟左右。古代没有钟表，按照我们现在的话来说就是一边手大概诊脉 1 分钟。

诊脉时间若是太短，如果有些患者的脉搏出现不整齐或者有歇止就容易错过，有时候医生就会漏诊。过去我们做心电图的时候，都是手工操作，因此经常把第二导联拉得很长，就是怕有些心律不齐不能捕捉到。诊脉太久也不太方便，为什么？因为患者会不耐烦。另外一个原因就是医生每天要诊治的患者很多，也没有多余的时间。临床上，有的患者会说："医生你认真点给我看。"如果一个患者诊病就要一到两个小时，现在这种医疗条件下是无法做到的。有时候在临床带教医学生，若是每个学生摸脉 4 分钟，那 5 个学生加起来诊脉要 20 分钟，患者有时候会不耐烦。

闵莉：其实医学生的培养，实践环节非常重要，因此在诊病的过程中碰到实习生想摸脉，多体会，大家要好好支持一下这些未来给老百姓看病的医生。

李灿东：是的，希望大家能耐心地配合，谢谢大家。接下来，我来谈谈诊脉的正确体位。正确合适的体位是我们采集准确脉象的一个很重要的前提。若是患者歪歪扭扭坐着诊脉，脉管可能会受到压迫，诊出来的脉准确性也不高。正确的体位是什么？患者可以坐着或躺着。对于一般人来说诊脉坐着的时候比较多，去中医门诊时一般都是坐着，但是对于一些病情比较重而没办法坐着的患者，可能就得躺着或者靠着。不管是什么体位，脉诊时都必须要保持手和心脏在同一水平线上，因为这种姿势气血流动是正常的，手举高或者放低，或多或少会影响脉象的形成和脉搏的跳动。

因此脉诊体位的基本原则是平臂、直腕、仰掌，手与心平。另外就是医生会在你的手腕下面垫一个小小的脉枕。

王森：现在许多医院用的，包括我们示教时用的脉枕是用海绵垫子做的，外面罩一层皮质的外壳，质地比较硬，不太好用。

李灿东：是的，实际上那不是理想的脉枕。最理想的脉枕应该是一个比较柔软的布袋，里面装着豆壳、稻谷或者沙子，可以随着患者诊脉时手腕部的形状而发生相应的变化，保证手腕部能够伸直。若是脉枕放置的位置太靠手指方向，切诊时脉就会显得偏沉，因为手部靠内弯曲；若是脉枕放置的位置太靠肘部方向，手部靠外侧弯曲，整个腕曲肌腱凸上来，脉就会偏浮。因此脉枕放置的位置是有讲究的。

王洋：这些都是为了保证平臂直腕充分，尽量使脉象不受外界因素的干扰吧？

李灿东：对，如果是侧卧就很难做到平臂直腕仰掌，很难做到手与心脏在同一水平线上，并且侧卧时靠近床边的那一侧身体存在压迫，也会影响诊脉的准确性。因此若是躺着诊脉，需要仰卧。有些患者病情比较重，手臂摆正有困难，或是手部受过伤，无法翻正的都属例外。有些医生在查房的时候把患者的手拉高起来摸脉，这是不规范的，应该把患者的手放在病床上，这样才能够保证患者的手与心脏在同一水平线上。

第三，我想给大家讲"平息"。现在若要知道患者脉搏的快慢只需用手表计算一下即可。但是过去古人没有手表，一般用沙子或者日晷来计时，但都不太方便。当时医生若想知道患者脉跳的快慢或频率，需要通过自己的呼吸去测量，医生呼吸的"一呼一吸"称为"一息"。

俞洁：医生用自己的一呼一吸的时间来体察患者的脉象，数跳了多少次。

李灿东：对，就是医生用一呼一吸的时间测量脉搏跳几次的方法去诊察患者脉搏的快慢。比如说正常的人 1 分钟脉搏跳动大概是 72 次，呼吸次数为 18 次，因此大概 1 分钟会一呼一吸共 18 个周期，这种情况下一息大概脉搏跳 4 次，称为一息四至。超过或少于 4 次就是快和慢。

我们可以用这个方法去测量患者脉搏的频率。医生需要调整自己的呼吸，宁心静气，这样才能平静下来专注于手指的感觉，才能够仔细辨别脉象。平息就是医生要保持自己呼吸的自然均匀，能够平心静气，用这种方法去测量患者脉搏跳动的次数，就称为平息。我们强调在整个诊脉过程中，不仅要求患者要平心静气，医生自己也要平心静气，只有这样诊脉结果才能够可靠。

脉诊方法的第四方面，叫定三关。什么称为定三关呢？根据前面所提到的脏腑分候，寸口部可以分成寸、关、尺三部。首先我们确定部位，因为部位与脏腑有关系。腕后高骨定为关，我们将手掌屈起来，在腕横纹后面有个比较凸起的部位，就是现在解剖学上的桡骨茎突，中医称之为高骨。高骨平到寸口的这个位置可以摸到脉搏的跳动，称为关。

关前为寸，关后为尺。寸、关、尺这三个部位，我们是先确定关，然后其前后分别是寸和尺，这是第一步。第二步就是我们自己或是医生摸脉时，强调用食指去候寸，中指候关，无名指候尺。有的人摸脉的时候手指倒过来放，变成食指候尺，无名指候寸，这是不对的。为什么非得食指去候寸，倒过来不行吗？不行。至少说明没有受过很好的训练。因此我希望大家开始学习的时候就能养成好的习惯，约定俗成的东西还是要认真去体会。有些小孩子因为年龄太小，寸、关、尺部位比较短，医生都是大人，这时用三个指头去摸脉就放不下了。这个时候就用"一指定三关"，即一个拇指放在小孩手的关部，然后拇指向手指的方向移一点是寸，向肘关节的方向移一点是尺。

接下来是布指。三关确定后，医生三个指头弯曲，略成弓形，用指目诊脉，手指的这个部位相对比较敏感。一旦诊脉部位留下指甲印就说明手指的位置不准确，比较合格的诊脉就是不管你用多大的力气，按完以后患者手腕的皮肤上面不出现指甲的痕迹。食指、中指、无名指三指应该成一个弓形，说得简单一点，手指跟患者的皮肤水平面需大概成 45°角。中指比较长，食指跟无名指差不多长短，但是我们要尽可能三个指头齐平，形成前端齐平的弓形，这样我们整个着力的侧重点是比较一致的。在布指上大家需要注意的是，如果患者的手臂比较长，那我们布指要稍微疏一点；如果患者个子比较矮小或手臂比较短，我们布指就要密一点。

闵莉：另外还要结合医生手指的粗细来选择布指的疏密度。医生手指粗大，布指就要紧凑一点；医生手指纤细，布指可能要松一些。这些都是为了保证医生手指准确落在患者手腕的寸、关、尺三个部位上。

李灿东：是的，要综合考虑布指疏密。布指后，再来谈谈指力，就是手指需用多大的力量，指目按脉搏的时候到底需轻还是重？这点也很重要。我们把指力分为三个等级，即轻按、中按、重按，简而言之就是轻、中、重。《难经·五难》云："初持脉如三菽之重，与皮毛相得者，肺部也。如六菽之重，与血脉相得者，心部也。如九菽之重，与肌肉相得者，脾部也……故曰轻重也。"《难经》中轻按称为"三菽之重"，中按称为"六菽之重"，重按称为"九菽之重"。"菽"是豆类的总称。

轻按又称为轻取，有时候称为浮取或"举"；中等力量的按叫中取，又称为"寻"，"寻找"的"寻"；用力较大去按称为重取，又称为"按"。所谓的"举"就是把手指轻轻地放在动脉搏动的地方，此时脉搏的血管横断面还是圆的。如果是用中等力度按下去，脉搏的血管横断面应该是被压成椭圆形，这叫中取，又称为"寻"。另外，"寻"还包括了左右推寻，就是向左向右寻找脉搏的意思。按至推筋着骨，压到整个血管横断面都扁掉称为"按"。按脉力量跟我们后面要讲的脉浮和沉有着直接的关系。我们在练习时经常会出现无名指力量较小的现象，按脉的时候会没按到位，因此指力需要训练，可以经常在桌子上按一下以体验按的感觉。

第七方面，我给大家讲摸脉的时候所运用的指法。指法种类比较多，我们这里只谈总按和单按这两种。什么叫总按？就是三个指头同时按。单按就是只用一个指头按。我们经常运用的一般是总按，但是有时候为了重点体察某一部位的脉象，就运用单按的方法，临床中两种方法常结合运用。前面讲到寸、关、尺分候不同的脏腑，在体验的时候要分开来体验，就要运用单按和总按相结合的办法，这样才能够区分出寸、关、尺的区别。有的朋友可能会觉得桡动脉一小段，怎么会有太大的区别？实际上，中医的诊脉就像吹箫或者吹笛子，虽然只有一小段竹管，但是按在不同的孔上面，吹出来的声调是不一样的。

俞洁：掌握正确的诊脉方法以后，在诊脉时还要注意一些情况，保证脉诊信息的正确性。老师，您对脉诊注意事项是怎么认识的呢？

　　李灿东：诊脉过程中要特别注意什么？第一，要注意保持环境的安静。诊脉的时候一定要避免各种因素对诊脉的人和被诊脉的人的干扰，因为保持环境安静是很重要的。第二，要凝神静气。前面谈了医生诊脉时要安神平息、集中注意力，最好不要同时进行问诊，以免分散自身的注意力，患者也要平心静气，疾走远行的人、情绪激动的人要休息后再诊脉。有的患者脾气比较急，生气的时候过来看病，诊脉肯定会受影响，因此要静心宁神，才能保证我们诊脉的准确性。第三，除了前面提到过的患者手臂不要太高或太低以外，还要注意不要戴手表或者皮筋、手链前来就诊，若是佩戴了要解下再行诊脉。若是为图省事，只将带子或链子往手肘部推，那么对手腕的束缚就更紧，压力更大。还有就是不要斜背挎包，背包压迫到肩膀，脉搏会受到影响。被诊者也不能把一只手搭在另外一只手上，这样也会使得脉搏受到压迫，影响脉诊的可靠性。以上就是中医把脉时要特别注意的问题。

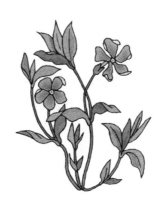

第四十九讲
脉象要素与正常脉象

梁文娜：老师，您前面介绍了诊脉的一般方法。中医的脉象很复杂，现在常见的是二十八脉，就是在小小的寸口部位会出现 28 种不同的脉象，加上左右手的寸、关、尺，合在一起排列组合后结果就会非常复杂。老师，脉象的辨识是否有规律可循呢？

李灿东：脉象虽然复杂，但我们可以把脉象分成 8 个基本的要素，如果大家把 8 个基本要素掌握了，就可以比较容易地对脉象做出判断。

第一个要素是脉位，就是脉搏跳动显现部位的深浅。脉搏显现部位较浅的称为浮脉，脉搏显现部位较深的称为沉脉。怎么判断深浅呢？就是要运用指力。如果医生用手指轻轻搭在脉上就能很明显地摸到脉，说明脉位比较浅，称为浮脉；如果需用很大的力量推筋着骨才摸得到脉，说明脉位比较深，称为沉脉。判断深浅不是很困难，只要弄清楚指力的概念，在自己身上试试就可以体会到用多大的力量感受到的脉最明显。除此之外，还有一种情况是运用中等指力时脉最明显，说明脉位不太深也不太浅。

第二个要素是至数，也可以理解成频率。脉搏跳得快还是慢我们可以用一息（一呼一吸称为一息）几至来形容。正常人是一息四至，1 分钟大概是 72 次；如果一息少于四至，大概 1 分钟 60 次以下，称为迟脉，就是脉比较慢，比较迟；如果是一息五至以上，大概 1 分钟 90 次以上的，称为数脉。

第三个要素是脉长，指的是脉轴向的长短。简单地说人的寸关尺三部应都有脉，若是脉长超过寸部或者尺部，称为长脉。只有两部有脉或是只有一部有脉的均称为短脉。一个手指头上感觉到的脉也有长短的区别，如果手指下摸到的感觉是一条的，就是长脉，只有一个点的，就是短脉。

朱龙：这样看来，其实搞清楚了脉位、至数、脉长，有关中医脉象的很多内容就都了然于心了，正所谓浮沉分表里，迟数辨寒热，长短定禀赋。

李灿东：是的。第四个要素是脉宽，简单地说就是脉的粗细。宽的称为大脉，细的称为小脉或细脉。我在前面讲过"四大症"中有脉洪大，脉洪大就是脉很粗。第五个要素是脉力，指脉跳动的强弱，力量强的称为实脉，力量弱的称为虚脉。要以常衡变，通过和正常的比较来判断，比正常的有力就叫实脉，比正常力量小的叫虚脉。第六个要素称为脉律，指脉搏跳动的均匀度，就是脉跳得是否整齐。有节奏、有规律的，还是无节奏、无规律的。脉位、至数、脉长、脉宽、脉力、脉律，这些一般体会几次就能摸出来，这6个要素组合起来可以包含20多种脉象。

最后两个要素难度比较大。一个是流利度，就是脉来是否流利。如果脉往来很流利，像珠子在光滑的盘子上滚动，称为滑脉；如果往来不流畅，称为涩脉。另一个要素称为紧张度，简单来说脉就像琴弦，摸起来感觉绷得紧的就是紧脉，放得松的就是缓脉。掌握了这八要素，并且好好体会，中医的脉象就基本上掌握了。

林雪娟：学习脉诊要多练习，真正去体会指下的感觉。结合理论上28种病理脉象的特征及其临床意义，再结合诊脉部位的不同意义，五脏的寒热虚实就能明白了。但在此之前，需要明白正常脉象的表现。老师，您可以讲讲正常脉象的特点吗？

李灿东：好的。在了解28种病脉之前，我们首先要知道正常脉象是怎样的。正常脉象称为平脉、常脉，指的是正常人生理条件下的脉象，虽然有其基本特点，但是也有一定的变化范围。在不同的季节、不同的状态下，正常脉象也会有所不同。正常脉象有以下几个特点：不浮不沉，不快不慢，大概一息四至（70～80次/分），不大不小，从容和缓，节律一致，三部有脉，尺部沉取有力，这就是正常脉象的基本特征。古人形容正常的脉象称为有胃、有神、有根。但是不同的书中对有胃气、有神气、有根基的解释不同，大家不要死记硬背，其实只要脉象符合我们刚刚所说的脉象特点的就是正常脉象。当然，平常多给自己摸脉，自己脉象的特征就能感受出来，一旦发生变化就能即刻体会出来。可能每个人的脉象都不一样，但是具备这些基本特征，我们就可以判断是正常脉象。

在诊断正常脉象时，还会受到内外环境因素的影响，可能会有一些差别。因此，我先给大家介绍一下影响正常脉象的因素，再给大家介绍正常脉象在解剖上的一些变异。

脉象有哪些影响因素呢？第一个影响就是四季气候。人体生命活动需要与外界环境相适应，就好比夏季天气炎热，皮肤因汗液而比较湿润；冬天气候干燥，皮肤也比较干燥，体现了人体表皮毛孔对自然界的适应性。同样的道理，脉象对四季气候也有适应性，概括起来就是春弦、夏洪、秋毛、冬石。春弦，春天的时候，脉象相对来说比较弦，即像琴弦一样紧绷；夏洪，夏天阳气比较盛，人体气血运行旺盛，脉比较洪大而有力，像洪水一样来去盛衰；秋毛，秋天气机开始收敛，人体的阳气随之开始收敛，脉表现得比较浅表，轻轻一按就可以感觉得到；冬石，冬季气候寒冷，万物休眠，阳气潜藏，故脉位偏沉，也就是脉位会比较沉。因此，在诊脉时，要注意四季气候对脉的影响，以便准确诊察病情。

第二个影响因素就是地理环境。地理环境不同会影响到脉象。南方纬度比较低，气温比较高，湿度比较大，人的皮肤和汗孔比较疏松，因此南方人的脉会比较细、软，或者比较快。北方因为地势比较高，气候比较冷，空气比较干燥，人体的脉会比南方人的较沉和实。

第三个影响因素是性别。男性与女性的生命特征是有区别的。举个例子，男性的力气比女性的大，体力活多是男性做。女性的脉比较弱、快且细一点，男性则强、慢且粗一点。

第四个影响因素就是年龄。正常的脉象会随着年龄的增长而逐渐变慢。小孩子特别是五六岁以下的，脉会跳得比较快，年龄越小，脉跳得越快，这是生理现象。我们之前讲过平脉是一息四至，相当于1分钟70～80次，但小孩子的脉会快一些，五六岁孩子的脉一息六至，相当于1分钟90次左右，更小的小孩子甚至有七至、八至，这些都属于正常的现象。当然老年人脉跳得比较慢，但也有一个度。年轻人的脉比较有力，老年人的脉会比较弦。血管就像橡皮，用得时间久了就会老化变硬。老年人脉弦是比较常见的，像绷紧的琴弦一样。

第五个影响因素就是人的体质，即身体的健康状态会对脉象有影响。有的人比较高大，脉就会比较宽，脉的部位比较长；有的人身材比较矮小，脉就会比较短。胖瘦亦是如此，瘦的人，皮下脂肪比较薄，脉比较浮；胖的人，皮下脂肪比较厚，脉则比较沉。

闵莉：我们通常说瘦人多火，胖人多痰。瘦人脉浮是否与他的多火有关，由于火热较盛，气血充盈，因此容易把到他的脉。老师，可以这样理解吗？

李灿东：这样理解也有道理。还有就是先天禀赋不同，也会造成脉象的差异。体质比较强壮的人，脉比较粗、大，体质比较弱的人，脉比较细。中医有一个说法叫六阴脉、六阳脉，这是属于正常人的脉象。有些人的脉象寸关尺六脉均比较细、比较沉，但不硬，这个称为六阴脉。有的人寸关尺脉象比较大，比较有力，称为六阳脉，这就是体质上的差异。因此我们不能简单地认为人的身体比较好脉就一定很有力，对人身体健康状态的判断是一个综合的过程。

第六个影响因素是情绪。情绪比较紧张，心脏和脉搏均会跳得比较快。情绪的变化必然会影响脉象。比如，喜伤心，高兴过度的时候心气就会涣散，脉会比较缓，比较没力气；怒伤肝，发怒的时候，脉就会比较弦；恐伤肾，惊恐的时候脉会比较沉。这是不同情绪对脉象的影响。因此我们之前强调诊脉需平心静气，平旦为宜。

第七个影响因素是劳逸。人在剧烈运动后，脉会跳得比较快而且有力，人在平静入睡后脉就会比较缓慢。

第八个影响因素是饮食。人在饥饿时，脉没有力气跳动则会缓慢，饱食之后则脉相对有力；饮酒之后因血液运行速度快，脉会比较快而且有力。

最后一个影响因素是昼夜。白天和黑夜因阴阳消长，脉象也会发生变化，白天阳气比较旺盛，脉比较浮而有力；晚上阴气比较盛，脉会比较沉、细且缓。大家要明白以上这9个因素对人体脉象的影响。

最后我告诉大家一些正常脉位的变异，就是脉显现的部位差别。有些人因为解剖上的差异，脉在寸口部位无法触及而是从尺脉开始斜向虎口，称为斜飞脉；有些脉象在寸口的背侧，称为反关脉。这些都是正常脉象的生理变异，不是疾病状态，不应理解成病脉。

第五十讲
病理脉象之脉位异常

王洋：正常脉象的特点、生理变异以及影响因素掌握了以后，就可以学习病脉了。请老师再给我们介绍一下常见的病脉吧。

李灿东：其实关于脉象种类的数目，历代医家的认识也是一个不断完善发展、统一的过程。比如《黄帝内经》中一共记载有 20 种脉，《伤寒论》中有 26 种，《脉经》中有 24 种。大家知道《伤寒论》是张仲景写的，《脉经》是我国现存最早的一本脉学专著，是晋代王叔和写的，王叔和是张仲景的学生。到了明代的《景岳全书》只记载了 16 种，到了明代李时珍的《濒湖脉学》记载了 27 种，后来的《诊家正眼》增加了疾脉，一共就有了 28 种。除了这 28 种脉象以外，当然还有一些病重、病危的脉象，比如七绝脉与十怪脉等。

王淼：病有上百种甚至更多，可我们的病脉只有 28 种，能涵盖这么多的疾病，这应该算是一种归纳的方法吧？

李灿东：对，它是一种归纳分类的方法。人的脉象可能是几种脉象合在一起。

现在的二十八脉就是一种归纳的方法，归纳成 28 种让大家去识别。到目前为止，中医的脉诊已经形成了自身的规范，对每种脉的特点、症状、临床应用都有规范，中医从业人员一定要遵守这些规范。

这二十八脉，我重点给大家介绍 20 种，因为有些脉很难体会，而且在临床上不是很常见，目的是让大家掌握这种方法，起到提纲挈领的作用。我们按照脉象八要素一一来介绍。

在脉位方面，我给大家介绍几种脉象。第一种称为浮脉，其脉象特征为轻取即得，重按稍弱，举之有余，按之不足。举的时候有余，重按的时候不足，这就是我们中医对浮脉的看法。翻译成现代的话就是浮脉的脉位比较浅表，只需用较轻的力量即可明显地显现。

我们很多人都理解成轻按即有，重按就没有，这是理解上的一个偏差。什么称为浮脉呢？古人云：浮如木在水中浮，或者如水漂木。大家可以想象一下，一块木头浮在水面上，若轻轻按一下，可以明显感受到有浮力，再重按一点，应该还是可以感受到浮力，只是感觉不是那么明显。

因此讲到举之有余，按之不足，或者说轻取即得，重按稍弱，是告诉我们这个脉在浅表已经是非常明显的，但不要理解成按下去就没有了。木头在水里无论浮沉均是有浮力的。

秋天的时候脉比较浮，或者较瘦的人脉比较浮，这是一种正常的现象。但是作为在疾病过程中出现的浮脉，一般主什么病呢？一般主的是表证，就是疾病初期，病在肌表的时候会显现出浮脉。脉浮主的是表证，也就是我们平时说的"感冒"。表证又分为表热证和表寒证，不同的表证脉象上还会有区别，表热证脉会比较浮，比较快，表寒证脉就会比较浮，比较迟。中医认为，外来邪气侵表后，身体的正气与邪气抗争，邪气赢了就生病，输了就不生病。但在邪正斗争的过程中，身体的阳气也会浮于体表，脉气也会被鼓动于外，所以脉就会感觉是浮的。除此之外，中医讲的虚阳浮越，微弱的阳气都跑到肌表，也会出现浮脉，这在病情严重时才会出现。

陈淑娇：浮脉说的是轻取即得，与浮脉相对应的是沉脉，要重按才能摸到。老师，请您也介绍一下沉脉吧。

李灿东：浮脉和沉脉都是脉位方面的异常。沉脉指的是轻取不应，重按始得，或者是说举之不足，按之有余。轻按就很明显的是浮脉，若是轻轻按没有，重按才有的是沉脉，只要是脉位沉的脉都属于沉脉。我们形容沉脉是如石投水或者如水投石，把石头放到水里去，手轻轻按在水面上能不能摸到石头？

陈淑娇：石头沉到水底了，摸不到，也看不到。

李灿东：是的，你必须要按到水底才能摸到石头。那沉脉对应的是身体哪方面的疾病呢？我刚才讲浮脉主表证，那么沉脉主的就是里证。什么是里证？就是除表证以外的，剩下的就是里证。里证的范围是很广的，五脏六腑的病大部分都是里证。

辨别脉位的浮沉有什么意义？通过辨别脉的浮沉就可以辨表里。中医讲治病的八纲为表、里、寒、热、虚、实、阴、阳，因此通过脉位的浮沉就可以知道病位的表里，意义很大。这一摸脉，就知道了病的深浅，对医生的诊断很重要。沉而有力就是里实证，沉而无力就是里虚证。后面我们还会了解什么叫实，什么叫虚。

除了里证外，还有什么情况下会出现沉脉呢？冬天脉会比较沉，胖人的脉一般比较沉，还有水肿的人，脉会比较沉。

除此之外，与沉脉相似的脉还有两个，一个称为伏脉，埋伏的"伏"，脉位很深，比沉脉还沉，要推筋及骨才能摸到，或者暂时伏而不显。

> 闵莉：埋伏的"伏"，我发现这个字用得很妙，有潜伏、潜藏的意思，并不是没有，而是藏起来了。

李灿东：对，藏得很深，看不见，暂时伏而不显，说明病在更里面，例如邪闭、厥证等，因为气都出不来，伏在里面，所以整个脉也伏在里面。第二种与之相似的脉称为牢脉，牢固的"牢"。牢脉属于沉脉的一种，特点为沉、实、大、弦、长。除了沉以外，牢脉还比较有力，比较粗，比较紧，而且三部都有脉。牢脉是沉脉的一种，同时兼有其他特征，一般是由于体内阴寒内盛，寒湿内盛，为里实寒证。疝气、肿瘤就会出现这种脉象。

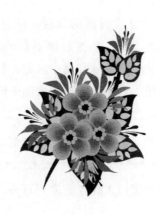

林雪娟：老师，前面我们讨论学习了病脉中的浮脉和沉脉。脉位浅的称为浮脉，脉位深的称为沉脉，浮脉一般主表证，沉脉一般主里证。接下来要讨论的就是脉的至数了，这是脉象八要素中的第二项内容，这项内容最容易体会也是最好掌握的，简单地讲就是快慢，涵盖有两大类的脉：迟脉和数脉。概括而言，迟脉就是慢，数脉就是快。在一呼一吸之间，脉搏跳动的次数以四为标准，超过四是数脉，少于四是迟脉。

李灿东：大致可以这么理解，但是还有更具体的内容。有个成语叫"姗姗来迟"，这个"迟"就是迟到的"迟"。顾名思义，迟就是慢，脉比较慢的称为迟脉。脉象正常的情况是一息四至，一息三至就是迟脉，我们现在一般认为 1 分钟脉搏跳动在 60 次以下的称为迟脉，过去因为无法计时，按照一息三至来划分，就是 1 分钟脉搏跳动 54 次，和现在有点误差。实际上有些患者是 58 次，或者是 56 次，也是属于迟脉的。迟脉主要见于寒证。中医根据寒热可以基本判断一个人的疾病状态。《黄帝内经》曰："善诊者，察色按脉，先别阴阳。"察色按脉要先分清楚阴和阳，阴阳在很大程度上表现出来就是寒热，因此寒热是非常重要的。

梁文娜：寒主收引，寒性凝滞，因为寒冷就凝结了，所以血流速度就比较慢，就会出现迟脉。

李灿东：对，可以这样理解。寒性凝滞，寒凝容易引起气滞，血脉运行速度会减慢，减慢之后脉搏跳动就比较慢。迟脉还分有力和无力。一般寒凝引起的迟脉，实证居多。若是阳气不足，推动无力，脉也会比较慢，就好比车的动力不足，行驶起来速度就会比较慢。这种情况称为阳虚，阳虚生虚寒，阴气盛为实寒。这是迟脉的一个基本的主病。除此之外，还有一些患者的脉沉迟而有力，多见于热盛气结的实热证。这跟我们刚才讲的有些矛盾的地方。机体出现热的时候脉应该是快的，但是热太盛，堵在某处出入不畅，气机郁结则会呈现沉迟而有力的脉象，这种脉象往往见于热结便秘的人，最早记载于张仲景的《伤寒杂病论》。

除了这些以外，还有一种情况，就是一些运动员或者长期体育锻炼的人，安静状态时脉也是比较慢的，有的人脉达不到每分钟60次。这是为什么？是因为身体与运动的相适应，基础脉率比较慢，当跑步中需要应激时，脉就快起来了。有些人脉比较慢，但有个度，我的观点是50多次是可以的，如果太慢了也代表着可能存在潜在问题。西医有一种病称为病态窦房结综合征，简称为"病窦"。病窦的人脉就很慢。脉太慢是有危险的，尤其是有些人身体本身就存在问题，这时不能和运动员相比较。这种情况需要注意，在安静休息的时候，心脏有可能突然停止跳动。可能大家认为运动员身体一定很好，其实我个人认为并非如此。

俞洁：他们在平时训练中经常受伤，会留下很多伤病。

李灿东：伤病是一个问题，还有一个问题是身体的透支，因此他们的身体不见得非常好。

跟迟脉相似的脉，称为缓脉。缓本来有两层意思。不太快就叫作缓，迟缓；张力不大，绷得不紧也可以叫作缓。但是这里讲的缓脉主要指的是频率，不是张力。脉搏一息四至，1分钟跳动60～70次这个区间段，称为缓脉。什么情况下可以见到缓脉？我们正常人若是脉搏一息四至，和缓有力，节律一致，就可称为缓脉，不快不慢就是缓。缓脉可以指正常的脉象，不快不慢，一息四至。当然在疾病的时候也会出现缓脉，就是脉比较缓但却没有力气，缓而无力。这种情况常见于湿病，或者脾虚。一般湿气比较盛，脾气不足的人，就易于出现缓而无力，缓而懈怠的脉象。但是如果在疾病的过程中，本来脉是很快的，却慢慢变缓，这则是正气逐渐恢复的一种征象，代表着疾病向愈。与缓脉、迟脉相对的脉象就是数脉。迟脉脉跳比较慢，数脉比较快，一息可达五至、六至，即1分钟脉跳90～120次的称为数脉。有人会问1分钟跳120次以上的脉叫什么？后面会介绍一个相似的脉，叫"疾脉"。

迟脉主寒证，那么数脉就主热证。因此迟数可以辨寒热，这提示很重要的一点就是寒热也可以通过脉象来辨别。刚才我说 60 次/分以下的称为迟脉，60～70 次/分的叫缓脉，90 次/分以上的称为数脉。80～90 次/分的叫什么呢？有个词叫近数，或者叫稍数。医生若在病历本上写脉近数或者脉稍数，说的就是 80～90 次/分，接近数脉则可以参照数脉来进行辨证。比如说人的体质比较热，这可能是热证表现的形式，或者是热证产生的基础。热会使气血运行速度加快，所以就见到数脉。热又分实热和虚热。实热可能因为阳气太盛，火气大，所以气血沸腾，此时脉数而有力。虚热是什么？阴虚会生虚热。阴不够，阳就相对多，所以阴虚同样也可以使血液运行加快，此时脉是细数无力的。热证有虚热、实热，迟脉也有虚寒、实寒，这样大家可以对应起来了。

从辨识健康、维护健康的角度来看，分清寒热很重要。接下来我们介绍跟数脉相似的脉——疾脉。比数脉更快的脉就是疾脉，疾为急疾，就是迅速的意思。疾脉就是脉来很急，一息七八至，大约 1 分钟在 120 次以上。

> 俞洁：一般情况下有热时心率会加快，那患者发高热的时候会不会出现这种疾脉？比如说高热 40℃？

李灿东：一般来说，发高热还是多见数脉。当然，发热温度很高，阳气很盛，若是阳极阴绝，阴气亡绝，阳气欲脱，就会出现疾脉，代表着一种危重证候，一般到这个时候都要进行急救。阳已经到极点，阴要绝了，或者说是阴阳将要亡脱了，就出现这种脉很快的特点。你看我们现在西医的重症病房里面装有心电监护仪，当心跳特别快已经超过 120 次/分，就会报警，这个时候就要小心了。

疾脉跟数脉是相类似的脉。有时我们也可见到生理性的疾脉。例如，我们在剧烈运动时，脉会超过 90 次/分，甚至超过 120 次/分，这均属于生理现象；婴幼儿出现脉 1 分钟跳 100 多次，这也是一种正常现象。因此疾脉虽说是一种病理脉象，但在某些特定的生理条件下也可能出现。以上跟大家讲的是脉的频率、至数。

我们总结一下，脉率在 1 分钟 60 次以下的称为迟脉，60 多次的称为缓脉，70～80 次的称为平脉，80～90 次的称为近数，或者称为稍数，90 次以上的称为数脉，超过 120 次的称为疾脉。大致可以按照这样来分，这就是迟数辨寒热。

第五十二讲
病理脉象之脉力与脉长异常

> 朱龙：前面提到浮脉、沉脉是脉位相反的一对脉，迟脉、数脉是脉率相反的一对脉，接下来则是脉力相反的一对脉——虚脉和实脉。老师，您对脉的虚实是如何认识的呢？

李灿东：虚脉和实脉，主要是通过脉力，从脉象应指的力度来判断是虚脉还是实脉。脉没有力的叫虚脉，脉有力的叫实脉。中医对虚脉和实脉有一个定义。什么叫虚脉？虚脉就是寸、关、尺三部，脉都是无力的，而且无力有两个特点。它的第一个特点就是不管用什么样的力度去按，都有一种空虚感，比较松软的感觉，感觉不到强硬的力道。怎么知道有力还是无力呢？可以和正常人进行比较。第二个特点就是脉比较大，比较粗。很细很小又没力气的脉有另外的名称。我们现在专门讲虚脉，它的概念一个是脉无力，另一个是脉体比较大、比较粗。

总之，虚脉就是三部无力，按之空虚，应指松软，它是一种大而无力的脉象，也可以理解为虚脉就是各种无力脉象的总称。有时候说脉来无力，其实就是虚的意思，从这种意义上讲，虚脉可以泛指和专指所有无力的脉象。临床上见到虚脉主要提示什么？我觉得大家一下子就能理解，虚脉当然主虚证。虚证最常见的有四大类，气虚、血虚、阴虚和阳虚。虚脉主虚证，各种虚证都可能见到虚脉，尤其是气血虚的人，虚脉更明显一些。气虚为什么会出现虚脉呢？就是因为血靠气推动，气虚的时候，运血无力，脉显示出来比较没有力气。血虚，整个脉道充盈不足，因此脉也是空虚无力的，就是虚脉。

> 闵莉：单纯一个虚脉，虽然气血虚的可能性比较大，通常还要结合其他临床的表现来判断。比如说除了虚脉，整个人的状态是无力的，而且是动则

愈甚的，就是气虚证；如果表现出来是没有什么血色，颜色很淡，口唇、面色、舌头、指甲很淡，就是血虚证；当然，也有一部分人既有无力又有颜色很淡，就叫气血两虚。这些情况就需要我们四诊合参。

李灿东：对。跟虚脉相反的就是实脉。什么是实脉呢？实脉就是有力的脉。具体说来，实脉的特征是寸、关、尺三部，用不同的力度，就是举、寻、按，脉都是充实有力的。也就是说不管你用什么力气按，脉的力气都很大，就称为实脉。大家记住两点就可以，一个是有力，一个是所有有力脉象的统称。实脉既可以见于正常人，又可以见于病理状态。见到实脉，一般是实证。实证就是邪气很盛，但是正气没有虚，正气还很充足，邪正斗争很剧烈。实脉是正气未虚，邪气亢盛，这是我们讲的实脉的特点。

不同的实证还可以有兼证，除了实脉以外，还可兼有不同的脉象。比如一个人实脉且快，脉是数而有力，就是实热证。如果脉缓而有力，就是实寒证。当然也有一种情况，气血不能外达，郁在里面，表现出来的也是有力，但比较慢，也是一种实热的表现，因此实脉提示的是实证。

回想之前讨论的浮、沉、迟、数、虚、实，浮沉可以分表和里，迟数可以辨寒和热，虚实可以辨出虚和实。这样就是表里、寒热、虚实，基本上就有一个大的判断。因此，这6种脉象被称为六纲脉。

俞洁：六纲脉是最重要的6种脉象，一个初学者，脉象学习有困难的时候，如果能从这六方面去把握，大致可以判别一些基础的病变，在掌握这6种基础脉象的情况下，可以了解一个患者的大致情况了。

李灿东：不错，接下来再讨论两种脉象，一种是长脉，一种是短脉。脉的长短也是非常重要的。什么叫长？长有两个概念。第一个概念就是所谓的长脉，指的是三部都有脉，就是三个指头寸、关、尺都有脉，甚至超过寸关尺的部位，比如说，超过食指和超过无名指，像摸在一根长竿上，这叫长脉。这指的是轴向距离，摸到脉管的轴向距离是比较长的，像一根长竿一样。第二个概念就是用指目去接触患者脉搏的部位时，有时感觉到脉搏跳动的范围比较大，好像整个手指上都有明显的脉搏跳动，这也叫长脉。因此长脉可以从寸关尺三部来判断，也可以从手指下的感觉判断。

长脉也可以见于正常人。古时候也有人认为，老年人如果脉比较长，特别是两个尺部脉比较长，一般比较长寿。对于年轻人来说，若是长脉，三部有脉，表示整个身体比较强壮，这是一种好的现象。当然脉长，如果是很实，又很有力，它可能是一种实证，说明邪气比较盛，但是正气还没有受到很大的损伤，正气不衰。因此，脉长的人一般气是比较正常、比较平和、比较旺盛的，叫"长则气治"。

> **吴长汶**：短脉跟长脉刚好相反，短脉就是轴向距离比较短，因此有时候摸脉只有某一个部位有脉，比如说，在关部可以摸到脉，在尺部、寸部摸不到脉。

李灿东：对。但是短脉还有另外一个概念，就是手指感觉到脉搏跳动的范围比较小，在一个点上。短脉一般是一种病理的脉象，就是身体比较虚，或者说明这个人的身体状态相对比较差。短脉不一定都是虚证，也可能是气郁。因此短脉可能是气郁，也可能是气虚。如果脉短而无力，则是气虚。因为气不够，不能够推动血液运行，这时候脉比较短，可能只能见到其中一部或者两部脉。还有一种是气郁，气机运行不通畅，也会出现短脉，或者是只有一个点上有。两种情况都有可能出现，因此我们讲"短则气病"，虚的称为气虚，实的称为气郁。

> **陈淑娇**：也有人认为短脉提示人的先天禀赋不足。先天禀赋比较差，也会出现短脉。

李灿东：对，这有可能是先天的不足。因此，古代有些医家认为脉的长短候人的禀赋，就是父母亲身体条件是否好，先天的问题可以通过脉的长短做出判断。

> **俞洁**：打个比方，就像先天父母给了每个人一罐气，但是有的人是满罐，有的人只有半罐气。

李灿东：嗯，这样理解也可以。因此也有些医家，比如像我们福建清代的名医陈修园，他把脉的长短也作为六纲脉的一个组成部分。所以他认为六纲脉就是浮、沉、迟、数、长、短。

　　我们前面讲到六纲脉是浮、沉、迟、数、虚、实，但也有一些医家认为六纲脉是浮、沉、迟、数、长、短。浮沉可以分表里，迟数可以辨寒热，长短就可以辨禀赋，即看一个人的先天条件怎么样。在人体质的判断和调理上，脉的长短可能还是比较有参考价值的。

第五十三讲
病理脉象之脉宽异常

李灿东：学习了前面的 8 种脉象，接下来我们讲第五个要素——脉宽。脉宽就是脉的粗细。

闵莉：大家可以想象一下，我们现在把眼睛闭起来，假设面前有两根小的橡皮管或者两根绳子，一根粗，一根细，用手一下子就能摸得出来哪根粗，哪根细。

李灿东：对，其实脉宽对于初学者来说，认真体会是能够辨别出来的。脉宽分成两种，一个称为宽，一个称为窄；或者说一个称为粗，一个称为细。我们中医学把宽的叫大脉，窄的叫小脉或者细脉。大脉小脉当然不是五谷中的大麦小麦，是脉象的大小。大脉就是脉体宽大，摸过去比较宽、比较粗。正常人一般见到的是大脉。平时有些人觉得自己的脉比较细，就会问医生："我的脉比较细，是不是身体虚啊？"言下之意就是正常人的脉应该是比较大的。通常情况下大脉见于健康人。假设脉特别大，超过一定的范围，可能就是病理情况。因此任何情况下我们讲的是一个度，一个中和、中庸的概念。我们前面介绍正常脉象是"不大不小"，也就是既不要太粗也不要太细，如果特别粗、特别大就可能是一种病理的脉象，尤其是我们在疾病的过程中，在病理状态下表现出大脉，一般提示的是病情加重。

吴长汶：在疾病的过程中还会表现出不同的脉象，预示着疾病的某些变化。

李灿东：对，本来正常人的脉是适中的，如果在疾病的过程中脉象变大，脉大、邪气比较盛就是实证，但是如果脉大而没力气就是虚证。前面和大家讲虚脉实脉的时候，说虚脉的特点就是脉大而松软。因此，脉大不一定就是实证，如果有些脉大而无力，那么就是虚证。但总而言之，病理过程中脉大往往提示病情加重，是病进的表现。

此外，通常情况男性的脉会比女性的大一些，但是也有一个度，任何东西都不能绝对化。女性的脉象如果大，也会超过男性的脉象，因此这是不一定的，但是从通常男女的脉象比例来看，应该是男性的脉比女性的大一些。

人的皮下脂肪，还有皮肤的厚薄，在一定程度上也影响脉的粗细，尤其是静脉更明显。人的职业对脉的粗细也会有影响，体力劳动多者则血管比较浅、比较明显，一般从事脑力劳动的人血管相对比较细、比较深，这与职业和很多因素有关系，当然正常人的脉管也有粗有细。

和大脉相类似的一个脉叫洪脉，洪水的"洪"，就是洪大的意思。前面讲到阳明四大症，有大热、大汗、大渴、脉洪大。洪脉和大脉有什么区别呢？洪脉是大脉的一种。洪脉也是比较宽大、比较粗，但是洪脉一般来讲比较浮，鼓得比较高，脉显得比较宽大、比较浮，而且是有力的。大脉有的是大而有力，有的是大而无力，洪脉专门指比较有力的，而且这个有力有一个特点称为来盛去衰，就是跳动有一个明显的冲击感，就像洪水一样，洪水来的时候就是一下上来很汹涌，一下下去有一个落差，这个叫波涛汹涌之势，来盛去衰就是洪脉。有时候辨不清楚是不是洪脉，所以统称为脉洪大。

> 闵莉：因此三个手指头要在短短的脉搏里面分辨出来势汹涌但是去势衰微，是需要不断实践的。对于非专业人员或者初学者，只要记住大脉又具有比较浮、比较有力、比较强的特点，就叫洪脉，这就可以了。

李灿东：比较浮、比较有力，一般统称为脉洪大。那么脉洪大在临床上主什么病？气分热盛，里实热证，热邪很盛，充斥在脉道，使气血汹涌，脉就充实而有力、比较粗大，就与水多的时候河道就变大了，而且有汹涌之势的道理一样。热在里之后使得气血运行加快，气血汹涌，所以脉象表现出来就是洪大脉。脉洪大临床上经常和大热、大汗、大渴一起出现，称为阳明四大症。

因此你看发高热的小孩，体温很高，满脸通红，汗很多，脉很粗大有力，就是脉洪大。因为洪脉主里实热证，所以一般有这么一个特点。也有一些患者是虚证，像虚劳、出血、久泻的人，本来应该出现脉是虚的，或者是细的，反而出现脉洪大，这种情况要引起注意。中医认为虚证就应该见虚脉，热证就应该见数脉，脉和证要相符，当出现相反，脉证不相符的时候往往是病情危重，生命即将到尽头的表现。这时候脉洪大是一种表象，而如果用力按就会发现重按时脉是无根的。因为体内的阴精已经耗竭了，阴阳要离决了，阳气浮越于外，所以出现洪大脉，这在日常生活中可能很难见到。如果碰到一些重病的人，身体虚的时候出现脉洪大，要引起重视。除了这个，我们在讲正常脉象的时候提到过四季的正常脉象有春弦、夏洪、秋浮、冬石，因此夏天的时候也经常见到脉有点洪的特点，这是正常的表现。

> 林雪娟：和大脉、洪脉相反的，有种脉叫小脉，一般很少看到医生写小脉，看到的都是写细脉。脉摸过去比较细，就好像血管比较细的样子，叫细脉或小脉。细脉的主病在某种程度上与大脉和洪脉是相反的。

李灿东：是的，细脉主要是指虚证。血管充盈不足，脉道充盈不足，所以是虚证。讲到细脉的时候，我把几种都比较细的脉归类到一起给大家介绍一下。大概常见的有 4 种脉象：一种是细脉；一种叫濡脉，濡软的"濡"；一种叫微脉，就是轻微、微弱的"微"；一种叫弱脉，就是虚弱的"弱"。这 4 种脉象是相似脉，它们的共同特点就是脉比较细。

首先大家要先区分这 4 种脉象，识别它们，然后再来认识这 4 种脉象到底在临床上有什么意义。这 4 种脉象听起来比较复杂，大家可能会觉得不太容易理解，但实际上它们各有一些特点可以方便大家记忆。什么叫细脉？就是脉细如线，但应指明显，也就是你可以摸到脉很细，但是很明显就像一条线一样，这就是细脉。什么叫濡脉呢？濡脉就是浮而细软，就是轻轻按就有了，稍微重按就没了，而且轻轻按的时候很细很软，叫水面浮棉，就像棉花絮一样浮在水面上，重按下去就没了。我们讲到浮脉的时候说如水浮木，如木浮在水中，因为是木头，所以按的时候还是很明显的；而濡脉是浮而细软，像棉花一样，轻按有一点，稍微重按就没了。微脉就是脉微欲绝，若有若无，摸上去好像有一点细细的脉，想认真体会一下，脉好像又没有了，不太明显。"微"就是微弱的意思，特别微弱，所以有时候讲脉微欲绝，像要断绝了，要停掉了。弱脉是沉细无力，就是很细而且又沉而无力，所以要用比较大的力气按下去，才能感觉到一个细细的脉，这称为沉细无力。细脉、濡脉、微脉、弱脉，它们共同的特点是脉都很细。按下去脉很明显，像一条细线的就是细脉；很细，按下去不明显的就叫微脉；轻轻按就有的细脉称为濡脉；重按才有的细脉称为弱脉。

我们讲到细脉和微脉的时候不讲轻按重按，只讲明显不明显，明显的叫细脉，不明显的称为微脉；然后讲到濡脉和弱脉的时候，轻按就有的细脉为濡脉，重按才有的细脉叫弱脉。很多患者看病的时候会说："医生啊，我这个脉很弱。"其实很多患者不知道什么叫弱脉，只是隐隐约约感觉到脉没有力气，就叫脉很弱。其实在中医讲脉弱的时候有一个特定的含义，就是脉沉细无力的才叫弱脉，如果脉比较粗大而无力就叫虚脉。4 种脉象主什么病？其共同特点是脉道比较狭小，或者比较窄、比较细，而且气血不足，气的推动无力，所以一般是虚证比较多见。湿证也会出现这种细的脉象，湿会阻遏脉道，就像淤泥堵塞在水里，水就少了，湿相当于淤泥，堵在脉道里血就少了。具体地说，浮而细的濡脉，一般是在水湿比较明显的时候出现的。你可以想象一下，一个河道，如果底下淤泥很多，这时候虽然上面还有水，但是水很浅，所以浮而细就是濡脉的特征。

微脉是阳虚的时候出现的，阳气虚就运行无力，尤其是亡阳的时候，阳气要亡脱的时候，脉就断断续续，好像有又好像没有，这就称为微脉。因此微脉是阳虚或者是亡阳的时候较常出现。细脉和弱脉一般来说是气血虚的时候较常见。

如果确实能判断出弱脉、细脉，就可以以补益为主。微脉因为是以阳虚、亡阳为主，所以要温阳，以回阳救逆、回阳固脱为主。细脉和弱脉是气血虚，所以要补气补血。细脉除了气血虚以外，如果脉细而且快，即脉来细数，我们说数主热证，细主虚证，所以脉来细数多见于虚热证，就是阴虚，阴虚而生内热。脉弱一般是气虚，或者是血虚，或者是气血两虚。这 4 种脉象是临床比较常见的，也是判断虚证比较典型的几种脉象。一些初学者没有掌握脉象的基本特征，写病历的时候写脉沉细无力，实际上这就是弱脉，但是没写弱脉，某种意义上反映了医生对弱脉不了解。因为如果了解，那么脉沉细无力就应该直接写脉弱。另一种情况，有些人脉比较细，但并不沉，而直接写成弱脉是不对的，因此希望大家都认真去体会。当然我们说这 4 种脉象主要主虚证，但是有气血阴阳的不同，不要机械地理解，根据脉象特征并结合临床上一些兼症能够更好地判断，更好地对状态进行把握。

第五十四讲
病理脉象之脉流利度异常

陈淑娇：脉位、脉率、脉力、脉宽这几个要素相对比较容易理解，但是谈到脉的流利度，流利的就叫滑，不流利的就叫涩，具体去体会时可能难度就比较大了。老师，我们要如何体会脉的流利度呢？

李灿东：我们先说滑脉。滑脉实际上是临床上很常见的一种脉象，那么什么叫滑脉呢？脉来流利，叫滑脉，滑是流利、流畅的意思。比如我们踩到一块西瓜皮，就滑倒了，这是一种滑；又如各种各样的轴承、车轮等等，我们用到了滚珠，这也是一种滑。什么叫滑脉呢？我们称之为往来流利，如盘走珠，就是摸下去感觉就像钢珠在盘子上滚动。

大家想象一下，放了几颗钢珠在玻璃盘上面，手在上面的感觉是很流利的，那种滑动的感觉，就叫滑脉。因此古人也形容这叫"盘珠之行、荷露之意"。盘珠之行就是如盘走珠；荷露之意就是清晨看那荷叶上的露珠掉下来，滚下来。盘珠之行、荷露之意的特点就是应指比较滑，滑的感觉是脉从尺部向寸部滑动。血是从心脏出来的，从近心端向远心端流动，所以滑的方向应该是由尺脉向寸脉方向滑动，而不是倒过来。那么滑脉主什么病呢？滑脉在临床上就是主痰湿、食积和实热。这痰和湿是比较黏滑的东西，就像地上有水或痰就很容易滑倒。因此不管是水还是痰，都有滑的特征，这是一种取象比类的方法。实际上食积也会生痰，痰饮内停也会出现同样的病理基础，所以也会表现出滑脉。而实热为什么会产生滑脉？因为实热会使气血壅盛，气血运行流畅。一般来说，冷会凝固，热会比较流畅，因此实热就会出现滑脉。这里要特别注意，滑指的是一个流利程度，不是频率，这两个概念不一样，快不是滑，快叫数。因此脉滑是脉滑，脉数是脉数，两个是不一样的，一个是脉势，脉来流畅，一个是频率比较快，这两个概念不同。如果热很盛时脉又滑又快，我们就称之为脉滑数。

　　滑脉主要提示痰湿和食积，对于一些湿热的患者，就是阳热亢盛的情况，经常见到脉滑数。这是滑脉第一个需要特别说明的。第二个要说明的是，有些健康的人，脉比较滑，又和缓，这种情况就是正常脉象的特点，不是病态。大家摸一些健康人的脉，有一点点滑，这不是病态。此外，一些妇女在怀孕以后可以见到滑脉。因此，月经停了以后见到滑脉，可能是怀孕的脉象特征。

　　王洋：电视剧常常会播放这样的镜头，一摸脉就说，这是喜脉。

　　李灿东：对，因此滑脉在这个地方又被称为喜脉。中医诊断是不是怀孕，最主要依据两方面：一方面是停经史，就是月经停了，当然也有一些人会出现一些妊娠的反应，比如说恶心呕吐；另一方面就是滑脉的特点。准确率有多高呢？我个人觉得不是非常高，这是一个综合判断的因素。什么都不说，摸一下就确定是不是怀孕了，我觉得这对于中医来说难度还是比较大的，尤其是现在很多中医医生可能在这方面没有很深的体会，因为毕竟现在分科很细，很多女性在一开始怀孕都是坚持在妇幼保健院或者妇幼保健专科。尤其现在西医用一些比如像早孕试纸或者其他一些超声的检查，可以非常准确而且方便地判断是不是怀孕。因此，我觉得对于现在一个普通的中医来说，要他非常准确地通过把脉就判断是不是怀孕，难度还是比较大的。但是我还是想跟大家说，中医诊断妊娠有一个很重要的依据就是把脉，当然，还是要结合停经史以及妊娠的一些早期反应来综合判断。

　　讲到这里，反过来说就是，喜脉是滑脉，不等于滑脉就是喜脉，现在有很多误区，认为滑脉就一定是喜脉，男同志见到滑脉不敢说，因为怕人家笑是喜脉。其实喜脉跟滑脉不是同一个概念，喜脉是滑脉的一种。

　　涩脉是和滑脉相反的一个脉象，中医是怎么形容涩脉的呢？称为往来艰涩如轻刀刮竹。你可以想象拿刀子去刮竹子是什么感觉，不太流畅，是吧？它不是劈竹子，"啪"一下很流畅，它是用轻刀去刮竹。涩的特点，如果这么去描述的话，可能大部分人都摸不出来，所以很多临床医生对于涩脉一直觉得比较难以把握，其实如果分析一下涩脉的基本特点就可以帮助我们判断。涩脉的基本特点有四：第一个特点就是比较细，细是摸得出来的；第二个特点是比较慢，就是迟；第三个特点就是一般来说比较短。比如说我们摸到脉在手指下，不是很大面积，是比较短的一个点，再一个特点就是不太均匀，就像有时候河快断流时，滴滴答答，不太连贯，这就是涩脉的特点。

闵莉：包括它的节奏和力量也不是很均匀的，力量可能忽大忽小，节奏可能忽快忽慢。对吧？

李灿东：是，力量不会很均匀，节奏也不一定很均匀，这叫不畅。我们理解了这几个特点，认识涩脉就不太难，一个是细，一个是慢，一个是短，再一个是不均匀，这就叫涩脉。涩脉有两种情况。一种是把脉想象成河道，河道堵了不流畅了，所以气滞血瘀的时候会出现涩脉。气滞血瘀，气血运行不通畅，所以脉就会出现慢或不均匀这些特点。另一种是水少了，就是血虚或者精亏血虚。精亏血虚就像前面说河道里水少了以后，流动起来就断断续续、不均匀，因此精伤血少也会出现涩脉。所以，涩脉也有虚和实，实是因为堵了，虚是因为水不够，有这么两种情况，都会出现涩脉。

气滞血瘀的人可能见到涩脉，因此有时候我们也要注意，比如冠心病、高血压、肿瘤到后期可能会出现气滞血瘀的情况，都可能出现涩脉。但是有些人对涩脉本身不太熟悉，因辨证是气滞血瘀，就把脉写成涩脉，这就不太合适。

中医的脉诊很重要，要进一步发挥它在临床上的作用，就一定要认真去体验。

林雪娟：还有一个脉的紧张度的问题，包括两种脉象，一种是弦脉，一种是紧脉，这两种也是临床上比较常见的脉象。弦脉和紧脉不是相反的两种脉象。我们前面的几种脉象都是用这种对举的方法讲的，就是列举一对对相反的脉象，比如浮和沉，迟和数，虚和实，长和短。而弦脉和紧脉，紧张度都比较高，二者相似，老师是怎么理解这两种脉象的呢？

李灿东：第一种叫弦脉，弦就是琴弦的弦。弦脉，顾名思义它就像琴弦一样，端直以长，如按琴弦，就像按在一个绷紧的琴弦上面。大家可能有弹过吉他或者拉过二胡就知道，弦绷得很紧的时候，用手去摸，能感觉得出弦绷得很紧，硬邦邦的。什么叫端直以长？端就是平，平而直，再加上长。长就是我们讲过的三部有脉，或者是一个指头接触的面很大叫长，你把手指头按在一条绷紧的琴弦上，肯定是比较长的，短的就构不成琴弦。

讲得更具体一点，弦脉的力是比较强的，因为弦一绷紧了肯定就比较硬，脉道比较硬，脉就比较强，而且手下有一种绷直的感觉，按下去有一种直起直落的感觉，这个就是琴弦的感觉。弦脉最主要就是主肝胆病。因为中医认为肝是属木的，肝就像自然界中的草木一样随着风摇摆，称为肝喜条达。肝还有柔和的趋势，在人体里面肝是主筋，就像橡皮筋，因此说人之所以能够柔和，能够自由自在地摇摆，就是因为肝的这些特点。当肝出现问题时，失去了条达柔和的特征以后就绷得很紧。

肝胆病见弦脉，有疼痛、痰饮的时候，也可以见到弦脉，但主要还是肝胆病，脉象比较紧张。弦脉最常见于老年人，因为血管硬化，脉就比较弦。想象一下，橡皮管用了几十年以后，它往往就有点硬化，因此脉摸起来就比较弦。有高血压的时候，脉可能也比较紧、比较硬，也会出现脉弦。除了这些以外，正常人春天的时候脉会稍微有点弦，前面讲过春弦、夏洪、秋毛、冬石。春天的时候，脉偏弦是人和自然界的一种相适应。

紧脉跟弦脉有很多相似的地方，叫绷紧弹指，如切紧绳，就像按在绞转的绳索上面的感觉，就是绳子拉紧了以后，绳子一转动就会越来越短，越来越收敛，越来越紧绷，甚至有点绞转的感觉，叫如绞转索，如切紧绳。这是一种特殊的脉象，跟弦脉有点相似，但是也有些区别。弦脉是平而且直长，紧脉如绞转索，可能感觉还稍微短一些，而且会有一种弹手的感觉。

过去机械化还不是很发达的时候，绳子都是用人工编的，几条绳子拧在一块，分离绞转然后再合在一起，搓成一条绳子，在这个过程中，一边在绞转，一边在绷紧和缩短的这种感觉，就称为紧的特点。紧脉一般见于实证，如实寒证，因为虚的时候就没有这些特点了，所以是在实证寒证或者疼痛时出现这种脉象，就好比人寒冷的时候缩成一团。天气冷的时候，人的动作都不灵活了，为什么呢？脉管肌肉筋骨都收缩了，所以说会有一种紧缩感。因此，寒证和痛证经常会见到紧脉，最常看到的就是脉浮紧。脉浮紧就是感受了寒邪或者说是表寒证，一开始着凉的时候，怕冷，全身疼痛缩成一团，脉表现为浮紧。寒主痛，寒凝经脉以后经脉不通，不通则痛，因此，疼痛也经常会出现紧脉。

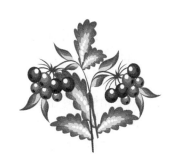

第五十五讲
病理脉象之脉律异常

陈淑娇：前面我们已经围绕脉象的八要素，讨论了7个要素。最后一个脉象要素是脉律，就是脉跳得整齐不整齐。正常脉象的脉率是均匀的，往来过程中一息四至，在生病过程中，有些脉会跳动得不整齐，这通常相当于西医讲的心律不齐。

李灿东：应该说这从某种意义上就是心律不齐。心脏搏动是脉搏形成的重要基础，脉的均匀度和心脏是有直接关系的。心律不齐可能有其他原因，但主要是和心脏的搏动不正常有关。在28种脉象中大概有5种不均匀的脉，一种是散脉，一种是涩脉，就是不均匀，另外还有促脉、结脉和代脉，总共有5种不整齐的脉象。

散脉，就是"散似杨花无定踪"，把杨花从空中散开，飘飘就散开了，或者把一滴墨水滴到水里面，一滴进去就散开了，就是散脉。它表现为人的脉律是绝对的不整齐，通俗地说就是算不出患者1分钟跳几次。如果摸脉摸了半天不知道脉跳了几次，就是散脉。散脉在元气离散，很严重的疾病时出现，心电监护仪显示就是完全没规则，虽然不是一条直线，但是已经没有规则了，这就是散脉。

第二个就是涩脉，前面已经讲过了，有细、慢、短、不均匀的特点，是血瘀、血虚的表现。

接下来主要讲促脉、结脉和代脉。这3种都是脉来不均匀，有停歇，而且停得还不一样。促脉，就是脉来数而时止，止无定数，一止即来。解释一下，数就是比较快，1分钟超过90次；时止就是会停一下，是脉来时止；止无定数，就是没有固定的歇止；一止即来，就是稍微停一下又来了。

什么叫结脉呢？就是脉来缓慢，时有一止，止无定数，一止即来。结脉和促脉的区别就在脉搏的快慢。结脉的特点在于脉来是比较缓慢的，脉来缓慢，时有一止，止无定数，一止即来。那什么叫代脉呢？就是脉来缓慢，而且比较弱，弱就是无力，弱就是细，时有一止，止有定数，良久方还。

这样就把促脉、结脉和代脉搞明白了，然后要搞明白是什么原因引起的。脉来不均匀，跳跳停停，叫脉气不相顺接。不相顺接是因为气血运行不畅，也就是说促脉、结脉和代脉的共同特点是气血运行不畅，也可以简单地说是气滞血瘀，但是有不同的表现形式和机制。为什么会出现促脉呢？机制是阳盛实热，促脉是数而时止，就是快而一止。快是因为热，实热太盛就堵了，实热之邪堵在里面气不通。热胀冷缩，气膨胀就堵在那里，不通畅就出现促脉的一些特征。结脉脉来是慢的，慢是因为寒，是因为阴盛气结，寒凝血瘀。阴寒气盛的时候就会气滞血瘀，不通畅的时候，脉就会出现慢而时止。代脉，脉来比较慢、比较弱，缓而弱，止有定数，良久方还。什么原因导致气血不畅呢？脏气衰微，鼓动无力，脉气就互相不顺接了。当然促脉、结脉也可能出现虚证，但是代脉虚证更多一些。古代有一种说法，叫"结生代死"，结脉比较好一点，代脉更差一点。当然结脉、代脉都是病脉，但相比之下，结脉比较有生机，代脉本身代表脏腑病情较重。不是说代脉就一定会死，结脉就一定会活，更不能看到别人是代脉，就说接近死亡了，不用抢救，那就更错了，这句话可以理解成病情的轻重。当然现在有些特殊的情况，比如说患心脏病的人，心律不整齐的人装起搏器，可以控制心跳的节奏，控制心率，心律严重失常，装起搏器就解决了这个问题。另外，古人交流不方便，古书对促脉、结脉、代脉的描述和现代的定义不大一样。比如说脉结代，当时没有把结脉和代脉分开，而现在脉结和脉代是分开的，不可能在一个人身上同时出现这两种脉象。有时候看医生写脉结代，其实是错误的。

俞洁：是的，中医在发展的过程中，对脉象的定义不太一样。古人说的和我们现在说的不一样。现代的脉象已经非常明确，用现代的语言区分促脉，结脉和代脉是没有任何疑问的。因为节律的问题，只要认真去体会，就比前面还容易一些，一下子就能摸出来。老师，您说是吗？

李灿东：是的。说到这里，我已经把主要的脉象都给大家讲完了。除去临床上不常见难以体会的没有讲，其余的都讲了。感兴趣的话复习一下之前讲的24种脉象的内容，再多去体会，对中医的脉诊就会有初步的了解了。

常见的脉象都讲完了，下面做一下总结，告诉大家怎么用这些脉。我们人为地把脉象分为二十几种，主要是为了叙述的方便，但实际上临床见到的常是两种或两三种脉象同时出现，叫复合脉，或相兼脉。在 28 种脉象中，有的脉本身就是复合脉，比如说涩脉，一个是细，一个是短，一个是慢，一个是不均匀，所以涩脉有细脉、短脉的特点。比如说洪脉，洪就是大，有力，波涛汹涌，所以是大脉和实脉的结合。再比如说濡脉，浮而细是濡脉，是浮脉和细脉的结合。因此 28 种脉象有许多也是不同脉象互相结合起来的。临床上经常可以见到相兼脉，我们判断时也是根据各自的脉象综合起来判断。比如说紧脉，主实寒证、疼痛，浮脉主表证，脉浮紧就是外感寒邪的表寒证，因此脉浮紧主表寒证。比如说浮脉主表证，数脉主热证，所以脉浮数主表热证。因此，同样感冒的患者，有恶寒、发热、咳嗽、流鼻涕，到底是表寒证还是表热证？诊脉如果是浮紧，一般来说是表寒证，浮数一般来说就是表热证。再比如说弦脉是主肝胆病，数脉主热证，脉弦数就是主肝胆有热或肝火上炎或者肝阳上亢，或者肝胆湿热等，这都要综合起来判断的。

除了这些，我们如果去看中医的书，常常会看到"真脏脉"这个词，它是绝脉、败脉、死脉的统称。有些出现在疾病危重时候的脉象，我们称其为败脉、怪脉等。为什么叫真脏脉？真脏脉在危重时期人体脏腑真气外泄的表现，特点就是无胃、无神、无根。正常的脉象是有胃、有神、有根。七怪脉在临床上偶尔见得到，这是真脏脉的表现，就不再具体介绍了。

学了中医的脉诊，我们可以对身体状况进行辨识，给临床诊断提供很重要的依据，帮助我们判断疾病的部位和性质。比如说寸、关、尺，左手候的是心肝肾，右手候的是肺脾肾，通过不同部位出现的脉象特点判断病位在哪里。第二个是判断病性，比如说快的叫数脉，主热证，慢的叫迟脉，主寒证，虚而无力的主虚证，实而有力的主实证。同时脉象也可以帮助判断疾病的病因和病机，了解病因病机是什么。比如说水肿的人，脉是浮的、是洪大的，浮是主表证，邪气是外来的，可能是感受了风邪产生的水肿，叫风水。临床上一些疾病的进退、预后也可以由此判断。比如在疾病中原来脉是很快的，后逐步恢复正常，热也退了，可能是热邪渐退，趋于好转；如果患者身体越来越虚弱，脉却越来越大，这种不相符的脉象，说明预后不良。脉象可以帮助我们判断疾病的进退和预后。

脉象是人体生理和病理状况的反映，但不是绝对的。临床上也会出现脉象和疾病本质不相符合的情况。当脉象反映本质，而症状是假象的时候，就要舍症状从脉象，否则相反。在后面的辨证过程中，我也会和大家逐步探讨这个问题。

朱龙：老师，前面我们已经比较详细地了解了望闻问切四诊的内容，四诊是临床诊断的依据，也是临床医生重要的基本功。早在《古今医统大全》中就说过："望闻问切四字，诚为医之纲领。"四诊的学习是为了让大家学会如何运用四诊的方法获得全面、准确、规范的病情资料，而采集四诊资料的目的就是为了辨证。辨证，通俗地说，就是分析、辨认疾病的证候，通过一系列的辨证来进一步认识疾病。例如，感冒是一种疾病，但由于引发疾病的原因和机体反应性有所不同，又表现为风寒感冒、风热感冒等不同证型，这时我们就需要运用辨证来辨清到底属于何种证，从而才能选择正确的施治方法。辨证是中医非常有特色的内容，辨证的内容也很丰富，我们该如何理解和运用好中医的辨证呢？

李灿东：在讲辨证之前，我想先给大家复习几个基本概念。中医学有两个基本特点：一个是整体观念，一个是辨证论治。辨证论治可以理解为是中医整体观念在临床与日常生活养生保健中的具体运用。辨证的辨是什么意思呢？辨是辨别、辨识、识别、判断的意思，而证在中医学上是一个特别的名词术语，有特别的含义。什么叫作证呢？证是对疾病特定阶段的病理概括与总结。这里讲到几个概念，一个是特定阶段，即有明显的时间性，是指某个阶段、某个时间点，即人的病理状态阶段，有病的时候才叫辨证，没病的时候不能叫辨证。我们现在讲健康医学，逐渐把辨证叫作状态辨识，因为这个证是要在病理状态下才能辨，没病的时候不能叫作辨证，所以就叫状态辨识。辨证也是状态辨识的一个部分。辨证怎么辨？辨证是在中医理论的指导下，对望、闻、问、切采集来的信息进行综合分析，归纳、判断成一个具体的病理本质，给它一个特定的名称，这个过程就叫辨证。辨证的最终判断结果不是得的是什么病，而是得的是什么证。例如，有没有肾虚？肾虚就是一个证。有没有血虚？血虚也是一个证。因此，我们辨证，不是要辨出什么病，如是"感冒"还是"肺炎"，而是要辨出是什么证，比如是"风寒犯肺"，还是"风热犯肺"，还是"痰热壅肺"。

"辨证论治"还有两个字"论治"，中医是根据证来治疗的。中医的整个诊疗体系，包括对证的诊断、对证的处理、对证的治疗，也包括对疾病的治疗，根据的都是证，就如我刚才所讲，肾虚要补肾，脾虚要健脾，血虚要补血等。因此，四诊信息的采集是辨证的基础，而证是治疗的依据。同时治疗的结果也是检验辨证结果正确与否的一个标准，就像实践是检验真理正确与否的一个标准，辨得对不对，最后要通过治疗结果来评价。

> 梁文娜：中医辨证是在长期临床实践中形成的，辨证方法有很多，如八纲辨证、脏腑辨证、气血津液辨证、六经辨证、卫气营血辨证等常用的辨证方法，其中八纲辨证是其他辨证方法的基础。老师，您能介绍一下八纲辨证吗？

李灿东：我先解释一下什么叫作八纲辨证？八纲辨证就是运用中医八纲的理论，对四诊收集的病情资料包括症状、体征，还有一些相关的信息资料进行分析、归纳，最后推断出现阶段疾病的病位的表里、病性的寒热、邪正斗争的虚实、类别的阴阳这四对矛盾，八类证候或者说八个纲领，这种方法就称为八纲辨证。

"八纲辨证"这一名词在传统的中医学中并没有提到，是20世纪50年代才正式提出的。当时中医开始被纳入高等院校教育，在《中医诊断学》的教材中明确设置了"八纲辨证"这一章。那八纲辨证的内容是什么时候开始有的呢？在很早的文献中就有记载，如中医经典著作《黄帝内经》中就明确提出了相关内容，例如"善诊者，察色按脉，先别阴阳"等，这些关于寒热、阴阳等概念的论述都是八纲辨证非常重要的基础。汉代张仲景的《伤寒杂病论》虽然没有讲到"八纲"这两个字，但是其实六经辨证里面很重要的内容就是辨阴阳、辨寒热、辨虚实、辨表里等。因此"八纲辨证"一词虽然很迟才出现，但是其内容在中医学中早就已经有了，而且成为中医各种辨证方法的基础。为什么说八纲辨证是中医辨证的基础呢？我们可以这么理解：第一，它是临床各种辨证的总纲。中医临床虽不太主张过细的分科，但毕竟还是有内、外、妇、儿科等的区别。临床上病证非常复杂，但不管怎么复杂，大致上都可以用八纲进行归纳，即病位不是在表就是在里，病性不是寒就是热，病势不是虚就是实，疾病的类别无非阴阳，任何一种临床的辨证方法最后的结果都可以用八纲进行归纳，所以说八纲是各种辨证的总纲。第二，八纲本身不是最后的诊断，它只能为我们指明一个大的方向。例如我们诊断为表实证，这不能作为最后的诊断，因为这个诊断比较粗，没有办法落实到很细的方面去，所以必须和脏腑、经络、气血等结合起来才能够使辨证具体化，才能使我们的治疗更有针对性。因此说八纲不是最后的诊断，但是它能为我们指明一个大的方向。如果八纲这个大的方向都搞错了，那么治疗一定是南辕北辙的，或者火上浇油、雪上加霜。

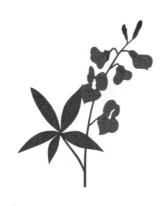

第五十七讲
表 里 辨 证

　　林雪娟：八纲从病位上可以分成表里，从病性上可以分为寒热，从病势上可以分为虚实，从类别上可以分为阴阳。这八个纲都是辨治的基本要点，我们既要明白它们各自的特点，也要掌握它们的鉴别要点。老师，您能具体介绍一下这八个基本证吗？

　　李灿东：我们首先谈谈表里辨证。表里辨证的目标主要是辨别表里两个纲领。所有的病证，从病位上讲不是在表就是在里，只有这两种选择，因此表里辨证从这种意义上讲就是帮助我们辨别病位的深浅，或者说内外。第一，表和里是一个相对的概念，没有表就没有里。从身体来讲，皮肤和筋骨对比，皮肤是属表的，筋骨是属里的；筋骨和脏腑对比，筋骨是属表的，脏腑是属里的；脏和腑对比，腑是属表的，脏是属里的；经络和脏腑对比，经络是属表的，脏腑是属里的。因此，表里本身是一种相对的概念，但此处讲的表里是特定的概念。一般来说，人体的皮毛、肌腠在外，属表；血脉、骨髓、脏腑在内，属里。明确这些概念，我们就知道当邪气侵犯人体皮毛、肌腠的时候，病位就在表，我们称之为表证；如果病在脏腑、血脉、经络，病位则在里，就称为里证。这是表里的相对概念。第二，表里不是固定的解剖部位，不是哪一层叫表，哪一层叫里，它是相对的，在特定条件下有一个基本的分类，但它是一个相对的概念，是可以变化的。第三，表里除了反映疾病部位的深浅，也可以反映疾病的轻重和进退。一般来说，病在表，说明病情较轻；病在里，说明病情较重。这表达了疾病的轻重。表里还可以表达疾病的进退，病从里到表，说明病在退；病从表到里，说明疾病在向深处发展，是病进的。我给大家举个例子，昨天我还好好的，但是今天早上起来突然就感冒了，表现出很多症状，如鼻子塞、流鼻涕、打喷嚏或者喉咙痛、发热等，说明病在表，这个表证如果经过合理的治疗好了，疾病就好了。但是很多人表证并没有马上治好，病就会进一步发展，症状变成咳嗽、发高热、痰多黏稠等，病就从表到里了，这样病往深入发展，就是病进。

我刚才介绍了表里辨证的基本概念，我们的目的就是让大家懂得判断表里，因此首先我们要知道什么叫表证，什么叫里证。表证就是外感病在初期阶段，表现出来的比较轻浅的证。反过来说，如果病在比较深的部位，如脏腑、气血、骨髓的病证，就是里证。因此，表、里是两个不同的证，它们有各自的临床表现和特点，正确认识表里才能为我们的整个治疗提供依据。

我要谈的第一个是"表证"。表证就是因为感受了外邪。外邪就是外来的邪气，主要是指六淫之邪，即风、寒、暑、湿、燥、火这6种外来的邪气。还有一类外邪指疫疠，疫疠就是我们现在讲的一些急性传染病等。六淫、疫疠等这些外来的邪气统称为外邪。外邪通过皮毛、口鼻侵入人体的初期阶段，我们称之为表证。

表证在发病过程中有个很重要的特点就是邪正斗争在体表，即人体的正气与邪气斗争在体表，表现出来的是恶寒发热的症状。我们曾经在问诊的时候跟大家讲过什么叫恶寒、什么叫发热，也谈到过一个症状叫恶寒发热，就是患者同时出现恶寒与发热，这种恶寒发热并见是表证最典型的一个症状。中医讲外邪侵入人体，我们如何判断它到底是什么证，是不是表证，不是根据化验结果看有没有什么病毒感染，或者根据时间判断几天内是表证，而是应该根据它表现出来的症状和临床特点来判断。表证最重要的临床特点就是恶寒发热。临床上表证有什么症状呢？第一个就是有新起的恶寒，理论上讲是恶寒发热，但是很多人只表现出怕冷而没有发热，例如感冒，有很多人感冒一开始并没有同时出现怕冷发热，他只是感觉有一点怕冷。为什么要讲"新起"？因为有的怕冷是慢性的，例如老人家老是觉得很冷，要抱一个暖水袋，这就不是新起的。我们讲的"新起"是指患者原来还好好的，突然出现的一种怕冷，这是第一个症状。当然新起的症状也包括发热，也就是恶寒发热。第二个症状就是很多人会出现头身痛，即头痛、身痛，例如我们感冒的时候经常会有头痛、身体酸痛。还有些人会出现打喷嚏、鼻子塞、流鼻涕、喉咙痒或者喉咙痛，也有些人会出现咳嗽、气喘。再结合一下我们前面提到过的舌诊知识，我们会看到患者的舌是淡红的、苔是薄白的。前面提到"舌淡红，苔薄白"是正常人的舌象，为什么表证会出现正常的舌象呢？这是因为在疾病刚刚发生的时候，即初起阶段，舌还没有马上变化，因此见到的舌象还是正常的。比如，我们现在从室内跑出去，风一吹，着凉了，但是这样的着凉，不会马上出现舌苔变黄、变厚，舌象不会突然间变化，因此一开始患者的舌象是正常的。又如，若患者原来的舌苔很黄、很厚、很腻，也不会因为感冒而变成淡红舌，薄白苔。原来是什么样的舌象，现在还是什么样舌象，一般表证舌象没有发生很大的变化。那么脉象呢？我们说浮沉分表里，因此表证的脉是浮脉。若将我刚讲的这些内容，例如有新起的恶寒或者恶寒发热，有头身疼痛，有流鼻涕、鼻塞、打喷嚏、喉咙痛，有咳嗽、气喘，舌淡红，苔薄白，脉浮，这些症状联系起来，就会发现表证的症状一方面是表现恶寒发热，它是邪正斗争在肌表的反映，另外有一大方面表现的是跟肺有关的症状，我们称之为肺系的症状。因为肺开窍于鼻，所以鼻塞、打喷嚏、流鼻涕、喉咙难受、咳嗽、气喘等这些症状都是跟肺有关系的。那么肺的问题为什么会这么明显呢？第一，在肝、心、脾、肺和肾这五脏之中，肺是唯一和外界相通的，所以外感出现的一些症状当然是从肺开始的。第二，很重要的原因就是肺主皮毛，肺主表，外邪侵犯人体，首先侵犯的就是肺，因此表证表现出来的是肺的一些症状。

那么表证有什么特点呢？第一个特点是起病急，第二个特点是病位比较浅，第三个特点是病程比较短。起病急，就是突然间发生的，我们刚刚谈到患者原先好好的，突然风一吹就出现打喷嚏、鼻塞、流鼻涕等症状，说明表证起病比较急。病位比较浅，表证出现的都是一些比较轻浅的症状，说明它病位比较浅。有的人表证两三天或三四天就好了，如果没好有可能变成了里证，表证的时间段很短，因此叫病程比较短。另外，还有一些表证可能是其他一些疾病的早期症状，比如说一些瘟疫的早期也可能出现发热、头痛、身痛、咳嗽等症状。总体来讲，表证的症状主要以新起恶寒或恶寒发热、脉浮为基本特点。古人有一句话叫"有一分恶寒，便有一分表证"，就是指如果患者一开始就有些怕冷，我们就认为这是表证。大家可能都有这么一种感觉，就是感冒以后，可能是着凉了，都有点怕冷，这是我们诊断表证的一个最主要的依据。那么表证在什么时候经常见到呢？就是在感冒的时候最常见。

我跟大家谈的第二个证是"里证"。里指的是病变部位比较深，在里面，比如说像气血、脏腑、骨髓等部位。这些部位受到影响产生脏腑功能的失调所表现出来的证，我们称之为里证。因此里证就是脏腑、气血、骨髓受影响，然后出现的一些证。我们怎么去识别里证呢？其实，里证的范围非常广，表现出来的症状也是多种多样的，因此我们很难用很简单的语言告诉大家里证有什么表现。我可以提供一个比较好的思路，比如刚才说恶寒发热是表证的特点，那么如果没有恶寒发热，或者单恶寒没有发热，或者单发热没有恶寒，这些都是我们鉴别表证、里证的依据。另外脉的浮沉也可以鉴别表里。其实也可以把刚才讲的话作为一个前提，我们就可以得出这样的结论：因为里证的范围很广，表现多种多样，所以我们只能笼统地说除了表证之外，其他的证就是里证。

我在前面向大家介绍表证的时候，提到的症状比较简单，就是那么几个症状，而里证就很复杂。因为所有的病证从大的病位来分就只有两种，一种是表证，一种是里证，所以我们把表证确认后去掉，剩下的就是里证。比如我们班上有一百个同学，一百个同学中只有两个是男同学，若去掉两个男同学，剩下的就全是女同学了。这个是比较容易理解的，所以说"非表即里"。大家明白这个道理之后，实际上我们就没有必要过多地纠结到底里证有哪些表现，我们可以说如果恶寒发热没有同时出现，脉是沉的，这就称为里证。

里证是由什么引起的？第一个就是外邪侵犯人体的时候，开始是在表的表证，如果外邪没有被及时地祛除，它向里侵入，这个时候就形成了里证。第二个就是外邪直中，它没有经过表证这个过程直接侵入脏腑，也可以产生里证。举一个例子，夏天很热的时候我们喝了很多冷饮后，突然间肚子痛，拉肚子，这个就没有经过表，直接到里面去了，这叫"直中"。第三个是情志内伤，如每天忧愁、烦恼，或者饮食不合理、劳逸太过，这些原因都可以损伤脏腑气血，或者引起脏腑气血功能的紊乱，从而产生各种各样的里证。因此里证形成的原因就是以上三方面：第一个就是从外面进来的，叫表邪入里；第二个就是病邪直中，也就是外邪直中；第三个就是功能失调、情志失调、饮食不合理、劳逸太过等产生的一些功能失调。既然里证的范围这么广，我们以后接触的证大部分都是里证，除了专门给大家介绍的表证之外，剩下的都是里证，因此我们后面还会再给大家介绍里证。

除了表证和里证之外，我们还有第三个证叫半表半里证。前面我们在讲到问诊的问寒热的时候，提到寒凝有这么几种情况：一个叫恶寒发热，一个叫但寒不热，一个叫但热不寒，一个叫寒热往来。恶寒发热同时出现是表证的一个特点，但寒不热或者但热不寒是里证的特点，比如说高热、潮热，这些都是属于但热不寒，是里证的特点。寒热往来，就是恶寒发热交替出现，热的时候不冷，冷的时候不热。比如疟疾，它既不同于表证的寒热并见，又不同于里证的但热不寒或但寒不热，它是寒热交替出现，我们称它为半表半里证。而且我们也说到了，这种半表半里证是属于少阳的一种病证。我们前面讲过上肢、下肢分布着三阴经、三阳经，而讲到三阳经的时候，外侧的前缘叫阳明经，后缘叫太阳经，中间叫少阳经，那么太阳经属表，阳明经属里，少阳经位于两者之间，因此我们称其为半表半里。但是这里要特别跟大家说明的是，其实半表半里证是一种人为的划分，它是里证的一种特殊情况，就是它出现的是寒热往来既不同于表证，也不同于里证。实际上它归于里证，是一种特殊的里证。

半表半里证，理解起来有点困难，但是我想，第一，从字面上讲，它应该是处于表证和里证二者之间，进退之间，从临床的实际来讲，主要表现的特点是寒热往来；第二，我们要很明确半表半里证大体属于里证，正如我们前面讲到的，除了表证，就是里证，这样就没有太大的问题了。

接下来我们花一点时间来谈一下表证和里证的鉴别。第一个，要从恶寒和发热的特点来鉴别表证和里证。因为在外感病的过程中，疾病刚刚初起的时候，恶寒发热是同时出现的，或者一开始有一点点怕冷的，这些都是属于表证。如果只有发热，就是但热不寒，或者是以很明显的怕冷为主，没有发热，特别是某些慢性病只有怕冷没有发热，这些都是属于里证。如果寒热往来交替出现，就是属于半表半里证。第二个，从兼症来看，表证的主要兼症是头痛、身痛、鼻塞、打喷嚏、咳嗽，这是它的常见症状，也就是我们之前所讲的肺的一些症状，而内脏其他的一些表现不明显。而里证主要表现出来的是一些内脏的症状，比如说像心悸、失眠、肚子痛、呕吐等等，以内脏的表现为主，这是里证。既然鼻塞、头痛等不是里证的常见症状，那里证会不会出现鼻塞、头痛呢？里证也会，像西医讲的一些慢性鼻炎，实际上是里证，它也会出现打喷嚏、鼻塞，但这些都不作为里证的常见症状。第三个，舌和脉也是很重要的鉴别点。我们一直讲四诊合参，除了问诊之外，望诊和切诊也很重要。一般来说，表证的患者舌象变化不明显，里证的患者舌象变化会比较明显。当然原来就有里证的患者也不会因为感受外邪舌头就马上发生变化。从脉象来说，表证的人，脉一般是浮的；里证的人，脉一般是沉的。除了这三方面的鉴别，我们还可以结合疾病的缓急，即疾病是属于急性的发病还是一个慢性的过程，结合病情的轻重和病程的长短，做出具体的判断。

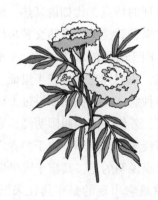

第五十八讲
寒热辨证之一

吴长汶：表里是体现病位的两个纲，寒热则是体现病性的两个纲。寒与热也是用药宜温宜凉的标志，如寒病宜用热药，热病宜用凉药。虽然我们说八纲辨证有"表""里""寒""热""虚""实""阴""阳"这些矛盾，但是"寒""热"作为辨别疾病性质的两个纲领，应该是八纲辨证的核心，那么我们如何理解和运用寒热辨证呢？

李灿东："寒"和"热"其实就是机体阴阳盛衰的两种表现。所谓"寒"，实际上就是阴盛或是阳少；所谓"热"，其实就是阳盛或是阴少。因此我们说"寒""热"两个纲领反映出来的是机体阴阳的盛衰。《黄帝内经》说"善诊者，察色按脉，先别阴阳"，区分阴和阳是中医辨证的最重要的两个纲领，关键是怎么去辨别阴阳的盛衰，这就涉及我们现在谈论的寒和热。当然我们在日常生活中，经常会感觉到有些热或者有些冷，我们也经常把这个叫作热或者寒。例如，我们会说："我这个人总是很怕冷，手脚冷冰冰的。"或者说："我这个人总是容易上火。"这种冷热的概念在我们日常生活中经常会碰到。但是这种冷热的概念其实是指一种寒象或者热象，与我们现在要讲的寒证和热证既有区别也有联系。也就是说，我们讲的这个寒象往往是寒证表现的一种特征，热象可能是热证表现的一种特征，但是寒象不一定就等于寒证。我举一个例子，这个人手摸过去冷冰冰的，是不是就是寒证呢？不一定，要根据其他的表现来进行综合的判断。因此我们讲寒热辨证，应该还是要强调四诊合参。我们辨寒证、热证的目的是为了什么呢？是为了诊断，为了治疗，为了干预而制订一个原则。我在前面的讨论中也经常告诉大家，中医治疗的原则，最重要的就是寒者热之、热者寒之、虚者补之、实者泻之。因此我们确定寒证和热证的目的就是为了选择热或是寒的治疗方案。

我先跟大家谈一下寒证。什么是寒证？我们给它下一个定义，如果用一句很规范的语言来表达的话，它就是指感受寒邪或者阳虚阴盛而出现的证候或者一种特点，其核心的内容就是阳虚阴盛。它产生的原因可能是感受了外来的寒邪，当然也可能是机体功能活动低下或者不足。具体来说就是寒证有两种情况，一种是阳虚，一种是阴盛。阳虚的主要矛盾是阳不足，可能阴没有明显地多，我们可以简单地理解为阴是正常的，但是阳不够了，因此表现出来的就是一种寒证。还有一种情况是阳可能没有明显的不足，但是阴太多了，这也表现出寒证。因此我们说阳虚或者阴盛都有可能表现出寒证。

根据临床出现的一些表征，我们在日常生活中可能经常会遇到两个词，一个叫实寒，一个叫虚寒。什么是虚寒？其实虚寒就是阳虚，阳虚证和虚寒证在某种意义上是一样的。这两者的临床表现以及病理过程基本是相同的，因此我经常跟同学们说，可以简单地理解为阳虚证就是虚寒证。同理，阴盛证其实就是实寒证。那么怎么区别这两者呢？我们先跟大家简单地描述一下寒证有哪些特征。"寒"的特征我们可以用五个字来概括，一个叫"冷"，一个叫"稀"，一个叫"白"，一个叫"润"，一个叫"静"。那么什么是寒证的冷呢？寒证的患者一般表现出来有寒冷的特点，因此患者说"我很怕冷"，这个怕冷可能是长期都很怕冷，也可能是这两三天感觉特别怕冷，这些当然都可以说是冷的特点。有的人不是说"我很怕冷"，他可能换一种方式表达，比如说"我到冬天衣服穿得特别多"，或者"我在冬天经常喜欢抱一个暖水袋，感觉会舒服一点"。也有的人会说"我这个人平常很怕吃冷的东西，我一吃冷的东西就不舒服，吃热的东西就会觉得舒服一些"。也有人说"我喜欢夏天不喜欢冬天，我一到夏天的时候就感觉舒服一点，一到冬天我就冷得要命，我就很怕冬天"。还有一些人说"我的关节痛，一到冬天或是天气变冷时就发作，天气暖和时就好一点"。以上这么多的表现，当然也不止这些，都可以把它理解成冷的特点。如果平常有出现这些问题或者类似的问题，你都可以理解成"冷"，也就是我们所说的寒的一些表现。

其实这也是判断寒证最重要的一点。我举个例子，如果有个人总是怕冷，穿的衣服比较多，那么他在日常生活中，从保健的角度来说，就要注意保暖一些，要经常吃些温的东西，对一些生冷的东西他可能就不合适。

我们除了询问交流以外，其实还可以通过观察了解寒的这些特点。比如说我们看一个人进来的时候，他衣服穿得比别人多，或者他走进来的时候缩成一团，或者有的时候"瑟瑟"发抖，或者感觉很冷，这些都是我们说的冷的特点。这是我们讲的第一个特点。

第二个特点就是白。白的第一个特征是它表现出来的外观比较白。我们举个例子，一个人的面色很白，口唇颜色比较淡，舌头伸出来也是比较白的，当然，这里说的并不是完全白色，是看上去颜色比较淡，这就是白的特点。第二个特征就是分泌物、排泄物是白色的。我们下面要讲到稀的特点，稀讲的是质地，白讲的是颜色，比如说流鼻涕是白色的，咳出来的痰是白的，小便也是没有颜色的，大便颜色比较浅等，这些都是白。因此白包含两个特征，第一个就是外观上的淡白，第二个就是分泌物、排泄物的颜色白。

第三个特点是稀，即分泌物、排泄物都表现出来比较清稀、不黏稠。比如说流鼻涕，有的鼻涕是透明的、黏黏的，有的是很黄很稠的，有时候是流鼻水，清清的鼻水一直滴下来，这就是稀的特点。再比如说出汗，有时候出汗很多，像被雨淋过一样，出的汗很稀。再比如说咳嗽的时候，咳出的痰液有可能是稀的，痰很多，一下子就能咳出来，这些也是稀的特点。当然还有一些情况，比如说呕吐，在呕吐的过程中吐出来的东西是稀的，如呕清水；再比如说小便，小便当然都是稀的，但有的小便很清长，就是量很多，比较长，这些都是稀的特点；大便也是这样，大便是稀的，或者像鸭大便一样，我们称之为便溏。这些都是稀的表现，一般来说这些也都是寒证的一些特征。

第四个特点是润，就是比较湿润，不会干燥。为什么呢？因为寒邪是阴邪，它不会损伤津液，津液没有受到很严重的损伤就不会有干燥的特点，所以它表现出来的就是润的特点。比如口不会渴，皮肤不会很干燥，大便是软的或者水分相对多一点。在某种程度上我们讲的口渴与不渴也是判断寒证和热证的一个标志。中医学中有一个非常特殊的诊断方法就是舌诊，就是看舌头。如果舌苔不干，这就是"润"的特点。患者也可以自己观察舌苔是润还是燥，这在讲舌诊的时候讲过了。

第五个特点是静，从脉诊上来说就是脉象比较安静。脉象不会很急，比较慢，因此迟脉是寒证的一个特征。从整个外观上来看其实也是一样的，比如说一个人看上去比较安静，不爱动；又如在冬天的时候，一个人往往也会裹得紧紧的，缩成一团，而且比较安静，这就是寒证的特点。

如果把这五个特点记住了，其实我们就能基本正确地判断寒和热了。这五个特点，"冷""白""稀""润""静"，就是我们判断寒证的依据。

寒性体质的人也是主要根据这些要点来判断的，体质是相对稳定的一种整体的状态，在这个基础上可能进一步发展表现出一些比较明显的特征，这就形成了寒性体质，因此它跟寒证有些类似，但有区别。刚刚提到的虚寒和实寒有什么区别呢？虚寒就是阳气虚，因此它还兼有一些阳虚的表现。我们之前很多次跟大家谈到阳虚的表现，就是有些气虚的特点，比如说乏力、少气、懒言等，再加上寒证的表现。因此，它跟实寒证的区别就在于它兼有一些虚的表现，实寒证往往虚的特征表现不太明显，这个后面我们在讲到虚实辨证的时候还会很详细地跟大家进行探讨。

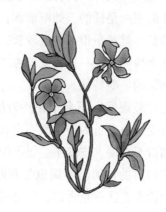

第五十九讲
寒热辨证之二

吴长汶：明白了寒证之后，也请老师谈谈热证的特点。

李灿东：说到热证，实际上热证跟刚才讲到的寒证是相对的。什么是热证呢？我们也给它下一个定义：热证就是感受热邪或者脏腑阳气过盛，或者阴虚阳亢所表现出来的证。它具体涉及两种情况，一种是阳气亢盛，也就是阳盛；一种是阴虚阳亢，就是阴虚。它可能是由感受热邪引起的，也可能是因为机体的各种原因，导致热邪太盛或是阴受到损伤，这些都可能构成热证。感受热邪的情况，比如说，天气突然变热了感受热邪，或者中暑了感受热邪；也可能是因为吃得太热，例如总是吃一些辛辣的、炸的、烤的食物，这些东西容易上火；还有一个就是脾气不好，这个叫情志过激，容易肝郁化火，产生热邪；还有可能是因为长期服药，津液损伤而导致阴虚；还有可能因慢性病、久病损伤而产生阴虚；或因年老体弱，本身阴液不足等，这些都可能造成阴虚。因此我们说的热证也有虚和实两方面。实，是因为阳气太盛；虚，是因为阴气不足或者阴液亏虚。这就是热证的基本概念。

热证具体有哪些表现呢？同样我们可以用五个字来概括热证的表现。第一个是"热"，第二个是"红"或者"黄"，第三个是"稠"，第四个是"干"，第五个是"动"。因此热证的表现概括为"热、红（黄）、稠、干、动"，跟刚才讲的寒证的五个字是相反的。接下来我就一一为大家讲解它们各自的表现。

第一个就是"热"，讲到热，很多人首先想到的就是发热，用体温计量一下温度升高了；还有一种是体温不一定升高，但自己觉得有发热感；还有一种体温也不一定升高，但比别人怕热，比如这个人衣服穿得比较少，一直不停地出汗，这是怕热，有时候我们把怕热叫作恶热。喜欢吃凉的东西，因为吃凉的会舒服，如果吃凉的不舒服，一般也不会去吃凉的东西；另外不喜欢热天。这些都是热的

285

一些表现，另外还要注意一些局部的热，比如喉咙里热热的，也可能表现为长痘痘、疖子这种"上火"的症状。

第二个特征就是"红"或者是"黄"。为什么说红或者黄呢？比如说，面色是红的，满面通红，舌是红的，这些地方表现出"红"，是热的一种表现。再比如关节痛，有的人表现为关节红肿。红是热的一种表现。闽南话中把"热"叫作"发瘼"。福建漳州有两个很有名的药叫新瘼片、片仔瘼，其中的"瘼"字在闽南话中读音就叫"红"。以上是红和热的特点，这是从望诊看到的。第二个方面是分泌物、排泄物的颜色黄，比如鼻涕是黄色的，痰是黄色的，小便比较黄。通常老百姓讲小便很"红"，这里的红不一定是因为出血引起的红，其实就是小便的颜色很深，像浓茶水一样，而不一定是出血，可以理解成是热证的一种表现。

第三个特征是"稠"，就是黏稠的意思，主要指的是分泌物、排泄物比较黏稠。比如说流黏稠的鼻涕；喉咙里的痰是黏稠的，不容易咳出来或者是咳出来的痰很多，很黏稠；有时呕吐物也是很黏稠的；小便虽然没有说很稠，但是小便很短，颜色比较深，像染色的一样，或像浓缩的一样，这可以叫作小便短赤；大便也是一样，比较稠，哪怕是拉肚子，也比较黏稠，或是便秘。这些都是属于"稠"的特点。比如一个感冒的患者，他说："我到底是冷感还是热感？"如果鼻涕或痰很稠的，一般是热证；鼻涕或痰很稀的，一般是寒证。拉肚子的人到底是寒还是热？一般来说，很清稀的，水样的，为寒证；很黏稠的，为热证。

第四个特征就是"干"，与润相对。为什么是干呢？因为寒邪不会损伤津液，而热为阳邪，会损伤津液，津液损伤，就表现出干燥的特点，就像火大了，把水烧干了一样，因此最常见的就是口干，也有人表现为鼻子很干、眼睛干，这些都是因为热邪损伤津液。热证的患者，小便一般都比较短，刚才讲的小便短也可以当作干的特点之一。大便干结则也是干的表现。

第五个特征就是"动"，这是和静相对的。天气热的时候我们喜欢动来动去，有时候因为很烦就翻来翻去，这是动的特点。汉字很有意思，比如"烦"字。"火"＋"页"，火字旁，烦本身就是热的表现。烦，轻的时候叫心烦，严重点叫烦躁，再严重点叫躁狂，患者容易激动。从脉象来看，因为动，所以脉可能会比较快，可能会出现数脉。再举个例子，有些精神方面有异常的患者，如果表现出很激动，会打人毁物的一般都是热证；安安静静的，不怎么动的，一般是寒证，所以动静也能判断寒热。从某种意义上来讲，如果一个人很好动，讲话声音很大声，容易激动，一般火气都比较大，这些属于热证的特点；如果一个人比较安静，不怎么爱动，或比较困倦，一般属于寒证的特点。

因此鼓励大家多联想，多开拓视野，但是不要简单地对号入座，要从整体上把握。听得越多，可能越容易明白，但是听多了以后我们会发现，很多事物还存在着相兼错杂的趋势，不能抓住一点就简单地对号入座。例如糖尿病常有口干，但有寒证和热证之别，不一定都有热证的表现。

明白什么是寒证、什么是热证以后，我简单和大家讲一下寒证、热证怎么鉴别。在看病过程中，医生首先要分清楚患者是寒证还是热证。这主要根据患者喜欢冷还是喜欢热；四肢情况怎么样；口渴不渴，口渴一般是热证，口不渴一般是寒证；面色是白的还是红的；大便是稀的还是干的；小便是清的还是短的、黄的……这些都能判断寒热。寒热从舌象、脉象上也能分辨出来。舌是淡的，苔是白的，一般是寒证；舌是红的，苔是黄的，一般是热证。脉是迟的、慢的，一般是寒证；而比较数的一般是热证。

王洋：老师，那么临床上寒证、热证该怎么调理，怎么治疗呢？

李灿东："寒者热之，热者寒之"就是我们治疗、调理寒证和热证的重要原则。寒证就要用热的、温的方法。比如说感冒了，如果是寒证，应该以散寒为主，把寒邪赶走，最简单的方法就是喝一点姜汤。如果这个患者是里寒证，肚子冷痛，我们就要用温胃、养胃散寒的方法。姜汤当然也可以喝，也可以吃点热的东西。大家都知道，胃寒的人不能让他吃凉的东西。福州这里有些习惯我就不赞同，比如福州人喜欢喝凉茶，对于胃寒的人，如果再喝凉茶，胃就很容易受到损伤。如果碰到一个关节痛的患者，关节冷痛，那我们就可以用热敷的方法，比如艾灸，帮他驱散寒邪、温通经络，这样他会觉得舒服些。再比如说痛经、面青、很怕冷，就要用些温的方法，比如喝碗姜汤，如果吃凉的东西就会雪上加霜。再比如拉肚子的时候，我们就用温的方法。在日常生活中遇到寒证或是寒性体质的人，我们就要注意到这些问题，总的来讲就是用温的方法。

热证怎么办？热证要用寒的方法，要清热、泻火，不同的人也不一样。比如说，感冒了，伴发热、喉咙痛、鼻涕黏稠，这是热证的感冒，要用能疏散风热的药物，像银翘散、桑菊饮等，这些都是属于疏散风热的中成药。这时候喝姜汤就不合适了，会火上浇油。因此姜汤治感冒要分风寒、风热，乱用姜汤有的时候会更糟。现在有个不好的现象就是，很多人把中药和中成药当成西药来用，不分寒热地使用，使病情加重，然后反过来说中医不行。其实中药本身就有偏性，因此在用药之前一定要分清自己是寒还是热。这就是我们讲的寒证和热证的大的概念。

> 闵莉：前面您详细地讲解了寒热辨证，我们知道，寒与热是相对的，但是在临床中疾病往往比较复杂，寒热的证候并不一定都是单纯易辨的，可能在疾病的一定阶段寒证会出现热的假象，热证会出现寒的假象。老师，在这种时候，我们如何"透过现象看本质"，辨清寒热真假呢？

李灿东：是的，我们首先讲一下真热假寒证。其实质是热证，而表现出寒的假象，感觉上让我们以为是寒证。举一个例子，有的小孩子发高热一直不退，到特定阶段你会发现他的手脚是冷冰冰的，这时候不是他的温度退下来了，很多情况下是真热假寒证，因为小孩子热退的表现应该是原来手很烫，然后手逐渐变温和。如果热很重又出现手冰凉，我们就称之为"热深厥深"，就是热得越严重，冷的表现也越明显，这是病情加重的表现。热郁在其中发不出来，比一般的高热要严重，因此出现这种情况不要大意。有些成年人也会出现这种情况，发热到一定程度会出现冷，而且脉本来应该是数的反而变沉迟了。有的人甚至有一点点怕冷，这种不一定是热退的表现，你仔细摸一摸他的身体就会发现他的胸腹部很烫，就像炭一样，这叫作"身热灼手"。还有的人表现为神昏谵语，神志昏迷，谵语就是说胡话。有的人口气很大，呼吸的声音很粗，叫作"口臭息粗"；小便是黄的，大便很干，喜欢喝冷饮，舌头是红的，苔是黄的，脉虽然是沉的、迟的，但是有力，这些是热证的表现。出现真热假寒证我们一定要注意，有时候小孩发热了，有些家长自己做了处理之后没效果，突然间发现孩子手脚冰冷，以为热退了，但其实这是一种真热假寒证。

真寒假热证本质上是寒的，但是出现一些热的症状，真寒是本质，热是假象。一个人阳虚或者阴盛而出现四肢冰凉，小便比较清长，大便比较稀，舌比较淡，苔比较白，脉无力，这些都是寒的表现，这个判断没有问题，但是有的人会出现面色红、有点发热、手脚躁动不安、口渴、喉咙痛的表现，这些都是热的表现，很容易被误解成热证，实质是假热。关于假热的表现，其实通过认真观察我们会发现一些蛛丝马迹。患者自己觉得热，但是你摸一下他的身体会发现并不热，还有他觉得热但是他又喜欢盖被子，真正热的人不喜欢盖被子；他的面色红，但不是从内而外发出的，像是涂上去的，只是在两颊红；虽然人很烦躁，但是人很疲劳，没有力气；虽然口渴，但是喜欢喝热的，且喝的不多；脉虽然有时候是数的，但是这个脉是无力的。如果认真观察我们就会发现这些假象。当然这种寒热真假往往是在疾病后期比较严重的时候才出现。我想告诉大家的是，寒热会出现真假，需要防范，而现在临床上有很多人都搞不明白，这些问题要引起我们的重视。

辨真假确实有点难，因此我们在实践过程中要慢慢体会。这一般需要专业人员的帮助。第一，我们要了解疾病发展的全过程，你在家里肯定知道疾病的发展过程，比如说小孩发热是一直不退还是热退了又热，或者本来发热很高而突然间出现手脚冷冰冰。如果你对这个疾病的过程比较了解，就会知道疾病发展到哪个阶段了，从而做一个判断。如果一个人不知道情况，看见手冰就可能以为热退了，但是你作为家长就一定要知道这可能不是真的退热。第二，通常在身体内部的症状是真的，在四肢末端的症状是假的。

有些假象，注意去观察，还是可以观察出来的。我们刚刚讲的面红，从里面散发出来的红和表面像涂上去的红还是有区别的。有的患者说冷但不一定盖很多被子，有的患者说很热但是他又盖被子，因此真假还是可以判断的。到目前为止，中医辨证还是以患者的症状为依据的。

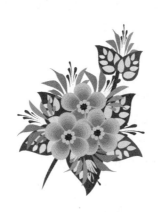

第六十讲
虚实辨证与阴阳辨证之一

朱龙：虚和实也是八纲中很重要的两个纲。我们前面一直讲"寒者热之，热者寒之"，其实后面还有一句就是"虚者补之，实者泻之"。如何补泻取决于我们对虚和实的判断。老师，您能详细讲讲什么是虚，什么是实吗？我们如何做到"虚者补之，实者泻之"呢？

李灿东：其实虚实是辨别邪正盛衰的两个纲领，邪正的盛衰与斗争是中医理论里很重要的内容。中医有两句话，一句是"正气存内，邪不可干"，另一句是"邪之所凑，其气必虚"。疾病的发生就是因为邪气赢了，正气输了，从这句话可以知道在疾病发生过程中邪正是贯穿整个过程的。导致疾病的外来因素都可以叫作邪气，现在讲主要指一些微生物，如细菌、病毒等；正气就是我们机体的抗病、防病和修复的能力。邪正其实是一对矛盾。中医根据邪正斗争的结果分虚实，虚实是反映人体正气强弱和邪气盛衰的两个纲。疾病的发生与否取决于邪正的盛衰，正气打赢了病就不发生，邪气打赢了就生病了。因此中医的疾病预防和西医不一样，西医认为病原体侵犯人体才会发生疾病，它是以这个为主体。中医认为会不会生病的决定性因素在正气。因为邪气无时无刻都在，什么时候发病呢？当正气无法抵御邪气的时候就发病了。正气充足，抵抗力很强，即使邪气侵袭也不容易生病。所以两者的主次关系有点区别。从西医角度就是看有没有这个病原体，从中医角度就是看正气是否足够抵御邪气，这是两者之间的差别。所以现在这种吃中药或者吃板蓝根预防传染病的做法，从中医角度来说是没有道理的，因为板蓝根可以抗病毒但是不能提高正气。邪气还没侵袭就吃药，那是没有意义的。我们关键的是要建立防卫系统，让病邪无法侵入我们的身体。但是我们的正气不仅靠气的多少，更重要的是靠全身机体的调节，如果气太多反而变成火了。我们大家可能感觉吃完补气药容易上火，因此气不是补得越多抵抗力就越强。我们不能说拼命吃人参、黄芪补气就不会生病。如果这么简单，那每个人都去吃补气药，就都不得病了。

虚实是反映人体正气强弱和邪气盛衰的两个纲领。现在我就具体地讲一下辨别虚实的依据。《黄帝内经》里有一句话："邪气盛则实，精气夺则虚。"邪气盛大家能理解，所谓实证其实就是邪气太盛；这里的精气就是正气，夺就是丢失了，我们讲"三军可夺帅，匹夫不可夺志也"，这个"夺"就是丢失的意思，所以正气丢了就叫作虚证。虚主要是正气虚，实是邪气盛。虚实是我们制订补和泻的依据。虚则补之，实则泻之，什么时候补？什么时候泻？要根据虚实的情况。什么是虚证呢？虚证就是正气虚。什么是正气呢？比如说人体的阴阳、气血、津液等这些都属于正气。正气亏虚，邪气也不多，这个就叫虚证，就是指我们的防御力量很弱，但是敌人也没来。那么如果敌人来了叫什么？叫虚实夹杂。因此我们讲的虚证是正气不足、邪气不盛，如果邪气盛，那就是我们后面要讨论的虚实夹杂的问题了。因此，它的根本是正气虚，阴阳、气血、津液亏虚都是正气虚。那么什么原因导致虚证呢？一个是生成不足，一个是消耗太过。

先天不足、后天不足都是其中的因素。先天不足就是指这个人身体条件生来就比较差，后天不足一般是指没东西吃，没东西吃则气血生化不足。有些人虽然吃得好，但是消化吸收不好，所以生化不足也是导致虚的一个因素。再一个就是消耗太过，年老、体弱、久病这些都是消耗正气的因素，比如说饮食劳倦，饮食不正常损伤脾胃；过度疲劳，耗伤气血，也包括其他一些像劳心过度、房事太过，导致正气损伤；寄生虫也会耗伤正气；药物导致大汗、大吐、大泻等这些都可能消耗正气。原因很多，归纳起来就是生成不足和耗伤太过这两方面。虚证的表现很多，所有不足的、松弛的、衰退的表现，我们都称之为虚证的表现。那怎么帮助大家更好地理解虚证的表现呢？我们今天就来举四个最常见的虚证，就是阴虚证、阳虚证、气虚证、血虚证，气血阴阳亏虚是我们日常生活中最常见的虚证。

第一个，气虚证。气虚是我们最常见的，什么是气虚呢？就是气不够了，气亏虚了。归纳起来气虚有两个表现，一个是无力，没有力气，讲话有气无力，不爱说话，气息微弱短促，整个人很疲惫，没有精神。气虚证的表现除了无力外，还有一个非常重要的表现是动则益甚。动则益甚就是一动，所有无力的症状都会加重。有些人说自己最近很虚，但是跑一下步，出一身汗就舒服了，那就不是气虚，因为没有动则益甚。中药中补气的药人参就很好，还有黄芪也是补气药。食物当中也有很多补气之品，像莲子、怀山药、芡实等都是补气的。我们一般吃的比较好的东西，都是一些补气的东西，像鸡肉、牛肉、羊肉、红枣等都有补气的作用。

第二个叫血虚证。它的一个特征是淡，表现为面色淡、唇淡、舌淡、眼睑淡。为什么淡？因为没血。面色红是因为血从里面透出来，所以血虚就是淡的，比较好观察。除了淡以外，患者还有头晕、心悸、失眠等血不能够濡养的一些表现。血虚和贫血不能画等号。很多贫血的人表现出来的是头晕无力，稍微动一下就不行，但是"淡"不太明显，它主要是气虚或者是气血两虚。补血药有阿胶、当归，还有方剂四物汤，这些都有补血的作用。中医还有一个很好的补血方——当归补血汤，用了黄芪和当归两味药，黄芪是补气的。为什么补血的药中用补气的药？因为中医认为，气血的关系是很密切的，气为血之帅，血为气之母，所以补血的时候要先补气，气能生血。有时候不能马上补血，就通过补气的方法把血升上来。在过去民间有用猪肝、猪肉等补血，这种肉食动物的内脏和肉一般都有补血的效果。我觉得血虚的人吃点猪肝挺好的，包括因为血虚导致的夜盲症都可以吃猪肝。

第三个是阳虚证，它是在气虚的基础上进一步发展而来的，除了有气虚的一般表现外，同时还有寒的特点。阳虚会生虚寒，就是气虚加上寒。那寒有什么特点呢？就是前面讲的"冷、白、稀、润、静"。气虚的无力，动则益甚，再加上一两个寒的特点，就是阳虚。女性有阳虚也有阴虚。因为阴阳是互生的，阳虚可导致痛经、宫寒不孕等，所以女性同样也会阳虚。而男性也有阳虚与阴虚，在日常生活中，有人认为男生易阳虚就要补阳或者壮阳，其实阴阳气血代表的是一种正气，不要乱吃药。阳虚的人才要补阳，阳不虚的人乱补阳也会产生不好的影响。鹿茸是一个比较好的补阳药，但是因为有些人并不会使用而出现了一些不良反应。一般鹿茸用 0.3～0.5g 就行了，吃多了容易流鼻血。中成药也有补阳的药，《金匮要略》中的金匮肾气丸可以治疗阳虚的症状。大家要根据自己的需要，量不要太大。我经常跟大家讲的一句话，养生要像滴水穿石，不能一下子就有痕迹，如果马上有个坑就糟了，那就太厉害了。它跟治病的移山填海不一样，要是吃的东西到肚子里变大了，那就是过头了。

第四个是阴虚证，阴虚会生虚热。在前面我们讲到实热与虚热。阴虚证有什么特点？它的特点就是午后潮热、五心烦热。什么是午后潮热呢？就是低热，或者午后温度升高。五心烦热就是手脚心烦热、心口烦热，除了热之外，还有烦的症状。阴虚证的表现还有午后颧红、盗汗、口干、舌红、少苔、脉细数等等。如果与前面所讲的热证的"热、红、稠、干、动"对应起来，它的表现也是吻合的。红就是午后颧红，舌红；细是主虚，数是主热，所以脉细数就是虚热证。阴虚的人还会出现咯血，林黛玉除了气虚，还有肺阴虚，所以会有午后颧红、潮热、咯血的表现。

以上介绍的是四种最主要的虚证，还有一些虚证，如津液亏虚、精亏等，不管是哪种虚证，共性是不足、松弛、衰退，这是虚证的主要特点。

第六十一讲
虚实辨证与阴阳辨证之二

> 王洋：前面我们讨论了虚证常见的临床表现，明白了虚证是一种正气不足，邪气不盛的状态。接下来，请老师给我们介绍一下实证吧。

李灿东：好的。实证与虚证是相对的。前面我们已经很明确地和大家说过，虚是正气虚，邪气也不太盛；实就是邪气盛，正气也不太虚。因为邪气很盛，正气本身也不虚，因此邪正双方斗争很激烈。

我们给实证下了一个定义，就是感受外邪或者疾病过程中气血阴阳失调导致身体里的病理产物蓄积而产生的一种证。因此实证就是邪气太盛和气血阴阳失调。虚证是阴阳气血的亏虚；实证是失调，功能关系紊乱。病理产物像痰、瘀血等堆积在身体里面的这种证，我们称之为实证。阴阳气血的失调，并不等于正气的亏虚，正气是正常的，只是失调了，也就是里面的关系乱了，或者堵住了，这才叫作失调，与亏损和受到损伤是两个不同的概念。实证产生的原因很复杂，各种阴阳气血的失调都属于实证的范围。我们从虚实的角度把辨证分成两大类，除了虚证之外，剩下的基本上都是实证。如果这样区分，实证就比较多了，当然还有虚实夹杂，但我们现在主要分成两大类。什么原因会导致实证呢？主要是两大原因，一个是外来的邪气，像风、寒、暑、湿、燥、火等。另一个就是内部脏腑气血活动过程中产生的邪气。比如说，一个人爱生气，那么气就容易堵住导致气滞；身体里的水液代谢失常积在那里就会形成痰；血液运行不通畅，就形成了瘀血。这些是由身体内部的病理变化产生的。

因为邪气堆积在不同的部位，且程度不同，表现出来的症状与原因就很复杂，很难用一两个症状去概括。例如，痰是因为气血津液输布运化过程发生了障碍，痰湿聚集而成。外来的寒湿之邪有可能影响津液的输布而形成痰，自身水液运行障碍也有可能形成痰；湿邪侵犯人体可能形成痰，而自己的饮食问题，如整天吃一些膏粱厚味或者喝酒等也能产生痰。痰在中医来说，分成有形之痰与无形之痰。有形之痰，如咳嗽吐出来的就是有形之痰。痰，很多时候是一种实证，表现为胸闷，因为痰阻胸中；还有咳嗽，或者是气喘，同时有个很明显的特征就是在咳嗽、气喘的过程中痰很多；痰可能是白的或者黄的。如何判断是热痰还是寒痰？这就要根据它是白的还是黄的，是黏稠的还是稀的来判断，这个内容在以前讲到寒热的时候已经讲过了。无形之痰因为痰停聚的部位不同，表现出的症状也不一样，比如肥胖或者高血脂、脂肪肝等，之前我们也讲过一个概念叫"肥人多痰"。如果有些痰聚在胸中，就会产生胸痛、胸闷、胁痛，这些都是痰的表现。不管是什么，它都是一种有余的、太多的、亢盛的表现，与前面的亏损的、不足的表现不一样。太多就是实，不够就是虚。我再举一个例子，血瘀证是一种实证，会出现固定不移的疼痛，肿块也是固定不移的，或者是青紫的，还可能出现口舌青紫等。食积，就是吃太过，表现为肚子胀、肚子痛，或表现为嗳腐吞酸，或者大便不通等。因此实证的表现很多，主要以太多、有余、亢盛为主要特征。

表实证就是我们通常讲的感冒，恶寒发热、头痛身痛、喉咙痛、脉浮等都是表证的表现，一开始，正气没有损伤，邪正斗争很激烈，所以叫作表实证。我们讲的八纲，是一种大的纲领，一种大框架，不是具体的证，要具体治疗就要落到具体的证，这样才有针对性。八纲最大的意义就是帮助我们从整体上去把握规律，这样把握住规律，方向上就不会错误。比如说有一个患者出现了一些病况，患者的虚实取决于我们辨的是虚证还是实证。若是虚证，我们可以采取补的方式，至于到底是补阴阳、补气血还是补肝心脾肺肾，要根据具体的证，但我们知道要用补的方法。若用泻的方法，则越来越虚。如果不是虚证就不能用补的方法，本来就堵得很紧，再补就更紧了。

鉴别实证和虚证的要点是什么呢？第一，从病程上，一般来说，实证的病程相对较短。最近或者这一两天出现的情况（大出血这种除外），都属于实证。例如一个人感冒了或者得了肺炎，邪正斗争激烈，为实证；若病程拖了很久，损伤正气，久病体虚，这就是一种虚证。所以，病程的长短就是鉴别的指标。但中医并没有明确多久才算长或短。第二，就是看患者的体质，比如一个人很壮，面色红润，整个身体的素质很好，还有望闻问切四诊得出来的是得神。另外，体质还表现在生病过程中，身体整体的表现是否良好。比如初得感冒的人，一开始身体并没有变得很差，还是实证。若久病，整个人很虚，就是虚证。第三，就是看舌脉。舌苔厚的大部分都是实证，舌苔薄的为虚证。舌头看上去很厚、很粗、很硬，为老舌，是实证。舌头看上去很娇嫩，为虚证。脉，有力为实，无力为虚。清代医家徐灵胎曾说过"虚实之要，莫逃于脉"，判断虚证、实证主要看脉的有力、无力。一般虚脉主虚证，实脉主实证，为鉴别的要点。

梁文娜：虚证与实证就像寒证与热证，也有真假。《黄帝内经》有一句话叫"大实有羸状，至虚有盛候"。这里指的就是虚实的真假。虚实能反映人体体质的强弱，也是判断正邪之间力量对比的关键。老师，请您讲解一下在临床上如何进行虚实真假的鉴别。

李灿东：这是证的虚实真假的问题。从理论上说，在正气损伤严重或者邪气很盛的时候，需要辨虚实真假。"大实有羸状"讲的就是实证的时候有虚弱的假象，这种情况下我们就称其为真实假虚证；另外一种情况，"至虚有盛候"，是指到了虚证的极点有"亢盛"的症状，我们称之为真虚假实证。下面，我给大家讲一下真实假虚与真虚假实。比如，一个实证患者出现假的虚象，如神情默默，疲倦乏力，看上去是虚的表现，但是一说话则声高气粗，虽然感到疲劳，但是活动以后就会觉得舒服，脉虽然比较细，但却有力，这就是真实假虚。那这种情况是不是出现在病重的时候呢？理论上是，但根据我在临床上多年的经验可知，虽然病得不重，但也可能出现这个证。比如，身体感到很困倦，是因为生活条件太好，吃得好，又不爱运动，痰湿阻滞在里，看上去有点虚，实际上一运动后就好了，舒服了，这就是一种假象。这种情况如果我们治病时误用补药，则会更糟糕。

第二种情况就叫真虚假实。比如说，因正气虚出现大小便不通、腹胀腹痛、脉弦等这些看起来是实证的表现。一般来说，肚子胀或者痛是因为有邪气堵在里面，大便不通也是邪气不通的表现，脉弦也是实证的表现。但是认真去诊察，虽然肚子胀，但是摸上去是软软的，没有硬硬的饱胀感，患者感觉有时候胀，有时候不胀，如果真的是有东西堵在里面，那一天到晚都是胀的。以前在讲疼痛的时候有谈到喜按或者拒按，实证的肚子胀应该是拒按的，但是患者却喜按，摸一摸更舒服，脉弦而按之无力，这就是虚证，真虚假实。这些内容在诊察后就会有一个鉴别。一般来说，虚实真假是医生考虑的范围，但对老百姓来说，特别对于实证的人，不要使用补药，否则会有伤害。

吴长汶：前面我们提到八纲辨证中的表里辨证体现的是疾病的病位，寒热辨证体现的是病性，虚实辨证体现的是邪正盛衰，阴阳则是八纲中的总纲，阴阳辨证是辨别疾病类别或病证类别的两个纲领。我们讲八纲是辨证的总纲，但是阴阳又是八纲中的总纲，因为阴阳代表着世界上事物现象的两个类别，就是从阴阳的角度来说，不是阴，就是阳，所以说它代表两个不同的类别。老师，这样理解对吗？

李灿东：对，过去也有人这么说，八纲不应该叫八纲，应该叫两纲六要，两纲指的是阴阳，六要指的是表里寒热虚实。我们现在讲的八纲辨证，是把表里寒热虚实阴阳从同一层次把握。其实，我觉得把它理解成两纲六要也不是没有道理的，一方面说明了阴阳的重要性，另一方面也说明了阴阳的笼统性，因为它的概念太大了。中医经常说："善诊者，察色按脉，先别阴阳。"你要先分清阴阳，阴阳搞乱了就不行了。阴阳，第一个概念代表的是病证总的纲领，因为它代表事物相互对立的两个方面，它是无所不指，也无所定指，所以任何东西都可以用阴阳来概括。比如大家经常讲的，男和女，女的属阴，男的属阳。从人的腹背来说，背属阳，腹属阴。我们工作时、劳动时或是走路时，身体是向前倾的，背是晒着太阳的，腹部是没有晒着太阳的，所以背是属阳的，腹是属阴的。再比如，我们人体的上部是属阳的，下部是属阴的。又比如我们人体的脏腑，五脏藏在里面，是属阴的，六腑相对在外面，是属阳的。五脏中间，心和肺在上面，所以是属阳的，肝、脾、肾在下面，所以是属阴的。阴阳可以无穷地分类，任何东西都可以分阴阳，阴中还有阴阳，阳中也有阴阳，它可以分成无穷无尽的阴阳。因为阴和阳太笼统了，其实也包括我们前面讲的其他六纲，都还是比较笼统的，你要真的根据阴阳辨证去采取具体的治疗，还是有一定难度的，所以第一个概念就是：阴阳是一个总纲，它可以概括所有的病证。正因为这样，所以它非常非常重要，是重中之重。但是，就因为它这么重要，所以它不够具体，无法直接地制订一种相应的具体治法。

那么第二个概念，就是说，其他六纲证，表和里，寒和热，虚和实，其实也是三对矛盾，因为表和里是相对的，寒和热是相对的，虚和实也是相对的。所以从这个角度去看，表证是属阳的，里证是属阴的；寒证是属阴的，热证是属阳的；虚证是属阴的，实证是属阳的。阴阳又可以概括表里寒热虚实，因为这两纲可以概括其他六纲。我们总结一下，凡是属表的、热的、实的，都是属阳的；凡是属里的、寒的、虚的，都是属阴的。这里的概念，有的比较容易混淆，比如我们讲的六纲，单个来讲分成这么两大类，一个是阴，一个是阳。但是，如果讲具体的证的时候，就很难简单地分阴阳。例如，一个人他可能是表证，但同时又是热证，还是实证，即表实热证，这就可以确定他是一个阳证，这个没问题。但有的人可能是表证，同时又是寒证，还是实证，即表实寒证，这就不好简单地说他是阳证了。

中医的很多概念是相对的，如果讲得很具体，把它具体到一个证上去，有时候就不好分清楚，或者说不好去截然地分开。在表里寒热虚实中，可能寒热本身就是阴阳盛衰的一个代名词，因此以寒热判断为主，出现这种具体证的时候，有时候不能简单地用阴阳来概括。那阴证、阳证具体有哪些呢？其实阴证、阳证大体上包括几个具体的证，实的方面相当于我们讲的阴盛、阳盛，阴盛就是寒证，阳盛就是热证；还有一个虚的方面就是阴虚证、阳虚证、亡阴证、亡阳证。这些就是阴阳的一些具体的证候，这些证候很多、很复杂，在这里就不再给大家一一介绍，只希望大家记住两句话：第一句就是阴阳是两个总的纲领；第二句就是从阴阳属性上讲，表的、实的、热的是属阳的，里的、虚的、寒的是属阴的。

到这里为止，我们把八纲辨证的意义、八纲的证及八纲的证候都已经给大家介绍完了。通过这个介绍，大家就能够初步了解八类的证及证的特点了。

第六十二讲
证 的 相 兼

陈淑娇：因为八纲中表里寒热虚实阴阳，都是反映一方面的病理特点、病的本质，但实际上，在临床上没有这么简单，我们看到的人，不管是患病的人，还是没有病的人，其实都没有那么简单，因为人的生命本身就非常复杂，它们之间存在着相互交叉、兼杂，或者是互相之间的一种转化，这是普遍存在的一种现象，所以我们就要对它们之间的关系进行一个梳理。老师，您可以跟我们具体讲解一下八纲证之间的关系吗？

李灿东：好的，这个证和证之间，一般来说，它有三种关系，第一种叫相兼，第二种叫错杂，第三种叫转化，旧版的书还有第四种，叫真假。我们现在中医院校用的全国中医药行业高等教育"十四五"规划教材，是由我本人和河北中医药大学方朝义教授主编的，在这本教材中，我们把真假拆分到前面八纲基本证的具体内容里面。因为真假不是一种关系，而是表现出来的一种假象，实际上证并没有发生什么变化，只是它表现出来的这种征象是假的，正是这种假的征象可能导致我们在认识疾病的过程中产生一种错觉，所以它不属于证之间的关系的内容。我们前面讨论寒热、虚实的时候就讲到真假，如真寒假热、真热假寒，真虚假实、真实假虚，也讲到这些真假的表现，所以这本教材将原来的四种关系改成了现在的三种，就是相兼、错杂、转化。

证的相兼指的是两种证，或者是两种以上的证，即两纲或者两纲以上的证同时存在。比如说，表证和寒证同时存在就叫相兼，表证和热证同时存在也是相兼；表证、热证、实证同时存在也叫相兼。但是，假设表证兼里证，或者寒证兼热证，虽然这也是一种两纲证同时存在，但这就不叫相兼。因此我们在相兼的概念里面特别指出，不是互相矛盾的两纲或两纲以上的证同时存在，才叫相兼；如果互相矛盾的两纲证同时存在，就叫作错杂。例如，表证和里证同时存在叫错杂，寒证和热证同时存在也叫错杂，虚证和实证同时存在也叫错杂。如果表证除了和里证以外的其他几个证同时出现，就叫相兼。总而言之，表里寒热虚实这六种证中有两种或者三种以上同时存在，都叫相兼，但是相兼有个前提，它不是两种相反的证同时存在，如果两种相反的证同时存在就叫错杂。我们现在必须要仔细地给大家解释一下相兼的概念，以及经常出现的相兼的一些情况。

所谓相兼就是说每个纲的证都可以和其他纲的证相兼，或简单从两两相兼来说，那就是表证可以兼寒证，可以兼热证，叫作表寒证或者表热证；表证也可以兼虚证或者实证，叫作表虚证或者表实证。那里证也是一样的，里证可以兼寒证，叫作里寒证；可以兼热证，叫作里热证；还可以兼虚证，叫作里虚证；可以兼实证，叫作里实证。虚实也可以相兼，虚证兼表证，叫作表虚证；兼里证，叫作里虚证；兼寒证，叫作虚寒证；兼热证，叫作虚热证。实证兼寒证，叫作实寒证；兼热证，叫作实热证。就是说每个证都可以这样相兼，但交叉后就变重复了，例如表证兼虚证的时候叫表虚证，虚证兼表证的时候也叫表虚证，大家如果有兴趣可以用笔写一下。这是两种相兼，还有三种相兼。如表证兼热证、实证，叫作表实热证，或者表热实证；表证还可以兼实证、寒证，叫表实寒证，或者叫表寒实证。表里寒热虚实，只有三对，经过这样的排列就可以很清楚了，如果将来排很多证的时候，那么相兼错杂就非常多，所以为什么中医一直强调个性化，就是没有两个是完全相同的证。证相兼以后就变得非常多，很庞杂，我们就无法去学习它，所以为了学习的方便，我们就人为地把它拎出来说表证就是什么样，寒证是什么样。这里我主要给大家讲讲最常见的一些相兼证。第一个我要讲的是表证的相兼。表证的相兼，最常见的是两种情况，一个叫表寒实证，一个叫表热实证。表寒实证和表热实证都是表证，都是实证，主要是兼寒或者是兼热。那表寒实证和表热实证怎么鉴别呢？这其实很简单，因为我们前面讲了寒热辨证，感冒在很多时候是一个表证，而且一开始的时候往往是一个实证，那么它有寒和热的区别，就是我们通常讲的冷感、热感。冷感就是表寒实证，热感就是表热实证。那两者有什么症状特点呢？表寒实证，主要是感受寒邪，所以它的一个特点就是怕冷，表现为恶寒重发热轻，头疼，身痛，鼻塞，脉是浮的、紧的，这就是表寒实证的特点。怎么治疗呢？就是要解表散寒，要加姜。如果是表热实证，就表现为发热重恶寒轻，经常有头痛、喉咙痛，有一点点汗，舌质是偏红的，或者是正常的，苔可能是黄的或者是白的，脉是浮的、数的，这个是表实热证的特点。最常见的表证相兼有这两个。那表证有没有兼虚的，如表虚寒证和表虚热证？这一般没有，因为表证初期，一般是以实证为主，我们前面讲实和虚的时候说过，病程短的一般实证比较多，病程长的虚证比较多，所以表证兼虚的相对来说就比较少。当然有一种所谓的表虚证，它表现为恶风、汗出，我们上次讨论问寒热的时候讲过，其实就是一种腠理疏松的表现，它不是真正的虚证，这里我们就不专门提这个问题了。关于里证的相兼，比如说有里实寒证、里实热证。里实寒证就是我们前面讲的寒证里面的实寒证，具有"冷、白、稀、润、静"的特点。里实热证则具有"热、红（黄）、稠、干、动"的特点。我们前面讲过的白虎汤四大症，就是里实热证。四大症是大热、大渴、大汗、脉洪大，都是属于里实热证的表现。同样的，里证还可以兼虚，如里虚寒证、里虚热证。里虚寒证就是我们前面讲的阳虚证，里虚热证就是阴虚证。这样大家把相兼的关系梳理好了，基本上就能够明白了。我们前面讲了很多六纲证相兼的临床表现，其实它们是相兼以后的一种结果。临床上单一的证很少，几乎没有一个人单纯就是表证，它一般会兼寒、兼热、兼实，这就是我们讲的证的关系的第一种情况——相兼。

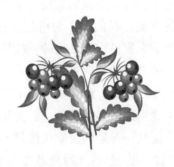

第六十三讲
证 的 错 杂

林雪娟：八纲证之间的关系的第二种情况，就叫作错杂。错杂也是两纲证同时存在，它的特点是相反的两纲证同时存在。如表里同时存在，就叫作表里同病；寒热同时存在，就叫作寒热错杂；虚实同时存在，就叫作虚实夹杂。老师，您能具体介绍一下证的错杂吗？

李灿东：好的，证的错杂包括三种类型。首先是表里同病，也就是说同一个患者身上，既有表证，又有里证。表里同病，一般来说有三种情况。第一种是一开始发病的时候就同时出现表证和里证，什么原因我们先不管，就是一生病，马上就有表证和里证同时出现。第二种情况是先出现表证，就是感冒，然后感冒还没好，又出现里证。举个例子，感冒本来是表证，然后又出现胃痛，那么就是表证没好又出现里证。第三种情况是本来就有慢性病或内伤杂病的人，然后又感受外邪，这也是表里同时存在。比如原来有胃溃疡的人，并不会因为感冒了，胃溃疡就好了，因此就出现两个证同时都有，既有表证又有里证。

表里同病有这么几种情况。第一种情况就是表里俱寒，表是寒，里也是寒。比如一个人，原来身体比较虚寒，阳气比较虚，又感受了寒邪，同时可能吃了一些凉性的药，比如说吃了一些"感冒清""感冒灵"，因为本来就是一个寒证，再吃了凉药，就伤到内脏，出现表里都寒的情况，这叫表里俱寒。表里俱寒有什么表现呢？比如表寒出现恶寒重发热轻，头身疼痛，然后又出现肚子痛，脘腹冷痛，大便是稀的，就是大便溏泻，脉是比较迟的，或是比较紧的，这些是属于里寒证，所以外面是寒，里面也是寒，就叫表里俱寒，治疗的时候就要表里同治。

第二种情况是表里俱热。本来是比较热的人又感受热邪，或者说外面的热邪还没解决，又传到里面，就出现外面是热的，里面也是热的，这种情况就叫表里俱热。什么叫外面是热的？比如说，发热重恶寒轻，喉咙痛，这都是属于表热证，大家都比较熟悉了。同时它又出现咳嗽气短，痰是黄的，便秘，或者尿黄，脉是数的，或者是浮数的，舌是红的，苔是黄的，这些是里热证的表现，这样就是表里都是热的。我们可能有很多人有这种经历，一开始是感冒，然后经过治疗，可能效果不好，或者是没有去吃药，过一两天或两三天之后出现咳嗽，痰比较多，咳得比较厉害，当然也有人可能热得更高了，或者便秘等，这些说明里面也出现热象，表证入里了，这时候已经不是单纯的感冒了，这就是表里俱热。这时我们吃感冒药，吃银翘片，老是觉得效果不好，就是因为银翘片针对的是表热证，而用药仅仅针对表热证，对里热却没有很好的治疗，就会出现这种情况。由于感冒也可能导致肺炎，如果没有经过内外的治疗，可能病就没那么容易好。这与个人本身的正气强弱有很大的关系，正气绝对是决定性因素，同时也与我们采取的治疗是否恰当有很大关系。有一些疾病，如果是因为治疗不当或者是治反了、治错了，导致患者没治好，反而加重了，我们可以理解成是药源性疾病或者是医源性疾病。

第三种情况叫表寒里热。它不仅有表里错杂，还有寒热错杂，因为我们讲寒和热同时出现就叫错杂，所以表寒里热既是表里错杂，也是寒热错杂。那么表寒里热，一般来说是先有表寒，表寒没有得到解决，它又入里化热。经常我们一开始是着凉感冒了，结果过了几天，它没好，可能又变成热证了，感觉火气就大起来，开始出现喉咙痛，或者咳嗽，痰是黄的，开始发热，这就是中医的一个理论，叫寒邪会郁而化热，就是寒郁在一个地方时间长了就会化热，所以表寒会入里化热。那么，外面的表寒还没解除就入里化热，这样两个就同时存在，外面是表寒，里面是里热。如果身体原来有热，也是非常重要的一个因素，就是身体本身阳气比较盛。此外，还包括一些因素，比如夏天天气炎热的时候，寒邪侵入人体以后，它就被蒙住了，蒙住了它就散不出来，就化热了，所以就叫郁而化热。还有一种情况就是先有里热证，然后又感受了寒邪，这个叫表寒里热。我们举一个非常简单的例子，有些支气管炎或者肺炎患者，他本身是一个热证，是个里热证，然后又不小心着凉了，在这个过程中，热证还在，又出现了一些寒证的特点，这就是寒热的错杂。这些现象，我们自己可能也经常会有。例如开始是表寒证，表现为恶寒发热，甚至恶寒比较明显，发热不明显，头身痛，没有汗，但是后面又出现了里热的表现，口渴、咳嗽、痰黄，或烦躁、便秘、尿黄、舌红、苔黄，那么这个就叫表寒里热证。

第四种情况叫表热里寒证。刚才讲的是表寒里热证，大家排列一下就可以大致知道表热里寒证是什么了。一般这种人，素体阳气比较虚，就是阳气不足，或者说他本身是寒证，又感受了风热之邪，出现这种外面是热，里面是冷的表现。我们举一个很简单的例子，有个人原来就有慢性胃炎，肚子经常有一些隐隐痛，或者肚子胀，或者大便稀溏，就是胃寒的患者，这个时候如果感受了热邪，出现怕冷，或者是发热比较明显，喉咙痛，或者流汗，这个时候不会因为表热证的出现这个胃病就好了，所以两个是同时存在的。这种情况，我们在临床上也经常碰到，有什么问题呢？由于我们很多朋友对中医还不是很了解，有时候自己吃药，感冒就喝点"感冒灵"，或者吃点"银翘解毒片"，吃完之后，感冒好像还没好，但是胃病就发作了。一个好的中医，他在辨证的时候能够将这些问题统筹起来考虑，他会判断这个表热和里寒的轻重缓急，到底是先治疗哪一个，还是两个要同时治。第二个，在同时治的过程中，他会考虑到身体本身的一些情况，比如说感冒药，就不能随便开盒"感冒灵"，要考虑到，如果患者胃不好，要注意到是什么问题，这样效果才会好。因此，我们有时候就跟患者开玩笑说"你一个病不能同时看好几个医生"，比方说胃病总是找某个专家看，看完后又感冒了，再找个医生看感冒，这两种药合起来服用就会互相影响。一个好的中医，则会把这些问题结合起来，一起来看，一起来治，这才是正确的。要把人当作一个整体，既要考虑到这些，又要考虑到那些，这样才是一个好的医生。一个好的医生，在药物的选择以及配伍方面都是有讲究的。所以说，中医在分毫之间就有差别。比如说药物用量的比例就很有讲究，中医有个说法就是传药不传量。

第五种就是表里俱实，表里都是实证。这比较好理解，就是里面是实证，外面也是实证。例如食积的人，就是吃太饱了，如果感受了外面的寒邪，那就是表实寒证，里面也是实证，两者合在一起就是表里俱实，因此他表现出来有恶寒、发热、鼻塞、流鼻涕、肚子胀、腹痛、便秘，其中腹痛、腹胀、便秘是里实证，恶寒、发热、鼻塞、流鼻涕是表实证，因此叫表里俱实。

第六种就是表实里虚。因为表证相对虚证少，所以我们一般很少讲表里俱虚，主要讲表实里虚，外面是实的，里面是虚的，这种情况就非常普遍。我们刚才提到了，表寒里热，表热里寒，其实也可能本身就是一种表实里虚的过程，里面是虚的，外面又感受了寒邪或者感受了热邪，它是一种表实，这样就叫表实里虚。简单点讲，就是一个人身体比较虚弱，虚证的人，感受了外邪，那就是表实里虚了，因为本身气血虚，阴阳虚，都是虚证，不会因为感受外邪，里虚就没了，其实虚证是一个相对漫长的过程，没那么容易好。中医讲的实证相对容易治疗，虚证不会很短时间内就恢复，因此，虚证还在，又感受了外邪，就叫表实里虚。

讲到这里，我们总共给大家介绍了六种不同类型兼杂的表里同病，有表里俱寒、表里俱热、表寒里热、表热里寒、表里俱实和表实里虚。这六种情况，我想大家认真去学习一下，应该还是会有收获的。中医通常是用让我们可以理解或者意会的表述方式来解说这些病证的。中西医思维方式的不同，其实也是东西方文化的差别，有些东西西方可能更强调逻辑思维，所以它的推理环环相扣，思维很严密，这样就能够推导出来。西医很多东西讲证据，证据要非常充分，而中医，因为受到中国传统文化的影响，很多时候更强调的是一种思辨的方式，因为很多人从小生活在这种环境里，他受到中国一些传统文化的熏陶，所以他对中医比较容易理解。其实这两种思维模式，我觉得它们各有长短，但是，在现在这个时候，我们面临着未来医学走向整体模式的时候，中医的这种思维模式是有优势的。

> 闵莉：证的错杂还有很多，有寒热错杂，有虚实错杂。什么是寒热错杂？如果把它解释下就是同一个患者身上既有寒证，又有热证，寒证、热证同时出现。老师，您能否给我们讲讲什么情况下容易出现寒热错杂吗？

李灿东：好的。就如我们前面讲的，原来是一个肺炎的患者，开始可能是里热证，又感受寒邪，就导致寒热错杂；或者说原来是一个慢性胃炎的患者，开始是虚寒证，又感受了热邪，这个也可导致寒热错杂。第二个就是先有外感寒证，然后寒邪郁而化热，化热以后，寒又没解除，这样就变成外面是寒证，里面是热证，形成了寒热错杂。当然，还有一种是机体内部寒热失调以后出现的寒热错杂。那么寒热错杂有哪些表现形式呢？其实，最常见的形式是四种。一种叫表寒里热，一种叫表热里寒。这两个类型，一开始我也给大家说过，它们既是表里错杂，也是寒热错杂，所以，这两种形式大家有个印象就行了，因为在前面已经讲过了，这里我们就不再重复了。那第三种叫上热下寒，第四种叫上寒下热，一个是表里的错杂，一个是上下的错杂。

上热下寒，这里的上下可以用阴阳来解释。从部位来说，相比之下，上部的是属阳，下部的是属阴，但是上下和寒证、热证结合后就不能这样套了。上热下寒就是患者上半部是热的，下半部是寒的。我给大家举一个很常见的例子，一个慢性胃炎的人，平时脾胃虚寒，胃脘冷痛，吃冷的东西后大便比较稀，喜欢用一个热水袋捂着，这是脾胃虚寒的表现。如果他得了肺炎，发热，咳嗽，痰很黄，很黏稠，或者是感冒喉咙痛，这些都属于热，那肺和胃相比，肺的位置比较高，胃的位置低，所以上面是热，下面是寒。临床上一些慢性胃炎的患者，他发热了，经常就是上属热，下属寒。

还有一种就是上寒下热，上面是寒，下面是热。还是以慢性胃炎胃寒为例，如果患者又出现了泌尿道感染，出现尿频、尿急、尿痛、发热，这种情况属于膀胱湿热，它是热证，因为胃在上面，膀胱在下面，所以上面是寒，下面是热，这种情况也很常见。再比如说，慢性胃病胃痛的人一般喜欢吃热的东西，因为吃凉的就难受，这是胃寒的一种表现；但是，也有很多这种胃病的人，吃了太热的东西后就会上火，便秘，长痘痘，这是热的表现，说明胃里面本身就有寒热错杂。这种情况在我们福建和台湾就特别多，因为胃病都是怕冷的比较多，我们福建、台湾又处于亚热带，气候条件、地理环境比较湿、比较热，所以很容易出现寒热错杂的现象，这就是为什么北方生产的治疗胃病的一些中成药到福建来就不管用，毕竟环境不一样。我们在亚热带地区，这个胃的情况跟北方地区有所不同。因此我们在治疗疾病过程中必须将这些因素考虑进去，不能不管这些，否则就可能出问题。就像南橘北枳一样，我们还是要因地制宜，因人制宜。夏天天气很热时，有胃寒的患者用药也不能太热，因为它很容易化热。中医就是要强调整体，强调天人合一，不能简简单单地就事论事，否则就可能会出现一些问题。

俞洁：虚实夹杂本来应该叫虚实错杂，因为我们定义上讲的是错杂，夹杂是中医学表述的一个习惯，所以说是虚实错杂也没有错。虚实夹杂就是一个患者的身上既有虚证又有实证，虚实同时存在，这个概念本身并不难理解。老师，请您讲一下，什么情况下会出现既有虚证又有实证呢？

李灿东：当然一种情况是邪气比较盛，邪气盛是什么？邪气盛就是实证，因此这种情况是先有实证，邪气比较盛，邪气在身体里时间长了，就会损伤正气，正气损伤了就会导致正气虚，所以就出现了虚证，虚证与实证同时出现，我们就叫它虚实错杂。前面说到虚和实的时候，讲到虚是正气虚邪气不盛，实是邪气盛正气也不虚。现在是既有正气虚又有邪气盛，这是一种错杂。第二种情况是先因为正气虚，无力祛除病邪，不能把病邪赶出去，导致病邪进入体内了，或者因为正气虚不能够运化，病理产物运不出去，也就导致了这些病理产物的堆积，这样一来就导致了虚实同时出现的情况，我们称之为虚实夹杂证或是虚实错杂证。虚实有一个很重要的判断，就是虚实的轻重缓急。这个人是以虚为主，还是以实为主，这个要分清楚，因为我们要确定它是要补还是要泻。一般来说，以虚为主，实比较少的叫作虚中夹实；以实为主，虚比较少的叫作实中夹虚。如果虚实分不清楚到底是谁轻谁重，则叫作虚实并重，或者叫作虚实夹杂。这里就有好多种情况，比如说前面我们讲过的有表实里虚，有上实下虚和上虚下实，虚寒虚热、实寒实热这些夹杂都会出现，有些内容我们在前面已经说过了，所以现在就不用再重复。刚才我们在讲上寒下热、上热下寒的时候提到，脾胃是虚寒的，上面有肺热，肺热是实，因此这也是虚实夹杂；脾胃虚寒，下面有膀胱湿热，这也是虚实夹杂。前面讲到表里的一些错杂，其实有部分也是虚实夹杂。我们今天讨论的虚实夹杂主要有三种情况：一种是虚中夹实，一种是实中夹虚，还有一种是虚实并重。这也是我们确定治疗原则的前提。

虚中夹实我们已经讲过，就是以虚为主，实为次。我们举一个非常简单的例子，有些老人家久病重病，久病的人气血容易亏虚，特别是津液气血都亏虚的时候，就是虚证，当然是气虚、血虚、阴虚还是阳虚，我们要根据个人的情况进行判断。例如，若是阴虚或者血虚的患者，因为阴血亏虚，肠道失润，就可能出现便秘。但整个身体是以虚为主的，出现便秘就是虚中夹实。患者可能是因为气虚，肠道不能运化，运行无力而出现便秘；也可能是因为阴虚肠道失润，导致产生便秘。气虚、阴虚是虚证，这是主要的矛盾，但是又出现便秘这个实证，所以治疗时我们应该以补虚为主，兼要通便。

第二种情况是实中夹虚，就是本来是实证，但是夹有虚证。例如发高热的人，出现阳明经四大症——大汗、大热、大渴、脉洪大，这是一个里实热证。因为热邪会耗气伤津，人会口渴，会很疲劳，这是气阴虚，是虚证，但是患者是一个实热证，所以在这种情况下热是主要矛盾，气阴虚是次要矛盾，所以叫作实中夹虚。我们在治疗过程中，虽然知道他有气阴虚，但我们不会马上去补气补阴，因为要先把火泻掉，把热退了，那慢慢地这个阴、气就逐步恢复了，或者说稍微加一点补气的、补阴的药，就可以解决问题。

不管是实中夹虚，还是虚中夹实，在变化发展过程中，如果出现虚实差不多的情况，就变成了虚实并重，在治疗时我们就要同时处理了。比如高热的人，气阴损伤很严重，这时候既要益气养阴，又要清热泻火，要补泻并重。在治疗过程中，虚实进退是动态的，可能原来是实证，后来变成实中夹虚，也可能后来变成虚实并重，但很快又发展为以虚为主。比如这个人本来身体还不错的，因为多种因素出现里实热证，发高热，这个时候是实证；发高热损伤了气阴就变成了实中夹虚；损伤气阴后，热一直没退，所以气阴受损越来越严重，这时候就变成虚实并重了；治疗之后，热退掉了，而气阴损伤却越来越明显，就变成了以虚证为主，若再加上大便不通，即又加了一点实证。这就体现了疾病是一个动态变化的过程，这就是虚实夹杂。通过这样的介绍，希望大家会有一个印象。这是我们讲的八纲证之间关系的第二种情况，即证的错杂。

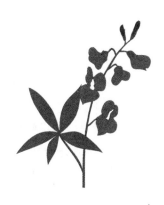

第六十四讲
证 的 转 化

朱龙：前面我们学习了证的相兼和错杂，接下来我们讨论一下证的转化。所谓转化，它跟前面讲的错杂不一样，转化是指在疾病发生发展的过程中，一方的证向其对立方的证转化，例如寒证变为热证，实证变为虚证，或者表证变成里证，这就是一种转化，也就是向相反的一方转化。大家可能会觉得刚刚讲的错杂不也是这个意思吗？所以转化就有一个限定词，它向相反的纲转化的时候，原来的证就消失了，即表证变成了里证，表证就消失了，如果表证还在，没有消失，那就是错杂，所以转化跟错杂是在证的转变过程中出现的两个阶段。当然我们讲的转化，从辩证法的观点来看，转化是有条件的，不是随便乱转的。老师，请您讲讲证的转化的特点吧。

李灿东：是的，不同的证在转化过程中不是没有条件的。这个转化有两种可能性，一种是从轻向重转化，还有一种是从重向轻转化。这两种转化都有可能。我们讲的主要还是表里的转化、寒热的转化、虚实的转化这三方面。

第一个是表里转化，它有另外一个说法叫作表里出入。因为表在外面，里在里面，表与里之间的转化就是出和入的关系，所以又叫作表里出入。表里出入理论上讲很简单，就是表证入里和里证出表，或者表邪入里和里邪出表。

表邪入里我们前面讲了很多。前面讲寒证变成热证的时候，讲到寒邪会郁而化热。邪气入里之后，原来感冒的那些症状如怕冷、流鼻涕等都没有了，变成了咳嗽、发热，这就是表邪已经入里化热了。这种情况在临床上很常见，比如一开始是感冒，后来就变成肺炎了。

里邪出表，就是原来是里证，治疗以后变成了表证，里证消失了。这种情况理论上讲大家可以理解，但临床上没有。哪里有人先有里证，像心脏病的人，感冒了，后来心脏病就好了，没有这样的。所以里邪出表，里证变成表证这种情况没有。有可能的是里证再加上又来一个感冒，变成表里同病。但是单纯一个里证治疗之后邪气被赶出去变成一个表证，好像临床上没有这种情况。如果是这样的话，那我们以后就发明一种药，把这些很难治疗的病，像癌症，让它变成感冒，不就能治好了吗?! 不是这样子的。

临床可见到一种里邪出表的情况，举个例子，小儿科有个传染病叫麻疹。麻疹这个病现在比较少，因为有打疫苗。麻疹一开始发病的时候，会出现一些表证的现象，比如怕冷、发热，还会出现疹子，这都是在表的。你如果治疗不得当，疹子突然间就消失了，怕冷也没了，但发高热，又出现咳嗽，气喘得很厉害，这个情况就是表证入里了。西医有一种疾病叫麻疹性肺炎，它就是表证已经入里了。如果经过很好的治疗，慢慢热退了，喘也平下来了，疹子又出来了，这个疹子出来就是提示邪气从里面向表透出来了。透出来了，这就是从里证变成了表证，大体上就是这种情况。

第二个是寒热的转化，我们前面也说了很多，它有两种情况，一个是寒证变成了热证，还有就是热证变成了寒证。寒证变成热证，变完以后原来的寒证也就消失了，这个才叫转化，如果没消失，那就叫错杂。比如这个患者原来是表寒证，后来变成了里热证，表寒证消失了，这就是表证转化为里证，同时也是寒证转化为热证。

反过来说热证转化为寒证就是原来是热证，转化为寒证后，热证就消失了。这种情况我们也经常碰到，现在条件好了，可能少一点，过去很多人就是这种情况。比如说发高热的患者，他是里实热证，出现四大症——大热、大汗、大渴、脉洪大，如果汗出得很多，体温突然就下降了，面色苍白，脉变得很细，脉微欲绝，这就是阳气亡脱了。现在西医称之为感染性休克，就是突然间热一下子就退掉了，整个人神志也不太清楚，处于一种昏迷的状态，这就由原来的里实热证变成了亡阳证，变成虚寒的一个表现，就是从热证变成了寒证。

第三个就是虚实的转化，我们在讲虚实夹杂的时候就已经给大家讲过了，就是原来是虚证，出现了实证以后，虚证就消失了。实证转为虚证，往往病情就是由急性病变成慢性病，拖的时间很长了，在治疗时就给我们带来了一些困难。这样由的例子很多，除了我刚说的发热的患者以外，也包括很多疾病，刚开始的时候是实证，由于治疗不太得当，拖了很久，人体正气消耗得很厉害的时候就变成了以虚证为主，原来的实证就变得不重要了，就像我刚刚说的四大症——高热、大渴、大汗、脉洪大，这四大症是实证的表现，最后变成亡阳，四肢冰冷，脉微欲绝，其实就是实证变成了虚证。

因虚致实就是原来是虚证，后来变成了实证。例如本来是虚证，因为津液不足，阴血亏虚，然后肠道失润，出现便秘，这是因为虚导致的实。从理论上讲应该虚证就没了，比如说阴虚的人，大便秘结以后肚子痛、肚子胀，阴虚就没了，但是这种情况实际是很少的。因为虚证不会因为实证出现而自己好了，虚证还在，只是被实证掩盖住了，大便拉不出来，肚子很痛、很胀，觉得很难受，这时阴虚的表现反而不那么明显了，这就是阴虚导致的实证。但我不认为这是真正意义上的转化，因为虚证并没有消失。它虽然是由一个病演化成另外一个病，但其实它更重了，它原来的问题还在。

以上这些内容就是八纲证之间的转化。这样我们就把八纲辨证讨论完了，因为八纲是一个总纲，说起来也比较抽象，因此希望大家能够根据我们讲的这个思路再认真体会一下。

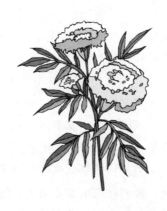